네 안에 잠든 건강을 깨워라

네 안에 잠든

건강을
깨워라

김순렬 지음

들꽃누리

배설은 오르가슴이다

사람이 산다는 것은 몸과 마음을 살아 있는 상태로 유지하는 것이다. 그리고 이 몸과 마음을 잘 유지하기 위해 우리 몸은 그 대가로 에너지를 필요로 한다. 이를 위해 사람은 태어나면서 엄마로부터 받은 피와 살을 이용해 숨을 쉬고 성장하고 엄마 젖을 통해 살과 피와 뼈를 만들어가며 그 이후엔 엄마 아빠가 제공해 주는 음식을 먹고 나를 완성해 가는 과정을 거치게 된다.

에너지 없이 사람이 생을 유지해 갈 수는 없다. 아이들을 보라. 끊임없이 움직이고 사고한다. 이 아이들에겐 눈에 보이는 모든 것이 새로운 것이며, 손에 잡히는 모든 것이 신기할 따름이다. 이 끊임없는 호기심으로 삶을 학습해 나가는 것이다. 하지만 나이가 들어감에 따라 이러한 활동은 점차 그 운동이 둔해지게 마련인데, 이는 에너지의 감소와 연관이 있다. 인간은 이러한 에너지의 감소에 따라 활동량이 줄어들고 몸은 무겁고 회복은 더디어진다. 그리고 마침내 이 에너지가 고갈되어 심장이 멈추는 날, 인간은 자신이 태어난 곳으로 돌아간다.

이렇듯 사람의 일생은 한마디로 '고 에너지(열)의 상태에서 저 에너지(한)의 상태로의 여행'이라고도 표현할 수 있는데, 이는 질병도 마찬가지이다. 급성으로 병이 찾아올 경우 심한 열과 함께 급격한 고통이 찾아오는데, 이때의 진행은 급격하고 에너지의 소모도 심하다. 하지만 이것이 만성으로 변할 경우 열도 거의 나지 않을 뿐 아니라 진행도 느려진다.

요컨대 사람의 몸과 마음을 유지하기 위해서는 에너지가 필요하다. 또한 질병을 치료하고 건강하게 사는 데도 에너지가 필요하다. 결국 에너지를 만드는 것은 인간의 숙명과도 같은 것이다.

사람이 에너지를 만들기 위해서는 두 가지 기본 과정을 거쳐야 하는데, 그 중 하나가 호흡을 통해 산소를 마시는 것이라면 또 하나는 바로 음식을 먹는 것이다. 사람은 이렇듯 먹은 음식과 산소를 결합해 에너지를 만들게 된다. 모든 화학 과정이 그렇듯이 사람 역시 에너지를 만들고 난 후에는 찌꺼기를 배출하게 되는데, 산소를 마시고 찌꺼기인 이산화탄소를 호흡을 통해 내보내는 것이 바로 그것이다. 음식을 먹고 영양분을 흡수하고 난 후에는 찌꺼기를 만들고 항문을 통해 배설한다.

호흡은 산소를 몸속으로 가져오는 과정이다. 산소는 에너지 생산에 중요한 역할을 한다. 하지만 산소는 양날의 칼과도 같아 항상 좋은 일만을 하는 것은 아니다. 이를테면 산소는 에너지를 생산하는 중요한 요소인 동시에 몸을 산화시키는 독이기도 하다. 세포 속의 DNA를 손상시켜 암을 만드는 것도 산소이고, 암을 죽여 없애는 것도 산소이다. 바로 여기에서 호흡의 중요성을 다시 한 번 확인할 수 있다.

노폐물 처리도 중요하다. 에너지를 만들고 난 후 찌꺼기를 계속해서 몸속에 저장해 둘 수는 없다. 고효율의 에너지를 저장하고 생산하기 위해서는 찌꺼기 처리를 잘 하는 것이 무엇보다 중요하기 때문이다. 인간은 피부라는 자루 속에 하나의 바다를 가지고 있고 그 바다 속에는 60조 개의 세포가 살고 있다. 다시 말하면 한 인간을 살아 있는 개체로 유지하기 위해서는 그들이 살고 있는 바다를 항상 청정하게 유지하는 것이 가장 중요하다고 할 수 있다. 이는 곧 하수 처리의 중요성을 이르는 것이기도 하다.

우리 몸은 이 하수를 잘 처리하기 위해 중요한 세 가지 기관을 가지고 있다. 하나는 간이고, 다른 하나는 콩팥이고, 세 번째는 림프 시스템이다. 간은 주로 유기물(기름에 녹는 것)을, 콩팥은 무기물(물에 녹는 것)을 걸러낸다. 그리고 림프 시스템은 이외의 모든 병원균, 독소, 세포, 찌꺼기, 대사 산물을 걸러 내는 면역 시스템이다. 우리 몸은 이 가운데 어느 하나의 사소한 것도 헛되이 사용하지 않는다. 필터를 통해 걸러진 대부분의 물질은 재활용된다.

이 책에서는 삶의 기본인 에너지 생산을 위한 호흡과 음식, 찌꺼기 처리(배설) 그리고 이 둘 사이의 조절 작용, 나아가 몸을 움직이는 보이지 않는 힘, 즉 마음에 대해서 이야기하려 한다. 사실 건강한 삶을 위한 방법을 우리 모두가 이미 잘 알고 있다. 단지 활용하지 않고 있거나 혹은 잘 모르거나 게으름 때문에 내 속에 잠들어 있는 건강을 깨우지 못하고 있을 뿐이다. 따라서 생각과 습관을 바꾸면 건강은 그 즉시 오랜 동면으로부터 깨어날 수 있을 것이다.

필자는 이 책을 쓰면서 사람이 살아간다는 것이 무엇이고 생명의 목적은 무엇이며, 병들고 늙는다는 것이 무엇인지에 대해 다시 한 번 생각해 보았다. 비록 깊이 없고 보잘것없는 글이지만 이 책을 통해 독자 여러분은 필자 이상의 삶에 대한 지혜를 발견했으면 하는 바람이다.

그리고 인간 탐구의 어렵고 먼길을 잘 헤쳐 나갈 수 있도록 도와주신 김용수 선생님과 김형태 선생님, 함께 공부하고 서로 격려해 준 김형원 원장님과 이수형 원장님, 물심 양면으로 출판을 위해 애써 주신 들꽃누리 김영식 사장님과 직원들께도 감사의 말을 전한다.

마지막으로 괴팍한 성격을 묵묵히 이해하여 줌은 물론 격려와 사랑으로 도와주는 아내 정은과 사랑하는 아들 재우에게 이 책을 바친다.

2007년 4월

김순렬

제 1 장
세포 수준의 한의학

흔히들 우리 몸을 이를 때 소우주라는 말을 사용하곤 한다. 이는 인간 개체뿐만 아니라 그 개체를 이루는 가장 작은 단위인 세포에도 적용해 볼 수 있는 말이다. 단일 생명체인 세포의 생명은 곧 인간이라는 다세포 생물체의 생명으로 연결된다. 즉 하나가 전체이며 전체가 하나인 것이다.

사람은 세포 공화국이다

우리 몸은 약 60조(60,000,000,000,000) 개 가량의 세포가 모여서 하나의 생명체를 이룬 것이다. 난자와 정자가 만나 수정란이라는 하나의 세포를 이루고, 이후 열 달 동안 열심히 분열하여 약 3조 개의 세포 덩어리인 귀여운 아기가 거듭나게 되며, 이 아기는 이후 끊임없는 영양 섭취, 배설 과정을 거치며 성인으로 자라게 된다. 이때 인체를 구성하고 있는 세포는 각각의 특징적이며 구별되는 역할을 지니고 있다. 뇌세포는 정보를 처리하고, 후각세포는 냄새를 맡고, 근육세포는 힘을 쓰며, 췌장의 베타세포는 인슐린을 만들고, 위장의 벽세포는 위산을 만들고, 대장의 술잔세포는 점액을 생산하고, 면역세포는 세균이나 이물질을 잡아먹는다. 즉 60조 개의 세포가 각자 할 일을 충실히 수행하고 전체는 인간이라는 개체를 탄생시킴에 따라 음성형(물질대사)을 이루고 양화기(에너지대사)를 발현할 수 있는 것이다.

인간을 포함한 모든 생명의 궁극적인 목표는 개체의 증식, 쉽게 말해 자손을 번식하는 데에 있다. 자손을 만들기 위해 우리의 DNA는 끊임없이 분열하고 증식한다. 이에 대해 리차드도킨스는 인간을 단지 'DNA 수송을 위한 도구'에 비유하기도 했다. 이는 곧 인간은 DNA를 후손에게 전달하기 위한 탈것에 불과한 육체란 말이다. 결국 DNA의 불멸의 삶을 도와주기 위한 도구에 불과한 존재가 바로 인간인 것이다.

개체 증식을 위한 생식을 목표로 인체는 유아에서 성인으로 발육한다. 신이 부여한 인간의 자생 능력은 바로 여기까지이다. 이 기간을 지난 인간의 삶은 어떠한 면에서 덤으로 주어진 것이라고도 표현 될 수 있는 데, 이 기간은 끊임없이 질병과 싸워야 하는 투쟁의 시간이다. 물론 최종 승리는 시간의 몫이다. 혹자는 이 기간을 고행의 기간이라고도 한다. 하지만 필자는 이와 반대로 이 과정을 행복의 덤이라고 말하고 싶다. 물론 썩어 가는 육신을 가만히 보고만 있는 것은 괴로운 일임에 분명하다. 하지만 삶을 행복으로 가득 차게 만들고 즐겁게 일생을 살 수 있는 것도 인간의 특권이다. 행복한 삶을 살기 위한 결심이나 결정은 전적으로 나에게 달려 있다. 나의 선택에 의해 인생의 방향이 결정된다.

일생을 통한 인간의 변화

양정상박 위지신(兩精相撲爲之神)이란 말이 있다. 이는 한의학 고전에 기록되어 있는 말로, 남자와 여자가 만나 새로운 생명을 낳는다는 말을 은유적으로 표현한 것이다. 2세를 만들기 위해 우리 몸은 모든 역량을 생식에 집중한다. 이때 노화라는 것은 생각조차 할 수 없다. 사흘 밤낮을 꼬박 새우고도 하룻밤 단잠에 모든 피로가 일시에 풀어져 버린다.

우리 몸을 이루고 있는 기초 단위인 세포는 분열을 하고 분열할 때마다 DNA의 양끝에 달린 분자 시계줄(티일로미어)의 길이가 짧아진다. 분자 시계줄의 길이가 어느 정도까지 짧아지면 그 세포는 자연사한다. 이것을 노화라 하며, 이 때문에 생명은 유한하다고 말하는 것이다.

실제로 2세를 만들 때까지는 티일로머라제라는 효소가 분비되어 티일로미어의 손상된 부분을 수리해 준다. 그리하여 약 스물다섯 살 전후까지는 이 효소가 왕성하게 분비되지만, 그 이후에는 효소의 분비가 멈추어 버린다. 죽음의 종착역을 향해 달려가는 것이다. 한때 티일로머라제가 발견되었을 때, 인간이 영생을 약속 받은 듯 호들갑을 떨던 때가 있었다. 하지만 자연은 그리 쉽게 인간에게 영생을 약속하지 않았다. 티일로머라제는 분명 세포의 수명을 연장시켜 주기도 하지만 이러한 티일로머라제가 가장 왕성하게 분비되는 세포는 아이러니컬하게도 암세포이기 때문이다.

결국 하느님은 2세를 만들 가장 왕성한 시기까지만 영생을 약속하신 것이다. 스물다섯 살 이후 티일로머라제의 분비가 줄어들면서 세포는 일정 회수 동안 분열을 거듭한 후에 자연사한다. 살아 있는 세포의 수는 줄어들고 그 자리를 결합 조직(섬유와 지방)으로 채우게 된다.

반면 남성의 고환은 예외적으로 티일로머라제가 계속 분비되어 정자를 일평생 생산하는데, 남자의 경우 백 살까지도 자식을 낳을 수 있는 이유가 바로 여기에 있다. 때때로 나이가 들어서도 계속 분열하는 또 다른 세포가 생기게 되는데, 이는 바로 암세포이다. 암세포는 티일로머라제를 계속 분비하고 끊임없이 분열하며 죽지 않는다.

극즉변(極則變)이라는 말이 있다. 이는 물질의 성질이 극에 달하면 정반대의 현상이 나타나는 것을 의미한다. 세포의 손상이 반복적으로 일어나는 곳, 염증이 반복해서 일어나고 세포사와 분열의 주기가 빨라지고 염색체의 이상을 초래하여 세포가 죽게 되었을 때 '나 돌아갈래'를 외치는 세포가 있다. 죽기 싫은 한 세포가 돌연변이를 일으키고 더 이상 나오지 않던 티일로머라제를 생산하고 무한 분열 모드로 진입하면 암이 되는 것이다. 정말 살고 싶은 세포의 반란이라고나 할까?

이렇게 사람의 일생의 변화를 보면 양화기(에너지대사)로 충만한 유아에서 2세 생산을 위한 청년기를 거치면서 양화기는 점점 줄어들고 음성형(물질대사)이 늘어나는 노년의 시기로 넘어감을 알 수 있다. 이를 한열 (寒熱)의 관점에서 살펴보면 순양지체(純陽之体 : 에너지만을 가진 몸)에서 순음지체(純陰之体 : 에너지는 소멸되고 물질인 육체만 남은 몸, 즉 주검)로의 전변 과정이다.

하루를 통한 인간의 변화

하루를 기준으로 우리 몸을 살펴보자. 새벽 공기를 가르면서 음의 기운이 최고조에 달하면 일양(一陽)이 시생(始生)함에 따라 우리는 눈을 뜨고 하루를 시작한다. 고요한 잠을 자던 인체 역시 뇌하수체의 자극으로 코티솔을 분비하고, 아드레날린을 분비하고, 갑상선호르몬을 분비하기 시작한다. 이는 인체 각 부분의 스위치를 하나하나 켜고 부팅을 시작하는 과정과도 같다. 양이 점점 쌓이면 양화기(에너지대사)는 오시(12시)를 기점으로 최고조에 달한다. 우리 몸이 각성의 상태로 돌입하는 것이다. 각성이 잘된 상태란 몸이 가벼운 상태를 이른다.

반면 이러한 오전의 양화기가 제대로 작동하지 못하고 각성의 상태에 제대로 들지 못한 이들은 흔히들 아는 카페인이라는 물질에 의존할 수밖에 없다. 카페인으로 교감신경을 자극하고 아드레날린 분비를 늘려 양화기를 쥐어짜 내는 것이다. 정오를 지나면서 인체는 음성형(물질대사)

의 시간으로 달려간다. 저녁 해가 지면서 인체는 양화기를 통한 에너지 생산을 줄이면서 음성형의 휴식 시간을 가지려 한다. 혈액은 간으로 회귀하고 코티솔과 아드레날린과 갑상선호르몬의 양은 줄어들고 낮 동안 손상된 세포를 수리하기 위해 성장호르몬의 분비는 늘어난다. 일반적으로 성장호르몬은 잠을 자기 시작한 후 한 시간, 그리고 잠을 깨기 한 시간 전에 가장 많은 분비를 보인다.

그러나 현대의 밤은 너무나 길다. 음성형의 휴식 시간이 점점 짧아지고 있는 것이다. 낮 동안의 활동을 정리하고 쉬어야 할 오장육부는 오히려 밤이 되면 산해진미와 알코올로 채워진다. 하루를 정리하고 쉬어야 할 뇌 역시 게임, 인터넷, TV 등으로 고단하긴 매한가지이다. 또 다른 복잡한 활동이 머릿속을 채우고 있는 것이다. 이로 인해 다음날의 양화기 생산을 위한 음성형의 휴식이 절대 부족해지게 된다. 늦은 밤의 양화기의 항진은 각성 효과를 부추겨 불면과 신경 과민의 원인이 되고, 이로 인한 교감신경의 항진은 몸을 과긴장 상태에 놓이게 하며, 부교감신경의 영역(소화기와 생식기)은 기능 저하에 빠지게 된다. 결국 예민하고 피곤하고 촉각이 곤두선 사람이 늘어나고 배부르고 등 따숩고 느긋한 사람은 줄어들고 있는 것이다.

우리 몸은 하루를 통해 코티솔과 성장호르몬의 분비 사이클을 거쳐 양화기와 음성형의 주기를 완성하고 하루의 음양 변화를 만들어 나간다.

사람의 삶은 산화 과정이다. 몸을 이루고 있던 60조 개의 세포는 각각 그 수명을 다하고 결합 조직으로 대체되어 간다. 이 과정에서 각각의 세포는 산화 과정을 겪게 된다. DNA가 손상되거나 반복된 손상으로 세포분열의 횟수가 증가하고 그 주기가 짧아지는 것이 바로 산화 과정이다. 이때 우리 몸을 늙게 하는 가장 큰 요인은 과로이다. 이는 정신적 과로와 육체적 과로를 모두 포함한다. 정신은 육체를 병들게 하고 육신은 정신을 힘들게 한다.

승용차로 서울에서 부산까지 대략 다섯 시간 정도가 걸린다. 휴게소를 많이 들러 7시간 정도가 소요되는 사람이 있는가 하면, 어떤 이는 2시간만에 갈 수 있다고 호언장담한다. 이는 분명 가능한 이야기이다. 하지만 자동차의 입장에서 생각해 보자. 2시간 내에 부산까지 도달하려면 자동차의 입장에서는 내부에 잠재된 모든 능력을 짜내야 한다. 쉴 틈도 없다. 과연 이것이 자동차의 내구성에는 어떤 영향을 미칠까? 우리 몸을 혹사하는 것도 이와 다를 바가 없다.

두 가지 TV 광고가 생각난다. 공부를 열심히 하고 캄캄한 밤에 버스를 타고 집으로 돌아가는 학생에 관한 이야기이다. 이 학생은 무척 피곤했는지 버스가 종점에 도착했는지도 모르고 잠에 빠져 있다. 이때 환하게 웃는 얼굴을 한 기사 아저씨가 학생을 깨워 조그만 병에 든 약을 준다. 자고 있는 학생을 깨워 각성제를 주는 것이 과연 맞는 일인가? 이때 그 학생에게 가장 필요한 약은 다름 아닌 잠이다. 또 하나의 비슷한 광고가 있다. 꾸벅꾸벅 졸고 있는 사람들, 즉 지하철에서, 직장에서, 학교에서 졸고 있는 사람들을 요란한 경광등이 깨운다, 삐뽀삐뽀. 그리고 비타민 B를 준다, 힘내라고. 하지만 이들에게 부족한 것은 에너지가 아니라 휴식이다. 뭔가 잘못되어 가고 있다는 생각이 들지 않는가? 이는 각성과 휴식의 사이클을 잃고 살아가는 현대인의 단면이다.

우리 몸은 무쇠가 아니다. 적당한 휴식과 각성을 반복함으로써 유지되는 생명체이다. 휴식은 아무 것도 하지 않는 '필요 없는 무엇'이 아니라 각성을 통해 무언가를 하기 위한 준비 과정인 것이다.

오른손이 하는 일을 왼손은 모른다

우리 몸은 세포 공화국이다. 각각의 세포는 각자의 할 일을 할 뿐이다. 오른손이 하는 일을 왼손이 간섭하지 않는다. 다만 각자가 살기 위해 노력할 뿐이다.

각각의 세포는 정보전달물질을 분비한다. 정보는 생명이 살아가는 데 필수 요건이다. 정보가 없는 삶이란 있을 수 없고 외부 환경에서 오는 정보이든 내부에서 일어나는 정보이든 생명은 정보에 대한 반응으로 삶을 영위해 간다.

인체는 자극에 대한 반사 그리고 피드백에 의해 움직인다. 즉 아무런 자극이 없으면 인체는 어떤 일도 할 수 없다. 빛도 소리도 없는 깜깜한 감옥에 갇힌 죄수에 관한 이야기를 아는가? 그들의 삶은 그렇지 않은 사람에 비해 극단적으로 짧은 것으로 알려져 있다.

운동을 잘하는 사람들이 공통적으로 하는 이야기가 있는데, 부단한 노력, 뼈를 깎는 노력으로 현재의 위치에 설 수 있었다고 하는 것이 그것이다. 부단한 노력이란 끊임없이 나의 몸에 자극을 준다는 것이다. 끊임없이 들어오는 자극에 대해 인체는 정보를 쌓아가고, 어떠한 경우에도 대비할 수 있는 반사 체계를 만들어 낸다. 누군가 '실패란 없다. 단지 또 하나의 경험만이 있을 뿐'이라고 이야기한 것처럼.

히스타민, 류코트리엔, 브라디키닌 등은 일반적으로 세포에서 분비되는 정보전달물질이다. 이외에 특정한 세포에서는 특별한 정보전달물질이 분비된다. 췌장의 베타세포에서는 인슐린을, 부신에서는 아드레날린과 코티솔을, 갑상선에서는 갑상선호르몬을 그리고 뇌하수체에서는 뇌하수체호르몬(갑상선자극호르몬, 성선자극호르몬, 부신피질자극호르몬, 프로락틴, ADH, 옥시토신)을 분비한다. 신경은 고유의 신경전달물질을 분비하는데, 아세틸콜린이나 노르에피네피린 등이 그것이다.

모든 세포는 정보전달을 위해 일정한 양의 분비 물질을 만들어 내고 또 자극에 반응한다. 세포는 자극 없이 정보전달물질을 분비하지 않는다. 신(神 : 정보전달)이 있어야만 음성형(물질대사)과 양화기(에너지대사)가 가동되는 것이다. 자극에 반응하지 않는 세포는 죽은 세포와 다를 바가 없다.

단세포 생물 중 세균은 우리가 매우 싫어하는 생물 가운데 대표격이다. 실제로 단세포 생물이란 말을 사전에서 찾아보면 '몸이 하나의 세포로 이루어진 가장 작고 하등한 미생물'이라고 기록되어 있다. 이렇듯 작은 것은 사실이지만 하등하다고 보는 견해는 다분히 주관적이다. 세균은 물론 사람에게 유익한 균도 있고 유해한 균도 있다. 다만 분명한 것은 사람들은 이것이 우리 눈에 보이지 않기 때문에 두려움을 가지고 있다는 것이다. 세균은 하나의 세포로 이루어져 있고 세포벽을 가지고 있다. 세포벽은 생명을 규정하는 중요한 구조물이다. 벽을 경계로 막의 내부는 생명, 나(self)가 되고 막의 외부는 환경, 자연 혹은 非나(non-self)가 된다. 이 생명을 규정하던 세포벽이 터져 파괴되면 '나와 非나'의 경계가 허물어지는데, 이것은 곧 죽음을 의미한다. 생물은 이 벽(혹은 막)을 통해 영양분을 흡수하고, 먹이를 잡아먹고, 노폐물을 배출하고, 물질을 분비하고, 말을 한다.

　인체를 이루고 있는 60조 개의 모든 세포는 각각 다른 기능을 수행하며 존재하는 하나의 생명체이다. 이들은 자신의 몸속 깊은 곳에 새겨진 DNA의 규율에 따라 움직인다. 우리는 특히 몸에 이상이 있을 때 그들의 활동을 절실히 느낀다. 그들은 손상된 세포막을 복구하기 위해 혹은 침입한 이물질(세균이나 바이러스 혹은 독소)을 중화하기 위해 정보전달물질을 분비한다. 또한 혈관을 확장하고 혈액을 모으기 시작하는데, 이는 혈액 내의 유용 자원을 사용하여 생존하기 위해서이다.
　오른손에 병이 나면 오른손을 담당하는 세포가 정보전달물질을 분비하고 그 자신을 수리하고 항상성을 유지하고 생존하기 위해 유용 자원을 사용한다. 분명한 것은 이때 왼손이 도와주는 일은 없다. 혈액을 타고 온 백혈구는 또 다른 자신의 일을 수행한다. 이물질을 탐식하고 항체를 만들고 손상된 세포를 파괴하는 것이다. 이 역시 왼손은 알지 못한다. 다만 줄어든 혈액의 양과 자원의 양을 탐지하여 자신 역시 살려고 노력할 뿐이다.

의식과 무의식

　인간에게는 뇌라는 발달된 장기가 있다. 이 뇌는 1.5킬로그램짜리 핏덩어리로, 여기서 나오지 않는 것이 없다. 몸 구석구석에서 올라오는 여러 가지 몸속의 정보, 피부와 근육에서 올라오는 감각 정보, 오감을 통해 들어오는 시각·청각·후각·미각·촉각 정보를 종합하여 인식하게 되고 사유하는 의식 세계를 만들어 내는 것이다. 몸무게의 2퍼센트밖에 되지 않는 뇌가 혈액의 20퍼센트 이상을 사용하고 있는 것은 정보 처리가 얼마나 중요한지를 말해 준다. 또 뇌가 발열이 심한 이유도 여기에 있다. 컴퓨터를 안정적으로 사용하려면 CPU 냉각에 신경을 써야 하듯 우리의 뇌도 과열되기 쉽기에 아주 많은 냉각이 필요하다.

　그렇다면 사람을 구성하고 있는 약 60조 개의 각각의 세포에도 의식이 있을까? 우리가 무심코 하품을 하면서 벌리는 입의 작용은 의식인가? 필자가 지금 이 글을 쓰기 위해 열심히 놀리고 있는 손가락의 움직임은 의식인가 무의식인가? 실제로 의식이란 참 어려운 영역임에도 불구하고 인간의 의식이 고도로 발달한 것만은 사실이다. 인간이라는 개체 전체를 움직이고 외부와 환경과 타인과 관계를 맺어나가는 작용은 모두 의식의 작용에 의해서 일어난다. 하지만 외부가 아닌 내부의 작용은 어떤가. 점심때 먹은 된장국을 소화시키고 그 중 일부를 흡수하고, 간에 저장하고 해독하고 소변을 만들어 배설하고, 심장은 열심히 뛰고 백혈구가 세균을 잡아먹는 것은 다름 아닌 내부의 작용이다. 이러한 인체 내부의 일은 모두 무의식의 범주에 속한다. 달려오는 자동차를 피하고, 숲 속을 걷다 뱀처럼 생긴 나뭇가지를 보고 갑자기 고개를 숙이는 반사 패턴도 모두 무의식에 속한다.

말하자면 인체라는 세포 공화국에서 각각의 세포가 모여 각자의 일을 하고 자신의 생존을 위해 자극과 반사 그리고 대사 작용을 일으키고, 이 모든 무의식적 정보를 다시 분석하고 기억하고 가공하여 의식의 영역으로 승화시키고 조절함으로써 비로소 인간이라는 개체가 탄생하는 것이다.

의식과 무의식은 뇌에 의해서 조절된다. 대뇌피질이 주로 의식적인 일을 담당하고 외부로 향한 사람의 인지 능력과 합리적인 종합 처리 능력을 발휘하는 반면, 뇌의 중심에 있는 감정 뇌는 생존을 위한 본능에 가깝게 작용하고 무의식적인 감정적 행동과 욕구를 담당한다. 이 감정을 조절하는 뇌간은 인간 삶의 원초적인 부분을 담당한다고도 할 수 있는데, 이는 주로 외부 위험이나 내부 생명의 필수적인 부분을 처리한다. 유사시에 발휘되는 교감신경 자극에 의한 반사라든지 혹은 음식을 소화시키고 심장을 규칙적으로 뛰게 하는 등의 자율신경 반사 등이 바로 그것이다.

반면 대뇌피질은 이러한 원초적 기능을 학습과 경험에 의한 이성으로 승화시키는 능력을 지니고 있다. 의식적으로 감정을 조절하고 생각을 집중함으로써 반사 패턴을 바꾸어 놓을 수도 있다. 심한 스트레스나 긴장 상태에 놓이게 되거나 심각한 위험에 처하게 되면 사람은 주로 무의식의 감정과 반사 패턴에 의존하게 된다. 하지만 정신 수련이 잘된 사람일수록 이러한 무의식의 고립을 잘 통제할 수 있는 능력 발휘가 용이하다. 즉 의식과 무의식의 고립을 막고 자기 통제의 힘을 가질 수 있는 것이다.

요컨대 의식과 무의식 그리고 이성의 뇌와 감정의 뇌의 구분과 조화가 바로 인간이라는 하나의 개체를 만들어 내는 것이다(사람의 뇌는 감정을 담당하는 감정 뇌와 인지를 담당하는 인지 뇌로 나눌 수 있다. 뇌의 앞쪽을 구성하는 전두엽은 주로 인지를 담당하고 의식적인 일을 조절한다. 반면 주로 감정을 결정하고 무의식을 담당하는 감정 뇌는 대뇌피질의 안쪽 뇌 깊숙한 곳에 위치한다).

의식의 세계는 주로 정신 활동, 정지 활동, 사유, 대인 관계 등과 같이 외부 세계와 관련이 있다. 한의학에서는 이를 칠정(七情 : 喜・怒・憂・思・悲・恐・驚)이라 일컫는데, 마음의 작용과 반작용을 말한다. 인간의 고도로 발달된 의식의 세계는 물리적인 몸의 변화를 초월한다. 무의식으로 일어나고 있는 각각의 세포의 작용을 조절하기도 하고 탈을 내기도 한다.

얼마 전 KBS에서 방영된 다큐멘터리에서 마음만으로 근육을 키우는 실험이 행해졌다. 그들에 의하면 웨이트 트레이닝(weight training)을 하지 않고도 마음만으로 근육의 볼륨과 파워를 키울 수 있다는 것이다.

희망은 최고의 명약이라고 했다. 희망을 가지고 산으로 간 암환자는 기적이라는 산삼을 캐오지만 절망에 빠진 자에게 주어지는 기회는 없다. 몸이 괴로우면 마음이 우울하거나 괴롭고, 때로는 화가 나기도 한다. 이렇게 의식과 무의식은 보이지 않는 고리로 연결되어 있으며 그 근원이 둘이 아닌 하나의 형태를 가지고 있다. 때문에 마음의 병이 몸의 병이 되고 몸이 건강하면 마음도 건강해지는 것이다.

마음

    그렇다면 마음은 어디에서 오는 것일까? 1.5킬로그램짜리 뇌에서 나오는 것일까? 혹은 심장(가슴)에서 나오는 것일까? 또한 오직 인간만이 마음을 가지고 있는 것일까?

    사람이 병들고 죽어 가는 원인의 한가운데에는 마음이 있다. 존 사노 박사는 "마음속에 진 응어리와 분노가 몸의 통증이라는 형태로 나타난다"고 말한다. 우리의 뇌가 보이지 않는 마음의 병을 보이거나 느낄 수 있는 형태의 통증이라는 질병으로 나타나게 한다는 것이다. 그래서 그는 이런 뇌의 메커니즘을 알기만 해도 통증이 낫는다고 역설하고 있다. 또한 통증뿐만 아니라 여러 가지 내과적 질환(위염, 장염, 각종 종양)도 마찬가지 형태로 나타난다고 이야기하고 있다.

    이 이야기는 오래 전부터 한의학에서 칠정(스트레스)을 질병의 원인이라고 말해 오던 것을 현대인의 시각으로 재해석해 주는 좋은 예이다.

그렇다. 모든 질병의 근간에는 스트레스가 있다. 우울한 마음과 분노의 마음 그리고 억압된 마음이 있다. 부정적인 마음은 나를 옭아매어 순환을 나쁘게 하고 덩어리를 자라게 하고 흥분하게 하고 과각성 상태로 몰아넣는다.

심지어는 교통 사고 역시 이 마음의 영향을 받는다. 이를테면 오늘 사고를 낸 트럭 기사는 아침에 부인과 심한 말다툼을 하고 나왔다. 접촉 사고를 낸 회사원은 상사로부터 업무에 관한 심한 꾸지람을 들었다. 이들의 우울한 마음, 분노한 마음은 우리 몸의 조절 능력을 떨어뜨리고 과도하게 분비된 아드레날린은 몸을 흥분 상태로 몰고 간다. 때문에 운전은 난폭해지고, 적절한 상황 대처 능력을 잃어버리게 만드는 것이다.

또 다른 예로 유방암을 들어보자. 유방암은 평소 화를 잘 담아 두는 주부의 경우에 더 발병률이 높은 것으로 알려져 있는데, 울분과 분노를 가슴속에 쌓아만 오던 우리 몸이 결국은 작은 덩어리 하나를 만들어 내는 것이다. 가장 흔한 감기의 예를 들어도 마찬가지이다. 과로와 스트레스에 지친 사람의 면역력은 이미 저하될 대로 저하된 상태이다. 그 사이를 파고들어 오는 것이 감기 바이러스이다. 지친 몸은 면역세포의 활동력을 떨어뜨린다. 지친 마음도 마찬가지로 면역세포의 활동력을 떨어뜨린다. 결국 마음의 스트레스로 인해 몸까지 영향을 받게 되는 것이다. 이렇듯 과로와 스트레스는 모든 병의 원인이다. 지친 몸과 마음은 쉴 곳이 필요하다.

반면 남편에게 뜻밖의 꽃을 선물 받은 아내, 힘들게 성공적으로 일을 마친 직장인, 원하는 시험에 합격한 수험생, 남을 위해 자선이나 선행을 베풀고 돌아서는 어느 신사의 미소 등 행복감에 젖어 있는 우리의 몸에는 엔도르핀이 분비된다. 또한 세르토닌과 같은 행복 호르몬의 분비량도 증가한다. 따라서 우울하고 스트레스에 찌들고, 부정적인 사고를 하는 사람의 몸과 행복감에 젖어 있는 사람의 몸은 호르몬의 분비 상태와 순환의 흐름이 그렇지 않은 사람과 전혀 다를 수밖에 없는 것이다.

마음은 질병의 근원이자 치료약의 주재료이다. 이제 여러분은 어느 쪽을 선택하겠는가? 선택은 여러분의 몫이다. 지금 바로 결정하라. 행복과 건강은 멀지 않다.

사람은 물주머니이다(물순환과 혈액순환)

　생명체는 기본적으로 물 없이 살 수 없다. 이는 물을 마시지 않고 살 수 없다는 말이 아니다. 물이 없는 환경에서 살 수 없다는 말이다.

　무의식의 세계로 들어가 보자. 인체를 이루고 있는 각각의 세포는 모두 물로 둘러싸여 있다. 물에 둘러싸이지 않은 세포는 죽은 세포와 다름이 없다. 겉으로 보기에 사람은 물이 없는 마른 육지에서 살고 있는 듯 보이지만 실상은 커다란 주머니에 물을 채우고 그 속에서 여러 개(약 60조 개)의 단세포가 모여 살고 있다는 것을 알 수 있다. 그 주머니의 가장 바깥쪽은 피부로 덮여 있다. 피부는 방수 주머니의 역할을 충실히 해준다. 피부의 가장 바깥쪽은 케라틴이란 단백질로 가득 찬 죽은 세포이다. 기저면(피부의 가장 아래쪽)에서 끊임없이 자라 올라오는 피부 세포(줄기세포에서 분화된다)는 케라틴 단백질을 생산하고 케라틴으로 세포 안을 가득 채운 세포는 죽음으로 그 임무를 완성한다. 방수 주머니의 역할을 하는 것이다.

피부의 안쪽은 수많은 물길 사이사이로 세포가 호흡하고 영양분을 흡수하고 통신하고 배설하면서 살고 있다. 이 물길에서 세포 크기 두 개 이상 떨어진 세포는 살지 못한다. 영양 공급과 배설이 막히기 때문이다.

각각의 세포는 물을 차지하기 위한 경쟁을 벌인다. 그리고 혈관이 닿지 않는 곳의 세포는 죽고 만다. 각각의 세포는 상수(上水 : 원료 물질로서의 물)로서의 물을 흡수하고 산소를 마시고 단백질을 합성하고 맡은 바 대사 작용을 수행하고 이산화탄소와 하수(下水 : 찌꺼기로서의 물)로서의 물을 배설한다.

상수로서의 물은 동맥을 통해 온몸으로 전달되고 하수로서의 물은 정맥과 림프관을 통해 순환계를 돌아 간과 콩팥과 폐를 통해 분해되어 담즙으로 소변으로 혹은 호흡으로 몸 밖으로 배설된다.

배설이라 하면 우리들은 대부분 똥(대변)을 떠올린다. 이 역시 배설되는 것은 사실이다. 하지만 똥은 우리 몸속으로 들어온 물질이 아니다. 단순히 통과하는 음식물 찌꺼기에 불과하다. 입에서부터 항문까지 소화관은 하나의 긴 대롱으로, 중간중간에 화학 물질을 내놓고 음식의 형태를 바꾸어 필요한 것만 흡수한 후 그렇지 않은 것은 항문 괄약근을 열고 변기로 내보내는 것이다. 결국 엄밀히 말해 똥 자체가 우리 몸으로 들어온 것이 아니라, 내가 먹은 음식물이 여러 소화 과정을 거쳐 이 똥이라는 새로운 물질로 재창조되었음을 의미하는 것이다.

우리 몸의 70퍼센트는 수분으로 구성되어 있다. 갓 태어난 아이의 경우는 수분이 80퍼센트 이상이다. 하지만 환갑이 넘어가면 수분의 양은 줄어들어 60퍼센트 이하가 된다. 이때 물이 있던 자리는 지방이나 기타 결합 조직(섬유 조직)으로 채워진다. 물이 부족해지면 세포가 살기에 힘들어지고, 이로 말미암아 인간 역시 살기가 힘들어진다. 결국 물의 부족으로 인해 생명까지 위협받을 수 있다는 말이다.

사람의 몸속에서 물을 순환시키는 힘은 심장과 근육에서 나온다. 물의 순환은 물 속에 영양분을 녹여 수송하기 위함이고, 노폐물을 녹여 수송하기 위함이다. 고여 있는 물은 병을 유발하기 쉽다. 물이 고이면 부종이 되고, 고인 물에 사는 세포는 죽거나 고장을 일으킨다. 물 자체도 엄밀히 말하면 영양분이다. 그것도 없어서는 안 될 중요한 영양분인 것이다.

이 물은 압력차에 의해서 순환한다. 심장의 펌프질, 근육의 펌프질 혹은 삼투압을 통해서 각 세포의 내부와 외부를 통과하고 혹은 ATP(에너지를 저장하는 배터리 같은 물질)라는 에너지를 사용해서 움직이기도 한다. 때론 세포를 싸고 있는 원형질막을 통해 넘나들기도 하고 세포와 세포 사이, 조직과 조직 사이를 흐르기도 한다. 심장의 박동하는 힘에 의해 물(혈액 : 피는 물이다. 조금 더 진할 뿐이다)은 달리기 시작한다. 대동맥을 지나 소동맥을 지나 모세혈관을 지나 세포 공화국의 국민을 먹여 살린다. 더불어 뇌하수체나 성선 혹은 부신 또는 세포가 만들어 낸 정보전달물질을 실어 나르기도 한다. 이러한 모든 과정을 마친 물은 세포 활동에서 나온 찌꺼기[이산화탄소, 수소 이온, 물(下水)]와 또 다른 정보전달물질을 싣고 소정맥과 대정맥을 통해 심장으로 돌아간다. 물의 일부는 림프관이라고 불리는 통로를 이용해 심장으로 돌아온다(사실 림프관을 흐르는 체액의 양이 훨씬 많다).

몸속의 물의 순환은 관을 통해 혹은 압력에 의해 확산과 이동을 한다.

이때의 이동은 심장의 펌프질과 근육의 펌프질과 삼투압과 중력의 힘을 이용한다. 우리의 몸속에는 항상 압력차가 존재하고 이러한 압력차를 이용해 물은 순환한다. 이러한 물이 순환하지 못하고 고이게 되면 인체는 질병을 앓게 된다.

피는 돌아야 한다

한의학에서는 우리 몸이 정기신혈(精氣神血)로 이루어져 있다고 본다. 이 중 정(精)은 정미로운 물질로, 주로 세포 생산물을 말한다. 이는 곧 세포에서 대사 작용을 거쳐 만들어진 모든 물질, 각종 단백질, 호르몬 등을 말하는 것이기도 하다.

반면 기(氣)는 에너지를 말한다. 좁은 의미에서 기는 ATP(에너지를 저장하는 배터리 같은 물질)이다. 우리 몸은 한 분자의 포도당을 분해하여 38개의 ATP를 만들어 내고 이를 에너지로 사용한다. 넓은 의미에서의 기는 면역 작용과 체온 조절 작용, 생체의 거의 모든 조절 작용을 말하고, 생명 유지를 위한 반사와 피드백을 모두 일컫는다.

신(神)은 정보전달 체계이다. 생명은 자극이 없이는 살 수 없다. 결국 자극에 대한 반사 그리고 피드백에 의해 움직이는 것이다. 이렇게 생명을 유지하기 위해 일어나는 모든 자극과 반사 피드백이 신이다.

혈(血)은 피를 말한다. 이 혈은 때론 피 그 자체를 말하기도 하고 순환을 의미하기도 한다. 사람은 혈액을 통해 영양을 공급받고 노폐물을 처리한다. 혈액이 없는 삶은 기대할 수 없다.

정(精)과 기(氣)와 신(神)은 눈에 잘 보이지 않는다. 그 작용도 모호하고 시작과 끝을 가늠하기도 힘들지만 혈(血)은 육안으로 확인이 가능하다.

혈액이 잘 흐르는 곳, 혈액이 모여 있는 곳에는 열이 난다. 하지만 혈액이 잘 흐르지 않거나 교체가 되지 않는 곳은 차갑다. 또한 혈액이 흐르다 멈춘 곳에는 부종이 발생한다. 한의학의 치료는 이 혈액의 성쇠를 조절하는 데에 있다. 혈액이 피부에 과다하면 땀을 낸다. 심장의 박출량을 조절하여 혈액의 속도를 조절한다. 혈액이 과다한 원인을 찾아 압력을 조절하기 위해 소변을 내보내고(이뇨), 대변을 내고(사하 : 설사시킴) 혹은 대변의 배출을 막고, 담즙의 배출을 조절한다.

손에 피가 잘 돌면 손이 따뜻하고 위장에 피가 잘 돌면 소화가 잘 된다. 머리에 피가 잘 돌면 머리가 맑고 집중력이 좋아진다. 하지만 이것이 지나칠 경우 각성이 지나치게 되어 두통, 불면이 생기거나 땀을 흘리게 된다. 또 위장에 갑자기 피가 많이 몰릴 경우 역시 지나친 위산 분비로 위궤양이나 위염이 생길 수 있다.

요컨대 피는 잘 돌아야만 한다. 혈액순환을 조절하여 혈액의 과다 부족을 조절하는 것이 건강의 초석이다. 또한 이 순환을 돕는 것이 한의학이고, 궁극적으로 이 순환을 완성하는 것은 나의 마음인 것이다.

살기 위해서는 먹어야 한다

사람이 산다는 것은, 혹은 생명체가 산다는 것은 에너지를 생산하고 그 에너지를 사용하면서 산다는 것을 말한다. 사람의 경우에는 36.5도의 체온을 유지하면서 살아간다. 이 36.5도라는 온도를 유지하기 위해서 우리는 끊임없이 에너지를 생산하고 있다. 만일 이러한 에너지 생산이 중단되고 체온이 내려가면 결국 죽음에 이르게 된다.

에너지를 생산하기 위해서는 먹어야 한다. 에너지란 열을 만드는 과정으로, 이를 위해서는 연료와 산소가 필수적이다. 물론 간혹 산소가 필요하지 않은 경우도 있다. 만약 아득한 옛날 미토콘드리아가 생명체의 몸속에 들어와 공생하지 않았다면 산소는 필요 없는 물질이었을 것이다(세포 속의 미토콘드리아는 자신만의 DNA를 가지고 있다. 인간을 이루고 있는 세포는 최소한 두 가지 이상의 생명체가 결합된 형태이며, 미토콘드리아가 산소를 이용해 만들어 내는 엄청난 에너지로 인해 생명을 유지해 나간다).

39

사람의 몸을 움직이는 연료의 원천은 음식물이다. 연료를 태워 에너지를 만들기 위해 필요한 산소는 폐를 통한 호흡으로 받아들인다. 입으로 들어온 음식물은 위와 소장을 통해 소화되고 이러한 영양분을 혈액이 싣고 온몸을 순환한다. 또한 폐를 통해 들어온 산소 역시 혈액을 통해 온몸을 순환한다. 즉 이러한 일련의 모든 과정이 혈액에 의해 이루어진다 할 수 있다. 혈액이 닿지 않는 곳은 자연스레 굶게 되고 그로 인해 세포는 죽음에 이른다. 지금부터 이야기의 초점을 연료가 되는 원료 음식물의 처리 과정에 맞춰 보자.

보기 좋은 떡이 맛도 좋다는 말이 있다. 맛 좋고 영양이 듬뿍 담긴 음식을 사랑하는 사람과 함께 먹을 때 에너지 효율이 가장 높다. 이때 오감을 통한 정보 획득이 소화의 첫 번째 과정이기 때문이다. 쫄깃하고 부드러운 갈비구이를 잘근잘근 씹어 맛을 음미하고 향을 취하면서 삼키는 것이 그것이다. 이는 갈비구이의 단백질을 갈고 침샘에서 분비된 침은 윤활 작용과 더불어 탄수화물과 지방의 소화를 시작하고 묻어온 독소나 세균에 대해 방어 작용을 한다.

침샘에서 분비되는 침에는 파로틴이라고 하는 노화 방지 성분과 함께 음식물 속에 포함된 세균이나 독성 물질을 중화시키는 IgA(항체의 일종)라고 하는 면역 물질이 들어 있다. 이러한 타액(침)은 하루에 1리터 정도 분비된다.

입에서 씹어 어느 정도 잘게 부서진 갈비구이는 식도를 타고 위장으로 간다. 이 위장은 강력한 근육 주머니로 음식을 갈고 부수는 맷돌에 비유할 수 있고, 또 위장에서 분비되는 위산과 펩신은 음식물을 녹여 죽을 만드는 기능을 하는데, 이러한 과정을 완성하기 위해서는 많은 에너지가 필요하다. 즉 근육이 힘을 내고 많은 양의 물질을 생산하려면 그만큼 혈액 공급이 중요하다는 것이다.

위장의 바깥쪽은 근육으로 싸여 있다. 반면 안쪽은 점막층으로, 이는 항상 촉촉하게 젖어 있다. 이 구조에 대한 이해를 위해 입술 안쪽과 바깥쪽을 살펴보자. 입술의 바깥쪽은 피부로 건조한 면이다. 반면 그 안쪽은 혈관이 보이는 얇은 막으로 되어 있고 점액으로 덮여 있다.

위산과 펩신 그리고 위장의 강력한 근육의 힘에 의해 부서지고 갈려 죽이 된 음식물은 비로소 위장의 아래쪽 문인 유문을 거쳐 십이지장으로 들어가게 된다.

십이지장으로 들어간 음식물은 위산에 의해 강한 산성을 띠게 된다. 위장의 점막은 이러한 산성에 잘 견딜 수 있도록 만들어져 있다. 그러나 십이지장의 경우 이 산에 약하다. 때문에 위산의 공격으로 십이지장의 궤양이 잘 발생한다. 십이지장에서는 간에서 만들어지고 담낭에 저장되어 있던 담즙(쓸개즙)이 분출되어 음식물과 섞여 소화의 세 번째 과정을 수행한다. 또한 췌장에서는 단백질, 탄수화물, 지방을 분해하는 소화액이 한꺼번에 쏟아져 들어온다. 또한 이외에도 췌장에서는 다량의 중탄산액을 분비하는데, 이는 위산에 의해 섞여진 음식물을 중화시키는 역할을 한다. 이때 중탄산액은 위장에서 내려온 음식의 산도를 중화시킬 만한 양이 분비된다. 위산이 강한 산성인데 반해 중탄산액은 알칼리성이다. 따라서 위산이 충분히 나오는 사람은 중탄산액 역시 부족함이 없이 공급된다. 반면 위산이 적게 나오는 사람은 중탄산액도 그에 맞춰 적게 나온다.

소장은 공장과 회장의 두 부분으로 나눌 수 있다. 이때 소장의 위쪽을 공장, 아래쪽을 회장이라고 부른다. 이는 각각의 역할이 조금 다르기 때문이다. 대부분의 소화 과정은 위쪽 공장에서 이루어지고 이 공장에서의 음식물의 진행 속도는 상당히 빨라 이곳에는 세균의 서식도 많지 않고 질병도 거의 없다. 하지만 회장으로 들어서게 되면 음식물의 진행 속도가 현저히 느려지고 음식물의 찌꺼기는 숙성의 과정을 겪게 된다. 속도가 느려지면서 세균이나 독소의 양이 증가하고, 그에 따라 회장에 서부터 면역세포의 수가 증가하게 된다.

소장을 지나면서 소화된 음식물은 소장과 대장을 이어 주는 하나의 문을 지나게 되는데, 이것을 회맹판이라고 한다. 이는 소장의 끝 부분과 대장의 첫 부분인 맹장을 이어 주는 문으로서, 대장으로 넘어온 음식물 찌꺼기가 다시 소장으로 역류하는 것을 막아 주는 역할을 수행한다.

소장에는 융모라는 돌기가 무수히 많이 나 있다. 이들은 마치 카펫에 털이 촘촘히 올라와 있는 것처럼 돌기를 이루고 있는데, 이는 음식물을 소화 흡수하기 쉽도록 표면적을 넓히기 위해서이다. 실제로 소장을 모두 펴면 테니스 코트의 크기와 비슷하다.

대장의 주임무는 수분을 흡수하고 음식물 찌꺼기를 둥글게 뭉쳐 배출되기 쉽게 만드는 것이다. 대장에서 영양분의 흡수가 일부 이루어지긴 하지만 소장과는 차이가 많이 나며, 이러한 대장에는 융모가 없다. 대신 대장의 표면은 아주 매끈하다. 이는 쉽게 말해 '똥이 잘 미끄러져 내려갈 수 있도록 하기 위해서'이다. 대장에서의 영양분 흡수는 음식물 찌꺼기와 함께 섞여 내려온 소화 효소의 작용으로 남아 있는 영양분을 일부분 끈질기게 흡수하는 정도이다. 즉 대장이 하는 일을 크게 나누어 말하면 수분 흡수와 저장, 이 두 가지로 요약할 수 있다.

소장에서 대장으로 들어간 음식물 찌꺼기는 하루 동안 약 1.5~2.0리터 정도 된다. 하지만 항문을 통해 배출되는 똥은 하루 동안 약 150~200시시 정도이다. 페트병 하나 반 정도가 들어와서 드링크 병 하나 정도가 나가는 셈인 것이다. 이때 90퍼센트 정도의 수분이 모두 재흡수된다. 이렇게 인체의 물은 콩팥에서만 재흡수되는 것이 아니다. 대장에서 최종적으로 재흡수되고 그 양이 조절된다. 실제로 콩팥에서 작용하는 알도스테론이라는 호르몬은 대장에서도 똑같이 작용한다. 나트륨 이온(Na^+)을 재흡수하여 체액의 양을 늘리고 혈압을 높이는 것이 바로 알도스테론의 일이다.

변비 환자의 경우 대장에서의 수분 재흡수가 과도하게 일어나는 경우가 많고, 반대로 수분의 흡수가 제대로 이루어지지 않으면 똥에는 물기가 지나치게 많아지고, 이는 곧 설사로 이어진다.

대장의 두 번째 기능은 저장 기능이다. 대장에서 만들어진 똥은 약 하루 동안 저장된 다음 체외로 배출된다. 저장되는 시간은 사람마다 편차가 심하다. 어떤 이는 하루에 두 번 화장실을 가기도 하고 또 어떤 이는 이틀에 한 번 가기도 하는데, 이는 모두 정상의 범주에 속한다.

이외에도 대장이 하는 일은 무수히 많다. 이를테면 장내 세균의 도움을 받아 비타민을 생산하거나 유산균의 도움으로 젖산과 같은 유기산을 공급받아 여분의 에너지로 사용하는 것 등이 바로 그것이다.

잠시 신문 기사 하나를 살펴보자. 청국장을 많이 먹으면 비타민 K가 과다 흡수되어 혈액이 응고되어 심장병에 치명적이라는 기사가 그것이다. 세간에 알려진 바에 의하면 청국장은 장내 유산균을 활성화시키는 발효 식품의 대표격이다. 때문에 청국장을 먹는 주된 이유가 장내의 세균총을 건전하게 유지하여 질병을 예방하자는 것인데 이를 섭취함으로 인해 비타민 K가 과다 생성되어 혈전을 일으킨다니 그야말로 무서운 일이 아닐 수 없다.

하지만 여기서 짚고 넘어가야 할 것은 청국장을 많이 먹는다고 해서 무조건 비타민 K가 과다 생성되지 않는다는 사실이다. 장내의 정상 세균 총이 정착되고 장벽의 방어 작용이 원활하게 작동되면 영양분의 흡수는 우리 몸에 적절한 균형을 유지해 준다. 특히 장벽에 문제가 발생하여 흡수 장애가 생기거나 '새는 장증후군'(LGS : leaky gut syndrome)이 있는 경우가 아니라면 아무 문제가 없으며, 또한 장에 문제가 있더라도 청국 장은 장의 문제를 해결하는 측면이 더욱 많기 때문에 비타민 K의 과다 흡수를 걱정할 필요는 전혀 없다. 때로 언론의 흑백 논리는 다소 가려서 받아들일 필요가 있다.

정리하면 소화기관은 사람의 몸속이 아니다. 이들은 입에서부터 항문까지 하나의 긴 대롱을 이루고 몸을 관통하고 있다. 그 사이를 음식물이 지나가면서 소화 분해되어 소장과 대장의 장점막을 통해 혈관으로 들어온 것이 비로소 내 몸속에 들어온 것이자 나의 일부가 되는 것이다. 그 외에 몸속으로 흡수되지 못한 것은 그냥 지나가는 나그네에 불과하다.

물론 이러한 복잡한 과정을 모두 외우고 있어야 하는 것은 아니다. 다만 한 가지 잊지 말아야 할 것은 감정은 무의식을 지배한다는 것이다. 행복한 사람의 위장은 언제나 건강한 반면, 우울하거나 부정적인 삶을 사는 사람의 위장은 늘 자신의 마음을 대변한다.

호흡(산소는 생명이다)

　최근 활성 산소에 관한 논의가 활발하다. 혹자는 활성 산소가 암을 일으킨다고도 하고, 모든 병의 원인이라고도 한다. 분명 산소는 우리 몸에 아주 많은 역할을 하고 있는 것이 사실이다.

　전술한 바와 같이 우리 몸은 최소한 두 가지 종류의 생물이 합쳐진 형태를 띠고 있다. 인간의 세포 속에는 미토콘드리아란 기관이 있고 이 기관에서 산소를 이용하여 많은 양의 에너지를 생산해 낸다. 만약 미토콘드리아가 없었다면 인간은 포도당을 해당 작용에만 사용할 것이고 이로 인해 거의 에너지를 생산해 내지 못할 뿐만 아니라 엄청난 양의 찌꺼기를 토해 낼 것이다. 이것은 단순히 과거의 일이 아니라 현재 우리 몸속에서 일어나고 있는 일이다. 우리가 흔히 유산소 운동이라고 하는 것이 바로 이 미토콘드리아를 통해 산소를 소모하고 ATP라는 에너지를 대량 생산해 내는 과정을 말한다. 그리고 무산소 운동이란 산소를 사용하지 않는 해당 작용만을 수행하고 소량의 ATP만을 생산해 내는 것을 이른다.

100미터 달리기 선수가 숨을 쉬지 않고 달리는 동안 몸속에서는 산소를 소모하지 않고 단지 한 분자의 포도당을 분해하여 2개의 ATP만을 생산해 낸다. 에너지 효율은 나쁘지만 무산소 운동은 아주 빠르게 에너지를 공급할 수 있다는 장점이 있기 때문이다.

반면 마라톤이나 등산과 같은 유산소 운동은 시간이 조금 지연되기도 하지만 한 분자의 포도당을 이용하여 해당 작용을 수행하고 그 결과로 나온 수소 이온을 다시 미토콘드리아로 보내 38개의 ATP를 만들어 낸다. 2개와 38개의 차이는 에너지 대혁명에 가까운 것이다.

이렇게 산소는 우리 몸의 에너지 효율을 아주 높여 주는 역할을 하고 거대한 몸을 유지하는 생명의 원천으로 작용한다. 에너지를 생산할 때도 산소가 필요하고 영양분을 분해할 때도 산소가 필요하고 외부 침입자를 녹여 없앨 때도 산소는 필요하다. 암세포로 변한 세포의 DNA를 손상시킨 주범도 바로 산소이고 암을 죽일 수 있는 도구도 산소이다. 이처럼 산소는 선악의 두 얼굴을 가지고 있다. 물론 이 산소를 어떻게 이용할 것인가에 대한 여부는 본인의 몫이다.

산소의 사용도 마음과 관련되어 있다. 긴장되고 과열된 삶을 살다보면 몸의 에너지 대사량은 늘어난다. 반면 혈관은 수축되고 산소를 사용하지 않는 해당 작용만을 수행하게 된다. 이로 인해 노폐물은 늘어가고 산소는 지방산과 결합하여 염증을 일으키고 DNA를 공격하여 결국 암을 유발한다. 이때에는 엄청난 양의 에너지가 필요하기 때문에 많은 양의 새로운 혈관이 만들어지고, 또한 수소 이온과 젖산이라는 노폐물이 대량 생산된다.

모든 통증이 있는 곳이나 염증 혹은 종양이 있는 곳은 대개 허혈 상태에 빠져 있기 마련이다. 혈액순환이 막혀 산소가 부족하기도 하고 산소를 소모하지 않는 무산소 해당 작용만을 하기 때문이다. 하지만 중요한 것은 이 염증이나 종양을 파괴하기 위해 필요한 것도 바로 산소이다. 산소가 충분히 공급되면 인체는 비로소 치유를 시작한다.

　　이때 필요한 산소는 호흡을 통해 몸속으로 들어온다. 실제 생활 가운데 누구나 호흡을 하고 있지만 그것을 잘 하기는 힘들다. 호흡은 발바닥으로 시작해서 배꼽으로 나간다(길고 깊은 호흡을 위한 연상법 : 뒷부분에 자세한 설명이 나온다). 이 호흡을 위한 근육은 횡격막을 중심으로 체간에 분포한다. 깊은 흡기(들이마시는 숨)와 충분히 긴 호기(내쉬는 숨)는 호흡 근육을 들어올리고 내려놓는다. 이 과정에서 림프 순환이 일어난다.

　　하지와 내장을 통과한 혈액은 대정맥을 통해 심장으로 들어간다. 하지만 이보다 몇 배 많은 체액이 림프관을 통해 심장으로 들어간다. 간과 콩팥을 제외하고 우리 몸을 정화하는 또 다른 기관은 림프관이다. 림프관은 체액 속의 노폐물, 독소, 외부 항원(세균이나 바이러스)을 살균, 소독, 해독하는 기관이다. 이 림프관의 순환은 심장만큼이나 중요하다. 이 림프액은 흐름이 느리고 확실한 구동 장치가 없다. 이때 이 림프액 순환의 구동 장치가 바로 호흡이다. 고르고 건강한 호흡은 산소를 몸 구석구석으로 배달한다. 또한 숨을 잘 내쉬고 일을 하고 남은 이산화탄소를 몸밖으로 내놓는다. 이 과정에서 산소와 이산화탄소를 싣고 다니는 배달부는 바로 혈액이다. 결국 호흡의 완성은 혈액순환에 의해 이루어지고 혈액순환은 호흡에 의해 완성되는 것이다.

나의 가슴과 몸은 뜨겁다

나의 피는 뜨겁다. 그로 인해 혈액으로 충만한 뇌는 열정으로 타오르고 심장은 펌프질로 고동치는 것이다.

사실 우리 몸의 열을 만들어 내는 곳은 주로 간장과 근육이다. 간장과 근육에서는 영양 물질을 태워 열을 만들어 낸다. 하지만 이러한 열을 온몸으로 보내 체온을 유지하는 것은 혈액이다. 이를 36.5도짜리 보온수가 온몸을 순환하는 과정에 비유할 수도 있다. 다시 말해 보일러에서 온수를 돌려 방을 덥게 하는 것과 같다. 배관도 잘 되어 있고 온수 공급도 원활할 때 온 방은 훈훈하다. 이때 보일러실에서 가까운 아랫목은 더 따뜻하고 보일러실에서 먼 윗목은 서늘하다. 사람도 마찬가지이다. 일반적으로 심장에서 먼 손과 발이 먼저 식고 추위가 닥쳐오면 가장 차가워진다. 수족 냉증이 생기는 이유도 여기서 찾을 수 있다. 여러 가지 변수를 모두 제외하고 원론적으로는 이러한 이론을 따른다.

운동을 하거나 스파를 하면 온몸의 혈관이 열리고 몸에서 열이 난다. 스트레스에 의해 자율신경에 문제가 생기거나 혈관의 폐색과 같은 기계적인 장애, 그리고 비위 기능의 저하에 의한 에너지 생산량의 저하가 발생하면 혈관은 수축하고 몸은 차진다. 이에 대한 원인은 각각 다르지만 결과적으로 모두 혈관의 크기를 조절하여 혈액의 양을 바꿈으로써 인체를 따뜻하게도 하고 차게도 하는 것이다.

최초의 생명체는 모두 바다에서 살았다. 그래서일까. 모든 생명체는 물을 떠나선 살 수 없다. 바다 속에서 사는 물고기들은 물을 떠나서는 살 수 없다. 그렇다면 인간과 같이 바다에서 나와 육지로 올라온 동물이나 식물은 어떻게 물이 없어도 살 수 있을까? 물을 마시기 때문에? 뿌리로 물을 늘 빨아들이므로? 다 맞는 말이다.

인간의 몸속은 마치 작은 바다와 같다. 이 엄청난 신비가 단지 피부라는 주머니 속에 감춰져 있을 뿐이다. 체액이라는 바닷물 속에서 인체내의 하나하나의 세포는 영양분을 공급받고 노폐물을 폐기한다. 체액이라는 바닷물을 공급하기 위해 혈관을 이용하고 림프관을 이용하고 확산을 이용하고 삼투압을 이용한다.

인체를 구성하는 하나하나의 세포는 이 체액이라는 바닷물과 접해서 살고 있다. 체액을 접하지 못하고 고립된 세포는 없다. 만약 고립된 세포가 있다면 이는 아마도 죽은 세포일 것이다. 체액으로부터 고립된 세포가 있는 조직은 죽게 마련이고, 이것이 곧 질병을 부른다.

피부라는 주머니에 쌓인 바다는 자체 정화 능력을 가지고 있다. 요컨대 바닷물(체액)을 썩지 않게 유지해 주기 위해 간과 콩팥이라는 정화시스템이 작동하고 있는 것이다. 심장과 근육의 펌프질에 의해서 끊임없이 순환되는 혈액을 간에서 해독하고 살균하고 콩팥에서 이물질을 걸러 수분의 양을 조절한다. 폐에서는 산소와 이산화탄소의 분압을 조절하여 체액의 신선도를 유지한다. 이들의 작용으로 체액의 농도, pH, 가스 분압과 영양분의 양을 항상 일정하게 조절하는, 다시 말해 생명 유지를 위한 항상성이 조절되는 것이다. 이러한 조절 능력이 상실되면 인체는 항상성을 잃게 되고 질병의 상태로 들어간다. 결국 항상성의 붕괴는 곧 죽음을 의미한다.

생명이란 열역학 제2법칙에 반대로 움직인다. 자연계의 에너지는 항상 엔트로피가 증가하는 쪽으로 움직인다. 즉 무질서한 상태를 향하여 움직인다. 일반적으로는 질서와 정돈된 것이 무질서와 혼돈의 상태를 향해 간다. 하지만 생명체는 그 반대인 엔트로피가 감소되는 방향으로 움직인다. 음성형(물질대사)의 작용은 이러한 에너지를 저장 형태로, 질서를 갖춘 형태로 만들어간다. 또한 체내의 항상성을 유지하기 위해 끊임없이 엔트로피를 감소시키려 노력한다.

이와 달리 양화기(에너지대사)는 인체의 또 다른 쪽에서 자연에 순응한다. 즉 양화기를 통해 엔트로피를 증가시키는 것이다. 이들은 생명 활동을 유지하기 위해 순환하고 움직이고 마모되고 사유하고 산화되어 죽어간다. 이때 에너지를 저장하고 재사용할 수 있는 것이 바로 생명체이다. 증가하는 엔트로피를 감소시켜 시간이라는 금고 속에 수명이라는 보물을 간직한 것이 생명체이다. 이렇듯 인간은 에너지를 사용하여 생명을 영위하고 에너지를 보존하기 위해 혈액순환을 완성한다(음성형과 양화기의 관계는 상호 보완적이다. 음성형을 위해서는 양화기가 필요하고 양화기를 위해서는 음성형이 필요하다. 혼자 독립적으로 존재할 수는 없다).

열(熱)에서 한(寒)으로

갓 태어난 신생아를 한의학에서는 순양지체라 부른다. 양기로 가득
찬 몸이란 뜻이다. 이 신생아의 경우 하는 일이라고는 먹고 싸고 세포수
를 늘리고 몸을 불리는 일밖에 없다. 조금 더 커서 유아기가 되면 걷고
달리고 학습한다. 이때의 아이들은 엄청난 에너지를 소모하고 잠시도
가만 있지 못하고, 보이는 모든 것, 소리 나는 모든 것, 느껴지는 모든
것에 호기심을 가진다.

인간은 미완성품이기에 완성을 향해 끊임없이 달려가는 신의 예술품
이다. 아이들은 조금만 몸에 이상이 생겨도 곧잘 열이 난다. 그래서 병원
을 찾는 환자 엄마들이 공통적으로 하는 말이 있다. 우리 아이는 열이
많고, 아이가 잘 때 이불을 덮지 않는다는 것이 그것이다.

아이들은 자는 동안 자란다. 자는 동안 세포분열이 왕성하게 일어나
고 이로 인해 열이 발생한다. 이때 발생한 열을 식혀 항상성을 유지하기

위해 혹은 체온을 조절하기 위해 땀을 낸다. 아이들이 분주하고 호기심 많고 잠잘 때 땀을 흘리는 것은 지극히 정상이다. 그 이유는 열이 많고(땀은 과열을 막아 준다), 양화기(에너지대사)가 충만하기 때문이다. 아이들은 충만한 양화기(에너지대사)로 세포분열을 하고 음성형(물질대사)을 채워간다. 이때 우리가 해야 할 일은 단지 과열을 막아 주고 충분한 영양을 공급해 주는 것이다.

사람이 청년기를 거쳐 노년기로 접어들면 몸은 식어간다. 때문에 잘 때는 꼭 이불을 덮어야 하고 해마다 유난히 올 겨울은 더 추운 것같이 느껴지기도 한다. 군살은 늘어만 간다. 기운은 예전만 못하고 여기저기 아픈 곳도 늘어난다. 양화기는 줄어들고 그 자리를 음성형이 대신한다. 활기차게 움직이던 세포 사이에 지방이나 섬유질 같은 결합 조직이 늘어난다. 몸의 유연성은 떨어지고 수분 함량은 줄어든다.

봄, 여름, 가을을 거쳐 겨울이 찾아오듯 인간의 일생도 이러한 순리에 따라 흘러간다. 그리고 마침내 에너지가 충만하던 시기를 지나고 나면 빈손으로 차가운 땅으로 돌아가게 된다(유전자의 입장에서 자손을 남겼다면 그의 생은 끝이 난 것이 아니다. 하지만 몸뚱이(개체)는 끝이 난 것이다).

질병 역시 마찬가지이다. 사람이 병들었다는 것은 인체의 방어선이 무너졌다는 것을 의미한다. 사기소주 기기필허(邪氣所湊其氣必虛)라는 말이 있다. 이는 한의학의 중요한 이론 가운데 하나로, 병이 난 곳은 반드시 정기가 부족하다는 뜻이다. 즉 면역력이 떨어진 곳, 영양이 부족한 곳, 순환이 부족한 곳에 병이 발생한다는 말이다. 감기 바이러스를 모두 가지고 있지만 과로한 사람이 쉽게 발병하는 것과 모두 같은 음식을 먹었지만 소화기가 약한 사람만 배탈이 나는 이유가 모두 여기에 있다.

예전 비디오들의 앞부분에 나오던 유해 비디오 근절 캠페인을 기억할 것이다. '호환 마마보다 무서운 것이 유해 비디오다'라는 캠페인이었는데, 여기서 호환과 마마는 인간을 둘러싼 생태계를 대변한다. 호환은 호랑이에게 공격을 받는다는 말이지만, 요즘은 호랑이가 없으니 이 말은 현대에 적용할 수 없는 것일까? 그렇지 않다. 오늘날 우리에게 호환만큼 치명적인 상처를 입히는 것이 교통사고이다. 팔다리가 찢기고 내장이 드러나고 뼈가 부러지는 고통은 호환에 비하고도 남음이 있다. 두 번째는 마마인데, 이는 바이러스의 공격을 말한다. 즉 인간보다 덩치가 큰 호랑이와 같은 동물 생태계의 위협과 크기가 작아서 눈에 보이지는 않지만 바이러스나 세균 같은 미생물이 인간의 삶을 위협하고 질병을 일으킬 수 있다는 이야기를 하고 있는 것이다.

겉으로 볼 때 인간이 만물의 영장으로 세상을 지배하면서 인간보다 크거나 혹은 덩치가 비슷한 생물들과의 싸움에서는 완전히 승리를 거둔 듯 보인다. 인간은 뛰어난 지능과 도구의 사용으로 동물을 사냥하고 포획함으로써 덩치 큰 동물의 수는 날로 줄어만 가고 있다. 하지만 눈에 보이지 않는 박테리아나 바이러스와의 전쟁으로 가면 인간이 한 번도 승리한 적이 없음을 알 수 있다. 또한 철저하게 균형을 이루고 있음도 알 수 있다.

혹자는 천연두가 인간이 박멸한 최초의 바이러스라고 말한다. 하지만 여러 증거에 의하면 인간이 박멸하기 이전에 천연두는 이미 소멸되고 있었다. 예전의 흑사병이나 콜레라를 오늘날에는 흔히 볼 수 없듯이 말이다. 처음의 독성이 완화되어 인간과 공존을 모색하고 있는 바이러스와 세균의 진화도 여기에서 엿볼 수 있다.

다시 질병의 한열(寒熱)로 돌아가 보자. 외부에서 침입한 사기(바이러스, 세균, 외부 독소)에 의한 질병(외인) 혹은 내부에서 발생한 질병(내인)은 모두 한과 열의 변화 과정을 거친다. 반면 앞서 말한 호환은 불내외인(내인도 아니고 외인도 아님)의 범주에 속한다고 할 수 있다. 교통 사고나 수술도 아주 흔한 질병의 불내외인이다. 대개의 급성질환은 모두 열증을 나타내고 만성질환은 한증의 양상을 보인다. 설령 그것이 바이러스에 의한 것이든, 외상에 의한 것이든 혹은 칠정(스트레스)에 의한 것이든 정기가 살아 있는 한 인체는 그에 저항한다. 하지만 정기가 약해지고 방어력이 떨어지면 손상된 부위 혹은 약해진 부위를 틈타 질병이 발생하게 된다. 이때 가장 먼저 나타나는 것이 바로 염증 반응이다.

원인을 불문하고 고장난 곳의 세포는 염증을 일으킨다. 이 염증 반응을 해소하기 위해 급성기에는 조직의 충혈이 일어나고 만성기에는 울혈의 병리적 현상이 나타나게 된다.

여기서 충혈에 대해 잘 표현한 김용수 선생님의『분석의학을 통한 한의학의 이해』의 일부를 살펴보고, 충혈과 열증에 대해 다시 한 번 알아보자.

충혈이라고 하는 것은 혈액이 병소 부위에 집중적으로 몰리는 현상을 말합니다. 충혈현상이 나타나는 것은 국소조직에 급성질환이 수반되는 것을 의미합니다. 인체는 물질을 보호하기 위한 방어기전을 가지고 있습니다. 국소 조직에 세균이 침범하여 염증 반응을 수반하거나 외상으로 국소 조직이 손상된 경우, 식이성 항원이나 호기성 항원에 의해 제1형 면역과민 반응이 나타날 경우 등 인체를 공격하는 모든 적으로부터 조직을 보호하기 위해 혈액이 국소 병소조직으로 급속히 몰리게 됩니다.

충혈을 이해하기 위해 제1형 면역과민 반응을 예로 들어보겠습니다. 제1형 면역과민 반응은 알레르기 반응입니다. 이는 식이성 항원 호기성 항원을 처리하는 과정에서 발생하는 면역과민 반응입니다. 무수히 많은 항원이 체내로 들어오면 우선 항원전달세포가 처리를 하고, 항원을 처리하면서 항원에 대한 정보를 헬퍼 T세포에 전달해 주면 이 정보는 다시 B세포에 전달되어 항체를 형성하여 항원의 표적세포인 비만세포를 보호하게 됩니다. 이를 비만세포가 감작되었다고 합니다. 감작된 비만세포에 다시 항원이 침범하면 비만세포의 세포막이 손상되어 비만세포 안에 있는 히스타민 등의 물질이 탈과립 현상을 일으킵니다. 탈과립현상이 나타나면 혈관의 투과력이 증대됩니다. 이는 면역 반응이 나타난 조직으로 면역물질의 공급을 원활하게 하기 위하여 혈관의 투과력을 증가시키는 것입니다. 또한 비만세포에서 분비된 히스타민은 면역 반응이 일어난 조직에 혈류공급을 촉진시킵니다. 이는 면역물질 즉 IgE, 대식세포, 백혈구 등을 병변 조직으로 신속히 보내기 위해서입니다. 이런 기전을 통하여 면역과민 반응이 수반됩니다. 알레르기 반응이 수반된 국소 조직에는 염증성반응이 같이 수반되고 이런 병변을 치료하기 위해서 병변 주위에는 혈액이 집중적으로 몰려 충혈상태에 빠지게 됩니다.

일반적인 염증 반응은 모두 다음의 다섯 단계를 거치게 된다.

첫째, 손상된 조직 세포에서 염증 반응을 일으키는 화학 물질, 즉 히스타민, 브래드키닌, 단백질 가수분해효소, 프로스타글란딘, 류코트리엔 등의 방출

둘째, 방출된 화학 물질에 의해 염증 부위로 혈류가 증가하는 홍반

셋째, 모세혈관의 투과성이 증가되고 조직액이 증가되어 모세혈관에서 다량의 혈장이 손상된 부위로 누출되어 비함요형(손으로 누른 부위가

쑥 꺼져 복구되지 않는 부종)의 부종 유발

넷째, 염증 부위로의 임파구의 침윤

다섯째, 며칠이나 몇 주 후, 치유 과정을 도와주는 섬유 조직의 증가

이는 손상된 조직, 즉 세포막에 이상이 발생하면 국소 혈류를 증가시키는 정보전달물질이 방출되고, 이러한 정보에 의해 혈액의 역동적 변화가 발생하여 국소 부위의 종창과 부종이 발생하고, 이 부종 부위로 백혈구의 침윤이 발생하고 치유와 함께 섬유 조직이 증가한다는 말이다. 이때 열이 발생한다. 열은 혈액이 모인 것을 의미한다. 36.5도의 혈액이 계속적으로 공급되고 세포의 탈락과 재생이 반복되는 가운데 면역계는 체온을 높여 열을 발생시킨다. 손상된 조직은 자신을 치유하고 개체의 생존을 위해 영양 물질과 백혈구를 끌어 모은다. 바로 이 과정에서 열이 발생하는 것이다.

생명이란 자연 치유력을 가지고 있다. 따라서 대개의 발열 질환에 사용되는 해열제는 이러한 정상적인 생체 반응에 역행한다. 약물로서 질병을 치료하는 것은 생명의 본질이 아니다. 약물은 단지 자연 치유력을 도와주는 정도에서 끝이 나는 것이 바람직하다고 본다.

모든 손상된 질병 부위에는 혈액이 모인다. 혈액이 모인 것을 충혈이라 하는데, 이때 발열, 발적, 부종과 함께 염증이 발생한다. 요컨대 이것이 급성염증의 상태, 충혈의 상태, 열의 병리 상태이다.

다시 사기소주 기기필허(邪氣所湊其氣必虛)란 말을 떠올려 보자. 서양의 병리는 대개 인간보다는 위부 침입 물질에 그 원인을 두고 있다. 그에 의하면 감기는 바이러스가 그 원인이고 폐렴은 폐렴구균이 원인이고, 암은 암유발 인자가 원인이고, 위염은 위산이 주범이고, 과민성대장

증후군은 과민하게 움직이는 대장이 원인이다. 결국 그 원인을 결과를 만들어 내는 세균이나 바이러스나 해당 장기 기관의 고장으로 보는 것이다. 여기에는 왜 그러한 상태가 촉발되었는지에 대한 원인적·기능적 성찰이 부족하다는 문제점이 있다. 실제로 감기의 바이러스, 폐렴의 폐렴구균은 상재균으로 많은 사람의 몸에서 일반적으로 발견될 수 있다. 하지만 모두가 지니고 있는 균임에도 불구하고 그것에 의해 발병하는 사람과 그렇지 않은 사람이 있다.

위산이 없으면 소화를 시킬 수 없다. 하지만 위산이 위벽에 염증을 만들기 때문에 위산은 억제 받아야만 하는 것 역시 사실이다. 그렇다면 대체 소화는 누구에게 맡겨야 하나? 혹은 대장의 운동이 과민하여 설사가 나고 복통이 생길 때, 이때엔 대장을 움직이지 않게만(진경제) 하면 될 것인가? 그러면 도대체 똥은 누가, 어디서 만들어야 하나? 그야말로 모순의 연속이 아니라고 할 수 없다.

바이러스나 세균은 우리 몸의 정기가 허해진 틈을 타서 발병한다. 이들은 주로 면역력이 떨어졌을 때 활동한다. 기온차가 심한 곳에서 상한(傷寒 : 차가운 외부 온도에 의해 인체의 저항력이 떨어짐, 혹은 급격한 기온차에 의해 면역력이 떨어짐)을 당했거나, 극심한 과로나 스트레스로 면역력이 뚝 떨어졌을 때 폐렴 같은 질병이 발생한다. 이렇게 질병을 입체적으로 바라볼 수 있게 해 주는 것이 바로 사기소주 기기필허(邪氣所湊其氣必虛)이다.

여기서 급성염증 치료를 위한 한의학적 방법에 대해 살펴보자.

충혈의 상태, 급성염증의 상태는 모두 염증과 발열 부종이라는 공통점을 지니고 있기에 서로 혼용되는 말이다. 일반적으로 한의학에서는 이를 흔히 열증, 실증이라고 변증(진단)한다. 그렇다면 이러한 상황을 해결하기 위한 치료법은 무엇일까?

열은 한으로 치료하고 한은 열로 치료하는 정치법(正治法)이 대표적이다. 이를 위해 금은화, 연교, 황금, 황련, 황백 같은 청열지제(열을 내리는 약물, 소염제)를 선택할 수 있다.

상부의 열을 내리는 방법으로 발한해표(땀을 내는 방법)하는 방법도 있다. 땀은 체온을 유지시키기 위한 인간의 특별한 수단이다. 음허(체액이 부족한 경우)한 경우에도 발열이 올 수 있다. 이 경우는 두 가지 방법이 사용된다. 명문(命門, 신간동기 : 복부 대동맥의 박동을 말함)의 화를 돕는 방법과 자음(滋陰 : 체액을 보충하는 방법)하는 방법이 그것이다. 명문의 화를 돕는 방법은 대개 강심하는 방법과 일치하는데, 주로 육계, 부자, 건강과 같은 강심제가 사용된다.

자음하는 방법은 한의학의 독특한 방법으로, 체액을 보충하여 열의 발생을 제어하는 것이다. 지골피나 지모, 생지황, 맥문동 등의 약재를 보면 소염 작용은 강하지 않고 세포 대사를 진정시키는 작용과 체액을 보충하는 작용이 강하다는 점으로 미루어 볼 때 이에 해당하는 것을 알 수 있다. 이는 대개 청열지제(해열과 소염)의 사용과는 다르면서 부드럽고 색다른 묘미가 있고 강력한 치료의 수단도 된다.

간장의 열이나 울체가 있다면 이담(利膽 : 담즙 분비 촉진)의 방법을 사용한다. 자음이나 활혈(活血 : 혈액의 점도를 낮추고 활성을 높이는 방법)의 치법과 이담시키는 방법은 화법(和法)에 속하는데, 이를 위해 급체나 혹은 상한으로 상부 충혈이 심한 경우 저절로 구토가 나기도 하고 토법을 사용하기도 한다. 국소 부종이 심한 경우 이뇨제가 가미되기도 한다(보통 발열 시에는 체액의 손실을 가져오므로 이뇨제가 많이 사용되지는 않는다). 발열과 함께 대변의 비결(秘結 : 대변 불통이 된다)이 있으면 하법(下法 : 설사를 시킴)을 사용한다.

이렇듯 열증을 해소하는 데에도 한법, 토법, 하법, 화법이 모두 이용되고 있다. 한토하화법은 한의학적 치료법의 정수이고 체액을 조절하려는 선인들의 지혜를 담은 귀중한 치료의 도구이다. 그리고 체액의 흐름과 편중(습도), 압력, 온도를 조절하여 인체의 항상성을 조절하고 건강한 육체를 가지고자 하는 체액 조절법은 한의학적 치료법의 백미이다.

다음으로 만성염증인 울혈(鬱血)과 한증(寒症)에 대해 살펴보자. 충혈은 혈액이 병변 부위로 급격히 이동하여 열을 발생하고 손상된 조직을 신속히 탈락시키는 과정에서 열이 발생하는 것을 이르는 말이다. 그러나 울혈은 이와는 정반대로, 조직에 손상이 있음에도 불구하고 자연 치유력을 발휘하기 위한 정보전달이 일어나지 않는다. 조직의 손상을 치유하기 위해서는 혈액을 통한 영양 공급이 일어나야 하고 손상된 조직을 탈락시키기 위해서는 백혈구의 작용을 필요로 한다. 이때 영양분과 백혈구를 모으기 위해서는 혈관의 투과성을 높이고 혈액을 모으기 위한 정보전달물질, 즉 히스타민이나 프로스타글란딘 등의 국소 호르몬이 분비되어야 하는데 울혈의 상황에서는 이러한 호르몬이 원활하게 분비되지 못한다. 따라서 손상된 조직이 탈락되지 못하고, 충분한 영양도 공급되지 못하는 상황에서 조직액 속에는 점점 노폐물이 쌓여가고 수소 이온의 양은 증가하며 번성되어 가는 것이다.

수소 이온과 젖산의 양이 증가하면 통증이 발생한다. 손상된 조직은 국소 염증을 일으킨다. 그러나 혈액의 흐름이 차단되어 있으므로 국소 부위의 온도는 상승하지 않는다. 체액의 흐름은 느려지고 조직액은 돌아갈 길을 잃고 부종을 일으킨다. 이 상황을 울혈, 만성염증의 상태,

한의 상태라고 일컫는 것이다.

울혈의 상황에 대한 이해를 돕기 위해 김용수 선생님의 『분석의학을 통한 한의학의 이해』의 일부를 발췌해 본다.

만성염증은 섬유세포의 증식으로 출입승강의 장애가 발생합니다. 수주, 수개월 지속되며 염증 부위에서는 염증반응, 조직의 파괴 그리고 치유과정이 동시에 관찰되는 염증반응이 진행됩니다. 만성염증은 서서히 일어나는 경우가 대부분이며 다음 3가지 중의 하나를 통하는 경우가 대부분입니다.

첫째, 감염상태가 지속되는 것입니다. 유발 자극의 지속, 결핵균, 매독, 진균 등과 같은 미생물 등은 독성이 약하므로 면역학적으로 지연성 반응을 일으킵니다.

둘째, 지속적 독성 물질에 노출되는 것입니다. 예를 들어서 분해가 잘 되지 않는 규소 등에 의해 만성 폐질환인 규폐증이 야기될 수 있습니다.

셋째, 자가면역에 의해서 염증이 진행되는 것입니다. 자기 항원에 조금씩 노출되므로 서서히 진행되어 만성적으로 진행합니다.

만성염증에는 대식구외 림프구, 형질세포, 산성구 및 비만세포의 침윤이 일어납니다. 형질세포는 항원이나 변형조직 성분이 항체 생성에 관여하고, 림프구는 항체 매개성 및 세포 매개성 면역반응 뿐 아니라 비면역성 염증 반응에 관여합니다. 림프구는 만성염증에서 대식세포와 호혜적으로 작용하며 항원에 접촉하면 활성화합니다. 활성 림프구는 림포카인 특히 인터페론 감마를 분비하여 대식세포의 활성과 분화를 촉진하고 단핵구에 대한 화학 주성 효과를 나타냅니다. 또한 활성 대식세포는 T, B세포에 영향을 미치는 모노카인을 분비합니다. 산성구는 IgE에 의한 면역반응이나 기생충 감염 때 특징적으로 출현하며, 비만세포에서 유리되는 화학주성 인자에 반응합니다. 중성구는 보통 급성염증에서 특징적으로 출현하나 지속적인 만성염증에서도 상당수가 침윤하여 농양 형성에 기여합니다. 골수염에서는 중성구로 구성된 삼출이 수개월 지속되기도 하며 경도의 지속적인 중성구의 침윤은 흡연자의 만성 폐질환에서도 볼 수 있습니다.

만성염증이 지속적으로 진행되어 재생이 되지 않으면 섬유화, 반흔화가 이루어집니다.

대식세포에서 생산되는 여러 인자들이 조직의 파괴와 섬유화에 관여하고 있습니다.

활성화 대식세포는 독소, 산소대사물, proteases, 호중구 화학주성인자, 응고인자, 아미노산 대사물, 산화질소 등을 통해서 조직손상을 일으키며, 성장인자(PDGF, FGF, TGF-β), 섬유화 유도 사이토카인, 혈관신생인자(AGF), 개형(remodeling), collagenases 등에 의해서 섬유화를 일으킵니다.

조직의 손상을 회복하기 위해서는 반드시 혈액의 흐름이 필요하고 혈액을 통해 조직을 복구할 영양 물질과 수리를 담당할 백혈구의 공급과 교체가 이루어져야만 한다. 하지만 울혈된 조직은 이러한 혈액의 흐름이 차단됨으로써 조직의 자연 치유력이 떨어지게 된다. 또한 정상적인 조직의 복구가 어려워진 반면 섬유화는 가속되고 섬유화가 가속됨으로써 기혈의 승강 출입에 장애가 발생한다(에너지대사와 물질대사가 방해받는다).

그럼 만성염증의 치료를 위한 한의학적 방법을 살펴보자.

울혈된 조직에 영양을 공급하기 위해서 가장 먼저 해야 할 일은 혈액의 흐름을 만들어 주는 것이다. 따라서 차가워진 조직에 뜨거운 피를 공급하여 조직 수복의 길을 터 주는 것이 치료의 첫 번째 순서이다. 한증에 사용되는 대부분의 약재가 온성약재인 이유가 여기에 있다. 울혈된 조직 근육의 움직임이 둔해지면 통증이 발생하므로 울혈된 조직에서 체액의 흐름을 발생시키기 위해서는 근육의 긴장을 풀어 주어야 한다. 불통즉통(不通則痛 : 막혀 있는 곳에 통증이 발생함)이라고 했다. 근육의 경직〔기체(氣滯)〕을 해소하기 위해 이기지제(理氣之劑 : 기의 순환을 원활하게 하는 약물)와 파혈지제(破血之劑 : 혈액의 흐름을 원활하게 하는 약물)가 동원된다.

울혈된 조직의 복구가 혈액의 흐름을 살리는 것이라면 혈액의 흐름을 살리는 첫 번째는 심장의 박동력이다. 심장의 박동력, 즉 심행혈(心行血 : 심장의 박동에 의해 혈액의 순환이 시작된다)에 의해 혈액이 온몸으로 공급된다. 이러한 이유로 한증에 사용하는 열성약재는 모두 강심하는 힘을 가지고 있다. 육계, 건강, 부자, 마황 등이 그것이다〔차가운 증상에는 더운 약재를 사용하고 열이 나는 증상에는 차가운 성질의 약재를 사용하는 방법을 한의학에선 정치법(正治法)이라 한다〕.

혈액의 흐름을 만들어 내기 위해서는 압력의 차도 이용해야 한다. 동맥혈의 흐름을 심장이 담당한다면 정맥과 림프관으로의 혈액의 회귀는 근육이 담당한다. 그래서 이기지제(진피, 청피, 지실, 오약, 향부자)와 파혈지제(삼릉, 봉출, 대황, 울금, 우슬)가 필요하다. 또한 압력차를 이용하기 위해 이담지제(담즙의 배출을 원활하게 하는 약물 : 울금, 인진, 대황)와 이뇨지제(소변의 배출을 원활하게 하는 약물 : 택사, 백복령, 저령)가 포함된다. 국소 부종을 빼기 위해서는 혈액의 흐름이 이루어져야 하기 때문이다.

울혈의 치료는 조직의 복구를 위해 어떻게 혈액을 원활히 공급해 주는가에 그 관건이 달려 있다. 약물을 통한 방법이든, 운동을 통한 방법이든, 온찜질이든, 온천욕을 이용하든 목표는 오직 하나, 바로 혈관의 확장이고, 혈액의 순환이다. 다만 순환을 만들어 내기 위한 방법이 그 도구를 달리할 따름이다.

인간사가 열에서 한으로 전변하듯, 질병도 급성기의 열증에서 만성기의 한증으로 전변한다. 급성기의 손상이 대개 조직의 급격한 탈락으로 인한 기능부전에 있는 반면 만성염증의 경우는 조직의 기능부전이 지속되어 복구와 수복이 어려워지는 데 있다.

한의학적 치료법은 인체 내의 체액을 적절히 조절하는 방법, 즉 땀을 내고, 토하게 하고, 대소변을 조절하고, 부어 있는 곳의 압력을 줄여주는 방법으로 질병을 개선하는 데 그 강점이 있다. 급성염증과 만성염증 그리고 부종의 상태를 잘 파악하고 한과 열의 경중을 읽어내는 기본을 잊지 않는다면 질병과의 싸움에서 칼날이 아닌 칼자루를 쥔 승부가 될 것이다.

제 **2** 장
위장관의 역할과 면역의 방어 작용

사람은 지구라는 거대한 생태계의 일원임과 동시에 40억 년 전 지구 상에 생명이 최초로 태어나면서 시작된 생물의 생존과 진화 과정의 최종 산물이기도 하다. 이러한 생명은 생식을 통해 자신의 유전자를 후손에 전하고, 생식을 방해하는 요소를 제거하기 위해 노력해 왔다. 더불어 생식에 도움이 되는 여러 가지를 발전시켜 오기도 했다.

60조 개에 달하는 인간의 세포는 각각의 역할을 담당하고 일사분란하게 조직된 하나의 개체를 형성하고 있지만 많은 허점 또한 가지고 있다.

생태계의 한 구성원인 사람은 그 자체로 또 하나의 생태계를 이루고 있다. 여기에는 인체에 이로운 생물뿐 아니라 해로운 병원균도 포함되어 있으며, 피부와 내장 점막 등에 서식하는 수많은 세균과 바이러스, 심지어 체내로 들어와 살고 있는 기생충까지 약 100조 개 이상의 개체가 인체를 자연 삼아 살고 있는 것이다. 이러한 공생과 기생은 인체가 최적의 상황을 유지할 때까지는 아무런 문제가 발생하지 않는다.

그러나 인체를 둘러싼 환경이 변화하고 체내로 변화를 감지한 정보가 전달되고 혈류(혈액의 흐름)의 변화가 발생하면 비로소 인체와 자연과의 투쟁이 시작된다. 사람은 외부 환경의 공격을 방어할 수 있고 내부의 붕괴를 조절할 수 있을 때 비로소 생명으로서 존재할 수 있다. 이러한 방어력이 무너지면 질병을 앓게 되고 삶을 마감하게 된다. 외부와 내부의 침입은 항상 방어력이 무너진 곳을 틈타 침입하는데, 이를 한의학에서는 사기소주 기기필허(邪氣所湊其氣必虛)라고 칭한다. 그리고 한의학에서 육부(六腑)라 함은 위, 소장, 대장, 담, 방광, 삼초를 일컫는다. 우리가 흔히 듣는 오장육부의 그 육부이다. 여기서 잘 모르는 기관은 빼고 우선 소화기관을 맡고 있는 위장, 소장, 대장의 기능과 아울러 인체의 면역과 방어 작용을 맡고 있는 육부의 개념에 대해 새로운 시각으로 재조명해 보자. 물론 육부의 정상적 기능은 예나 지금이나 다르지 않다.

전술한 바처럼 인체는 정상적 삶을 영위하기 위해 외부로부터의 위협에 적절히 대항하고 이를 해결해야만 한다. 이러한 외부로부터의 위협을 풍한서습조화(風寒暑濕燥火 : 인간을 둘러싸고 있는 환경의 변화, 온도, 습도, 압력의 변화가 병의 원인으로 작용함)의 육기(六氣)라 보아도 좋고 구체적으로 세균, 바이러스, 기생충 등의 미생물 침입이라고 보아도 좋다. 온도와 습도 그리고 압력에 의한 환경적 요인도 외사(外邪 : 외부에서 들어온 병의 원인)에 속한다. 이러한 외사의 침입을 막기 위해 인체는 일차 방어선을 구축하고 있는데, 그 중 가장 큰 기관이 피부이다.

피부는 기저층의 줄기세포로부터 새로운 세포가 끊임없이 생산되어 자라 표피로 올라옴과 동시에 표피로 올라온 세포는 죽어 케라틴층을 형성한다. 이렇게 형성된 것을 각질층이라 하는데, 이 각질층은 죽은 세포를 방어에 이용함으로써 항상 외부와 접촉하는 피부의 방어 작용을 완성하고 있다. 또한 피부 표면에는 많은 세균이 서식하고 있는데, 이 중 앞으로 계속 나오게 될 유산균의 서식은 인체의 방어에 중요한 역할을 하게 된다. 유산균의 대사로 인해 생산된 부산물인 젖산은 약산성의 산도를 유지하고 잡균의 증식을 막아 주기 때문이다. 그리고 피부는 직접 외부 공기와 접촉함으로써 항온동물로서의 체온을 조절하는 중요한 역할도 맡고 있다. 피부를 통한 열의 전도, 복사, 대류 작용으로 체온을 조절하는 것이다. 물론 발한을 통한 체온 조절과 수액의 조절도 이에 포함된다.

이와 같이 피부가 죽은 세포를 통해 건조한 방어를 수행하고 있는 반면 점막을 통해 축축한 방어를 하고 있는 곳이 육부라 할 수 있다. 구강에서 식도, 위장, 소장, 대장까지의 소화관은 모두 육부의 영역이며, 이외에도 점막으로 구성된 호흡관과 생식관도 소화관과 유사한 점막 면역계를 형성하고 있다.

소화관은 사람이 살기 위한 필수 에너지의 공급원으로서 음식을 매일 먹고 처리해야 하는 기관이다. 인체와 외부의 물질이 접촉하는 곳이고 물질의 교환이 끊임없이 이루어지는 곳이다. 또한 인체에 서식하는 대부분의 생명체가 살고 있는 곳이기도 하다. 위장관 내에서 살고 있는 미생물들은 때론 인체에 유익하기도 하고 혹은 유해하기도 하다. 평소에는 유익하다가도 무서운 적으로 돌변하기도 한다.

소화관의 점막은 항상 점액으로 보호받고 있으며 IgA라는 면역 항체를 다량 분비하고 있는 B 세포 면역의 중심지이기도 하다. 또한 점막세포는 여러 가지 손상, 즉 화학적 · 물리적 손상에 쉽게 상처받고 변성되기 쉽다. 이러한 이유로 인체는 점막세포의 교체 주기를 짧게 유지한다. 고장난 세포를 없애버리고 새살이 빨리 돋게 하는 것이다. 위장은 약 3일 정도이고, 소화관의 말단으로 갈수록 그 주기가 조금씩 길어져 대장은 약 7일 정도의 교체 주기를 가진다. 세포가 손상되고 변성되기 전에 갈아치우는 것이다.

씹기와 삼키기 그리고 죽 만들기

전술한 바와 같이 육부는 인체 방어의 최전선으로 만일 이 육부가 무너진다면 오장병(五臟病, 간심비폐신 : 내장의 병)이 생길 것이다. 육부가 뚫린다는 것은 이미 중병으로의 이환을 말한다. 그래서 육부의 출입을 조절한다는 것은 예방 의학적 의미가 있다. 이것이 양생의 기초가 아니고 무엇이겠는가?

우리는 먹음직스런 음식을 보거나 배가 고플 때, 색성향미촉법(色聲香味觸法)이라는 식(識)을 통해 인체의 오감을 자극하고 오감의 자극은 정보전달을 통해 시상하부의 섭식 중추를 자극한다. 맛있게 보이는 음식 사진을 보거나 음식 냄새를 맡거나 맛있는 음식을 상상만 해도 입에 침이 도는 것은 바로 이 오감을 통한 소화의 첫 단계라 할 수 있다.

음식이 구강으로 들어오면 침샘의 분비가 촉진되고 많은 장액과 소화액이 흘러나온다. 여기에는 설리파제와 설아밀라제가 포함되어 있다.

이들은 지방과 탄수화물의 일차 소화를 담당한다. 파로틴이라는 노화 방지 호르몬도 나온다. 또한 타액은 음식과 섞여 연하를 돕게 된다. 건조한 음식은 식도를 타고 넘어가기 어렵다. 그래서 수분이 많은 음식을 먹는 것도 중요하고, 식사 중에 적당량의 수분을 공급하는 것도 중요하다. 이에 큰 효과가 있는 것은 충분한 타액이다.

뿐만 아니라 음식과 함께 묻어온 많은 이물질(유해독소와 미생물)을 제거하기 위한 면역물질(IgA)과 라이소자임(독소를 녹여 해독함)도 분비된다. 이와 같이 구강의 저작 기능은 타액의 분비를 통해 소화작용을 시작하고 위장활동을 준비시키는 동시에 위장관의 첫 번째 방어작용을 수행하는 과정인 것이다.

구강을 지난 음식물은 식도를 통해 위장으로 전해진다. 식도는 인후부에서 기도와 식도로 나눌 수 있다. 하지만 해부학적 구조상의 불합리로 인하여 여러 가지 문제가 야기되곤 하는데, 이러한 경우 주로 식도로 넘어가야 할 음식물이 기도로 넘어가는 경우가 자주 발생하여 기침과 기관지염, 심지어는 기도 폐쇄 등을 유발하기도 함이 그것이다. 또한 식도 하부는 위의 기능과 밀접한 관련을 가지기 때문에 위주강(胃主絳 : 위는 음식을 아래로 잘 내려보내는 것이 정상적 기능이다)의 기능에 장애가 발생하면 위는 음식물을 아래로 흘려보내지 못해 상부로 역류하게 되는데, 위장만큼의 방어력을 갖추지 못한 식도는 위산의 공격을 이기지 못하고 타버리는 것이 그것이다. 이것이 위식도역류질환(역류성식도염)이다. 그러므로 역류성식도염의 치료는 염증의 치료가 아니라 위주강(胃主絳)의 기능을 살려 내는 것을 목표로 해야 한다.

위장의 기능은 위주수납(胃主受納 : 음식물을 죽을 만들기 위해 일정 시간 저장하는 기능을 함), 위주강(胃主絳), 위주부숙(胃主腐熟 : 음식물을 부수고,

녹이고, 살균하여 소화 흡수되기 좋은 상태로 만듦) 등으로 나눌 수 있는데, 먼저 위주강(胃主絳)에 대해 살펴보자.

인체 내 소화관 전체의 기능은 上[상 : 위]에서 下[하 : 아래]로의 이동이다. 그 분수령이 십이지장인데, 십이지장 상부까지의 문제, 즉 음식물의 문제이든 소화 장애나 위장이 음식물을 간직하기 어려울 때 구토를 통해 독소를 구강으로 배출시키는 것이다. 위주강(胃主絳)에 의해 문제가 없었던 음식물이 소장 이하에서 문제가 다시 발생하면 이때는 설사라는 작업을 통해 그것을 제거한다. 바로 여기에 위주강(胃主絳)의 묘미가 있다. 위장은 부숙(腐熟 : 죽을 만들고 살균하는 과정)이라는 과정을 통해 음식물을 소화 흡수의 전 단계로 만들어 낸다. 펩신과 위산으로 음식물을 죽상으로 만들고 강력한 위산은 살균으로 마무리한다.

위장의 점막은 방어 인자와 공격 인자 사이에서 평형을 유지하고 있는데, 만약 외사(外邪 : 외부 독소 혹은 미생물의 침입)가 침입하거나 내부의 평형이 깨지게 되면 질병이 유발된다. 위장의 점막은 점액을 점막세포 표면에 도포하여 위산과 펩신 그리고 음식물로부터의 공격을 방어한다. 그러나 그 중 일부 점막의 방어벽이 씻겨져 나가게 되면 염증과 궤양이 발생하고 쓰림과 통증을 유발하게 된다. 이때의 외부적 공격 인자로는 술과 약물(카페인, 소염제, 해열제 등), 자극성 음식물, 고형 음식물 등을 들 수 있고, 내부적 공격 인자로는 칠정(스트레스)과 음양(체내 항상성)의 불균형을 들 수 있다.

위장병의 치료에 있어서 중요한 점은 한열의 구별이다. 육부는 양(陽)의 기관으로 항상 양화기(에너지대사)가 충만한 곳이다. 따라서 양화기(에너지대사 혹은 에너지)의 부족은 질병을 야기한다. 구강에서 항문까지 하루 약 7~8리터의 수액이 장내로 흘러 들어오고 또 흡수된다. 그 과정에서 많은 양의 에너지가 소모된다. 이곳은 또한 인체를 유지하는 에너지의 원천을 흡수하기도 한다. 때문에 육부의 치료에 있어서 지나치게 청열(淸熱 : 소염 작용, 위장에서는 제산 작용이나 위산 억제 작용)의 방법을 사용할 필요는 없다. 하지만 우리들은 늘 습관적으로 청열지제(淸熱之劑 : 소염 작용, 제산 작용 혹은 세포의 기능을 억제하는 약)를 사용해 왔다. 이는 위열(胃熱 : 위장병은 열에 의해 발생함)이라는 진단을 아주 쉽고 흔하게 내렸기 때문이다. 주지하다시피 위장 점막의 세포 교체 주기는 대단히 짧다. 약 3일 정도면 모두 교체된다. 그래서 아무리 심한 급체이더라도 3일 정도 지나면 저절로 낫는다. 이러한 상태가 급성의 상태이고 열증(熱症)의 상태이다. 이때 잠시 청열의 방법이 필요할 뿐이다. 위열증이 오래도록 지속되는 경우는 드물다는 것을 알아야 한다.

대부분의 위장 질환은 열의 상태보다는 한의 형상(차가움 : 에너지가 부족함)을 나타낸다. 위장으로의 혈류량이 줄어들어 질병이 발생한다. 또한 제(制 : 만성적 위축)에 빠진 위장이 아니라면 정상적인 혈액의 흐름을 만들어 주는 것만으로 대개 쉽게 회복된다. 이렇게 급성 열증의 상태일 때 평위산, 오패산, 사심탕, 승기탕 등의 처방이 사용되고 공격 인자를 약화시키는 방법으로 장 점막의 재생을 도울 수 있다.

하지만 위장의 질병이 만성으로 접어들면 이러한 방법은 전혀 도움이 되지 않는다. 위장 질환의 속 쓰림은 열증과 한증에 모두 나타난다. 공격 인자인 위산이 과다해도 쓰리지만 방어 인자인 점액이 부족해도 증상은 비슷하다. 급증, 열증으로 쓰리고 아픈 위장에는 제산이나 청열이 도움이 된다. 하지만 만성 한증으로 방어 인자의 부족에 의한 쓰림과 통증에는 청열과 제산이 오히려 해가 된다. 양약을 장기간 사용할 때 위장병이 잘 낫지 않는 이유가 여기에 있다.

흔히 열증으로 쓰려도 제산제, 만성으로 쓰려도 제산제를 사용한다. 심지어 위산의 생산을 막는 프로톤펌프억제제까지 투여한다. PPI라고 하는 프로톤펌프억제제는 위산을 생산하는 세포의 기능을 막아버린다. 한 마디로 공장 폐쇄 조치를 취하는 것이다. 그런데 이는 단지 서양의학만의 문제가 아니라 한의사들도 같은 방법을 쓰는 경우가 많다. 한열(寒熱)을 간과하고 있기 때문이다.

급증은 대개 그대로 두어도 낫는다. 육부는 양화기(에너지대사)가 넘치는 곳이기 때문이다. 반면 만성으로 질병이 이환되면 양화기(에너지대사)를 살려 주는 치료를 해야 한다. 즉 정상적인 혈류량을 확보해 주어야 하는데, 이것이 안중산에서 계지, 반하, 양강 등 온열제(혈액순환을 증가시킴)를 선택하는 이유이고, 후박온중탕에서 건강을 군으로 삼는 이유이다.

간과 소화기관의 관계

　급성 위장관 질환은 대개 한의원에서 보기가 힘들다. 그러한 환자들의 경우 저절로 낫거나 혹은 아예 응급실로 직행하기 때문이다. 또 질병의 기간이 짧은 것도 이유가 될 수 있다. 실제로 로컬 한의원에서 볼 수 있는 위장관 질환의 대부분은 만성병의 형태를 띠고 있고, 이때에는 행기(行氣 : 위장 운동 촉진), 소도(消導 : 소화 작용 촉진), 이담(利膽 : 담즙 분비 촉진), 이뇨(利尿 : 소변 양의 증가), 온열(溫熱 : 혈액순환량의 증가)의 방법을 선택한다.

　위장의 방어 작용은 위산이라는 강력한 도구에 의해 이루어진다. 위산은 pH가 2~3인 강산이다. 이러한 강산이 음식과 혼합되어 십이지장으로 넘어올 때 적절한 방어가 이루어지지 않으면 십이지장은 견디지 못할 것이다. 실제로 위주강의 조절이 적절히 이루어지지 않을 경우, 즉 유문의 개폐가 적절치 않을 경우 십이지장 궤양이 다발한다. 십이지장에는 총담관과 췌관의 개구부가 있다. 위장에서 넘어온 강산은 담즙과 소화액 그리고 다량의 중탄산에 의해 중화되고 나머지 영양분의 분해 및 흡수를 담당한다. 십이지장에서 담즙과 소화액 그리고 중탄산의 분비량을 조절하는 것은 위산의 양이다. 그러므로 우리는 여기서 무분별한 위장에서의 청열과 제산이 얼마나 소화 과정에 장애를 가져올지를 다시 한 번 예측할 수 있다.

십이지장에서 공장까지의 음식물의 이동은 속도가 빠르고 위산과 중탄산, 담즙 등 화학적 요소에 의해 방어 작용이 이루어짐으로 인해 미생물의 수가 그리 많지 않다. 또한 콜레라나 식중독 같은 강한 독성에 의한 것을 제외하면 소장의 질병은 그리 많지 않다. 공격 인자의 수가 적기 때문이다. 그러나 회장을 지나 대장 연접부까지 내려오면 음식물의 이동 속도가 느려지고 장내 미생물의 수가 급격하게 늘어나게 된다.

공격 인자가 증가함에 따라 방어 인자도 늘어나게 된다. IgA 면역 항체의 분비도 증가하고 패이어스패치라고 하는 면역세포의 군집도 생겨 난다. 이때 항체 생산을 담당하는 B 세포의 약 80퍼센트가 이곳 장관에서 분화(훈련을 받고 작동)한다. 결국 소화기 전체가 하나의 거대한 면역 기관인 셈이다.

육부의 출입(소화관의 기능)을 조절하는 또 하나의 기관은 간이다. 간은 담즙을 생산한 후 분비함으로써 소화 과정에 관여한다. 또한 소화관 전체를 거친 혈액은 모두 문맥으로 모여들고 이들은 간을 거쳐 하대정맥으로 유입된다. 그리고 위장과 소장, 대장 및 췌장, 비장을 지난 모든 혈액이 모여 간문맥을 이루고 간으로 들어간다. 이를테면 지방의 모든 차량이 서울로 가기 위해서는 경부 고속도로를 통해야만 하는 것과 같다. 때문에 이곳은 교통 체증이 항상 발생하기 쉬운 곳이다. 간문맥에 교통 체증이 발생하면 복강 내의 혈액 흐름이 느려지고 정체가 발생하여 위염, 장염, 치질 등 여러 가지 소화기 질환이 발생한다.

간에는 혈액이 흐르는 혈관 외에 담관이란 것이 있다. 간세포에서 만들어진 담즙을 수송하는 관이다. 이 담관은 혈액의 흐름과는 반대로 작동한다. 즉 간에서 복강 내로 담즙을 수송한다. 간세포에서 미세담관으로 수송하고 담낭에 저장하고 다시 총담관을 통해 십이지장으로 배출된다.

담즙은 하루 약 1리터(상당히 많은 양임) 정도 배출되는데, 거의 대부분이 재흡수된다. 이러한 담즙은 지방의 유화에 관여하고 지용성 영양물질의 흡수를 돕는다.

인체는 하나의 거대한 물주머니이다. 체액의 흐름에 의해서 생명이 영위된다고 해도 과언이 아니다. 이러한 체액을 건강한 상태로 유지시키는 필터가 두 개 있는데, 그 중 하나가 간이다. 간은 유기물의 필터 역할을 한다. 이 필터에 의해 걸러진 유기물 독소는 담즙에 의해 체외로 배설된다. 대부분의 기름 찌꺼기가 간에서 걸러지고 담즙에 녹아 체외로 배출된다. 또 하나는 콩팥이다. 콩팥은 무기물 필터 역할을 한다. 결국 수용성 찌꺼기의 처리를 맡은 곳이 바로 콩팥인 것이다. 그러므로 소변에서 기름이 나오면 뭔가 잘못된 것이다.

담낭은 간에서 생성된 담즙을 저장하는 저장고로서 저장된 담즙을 농축하고 지방 소화를 위해 한꺼번에 배출하는 역할을 한다. 담즙의 주원료는 콜레스테롤이다. 담즙의 원활한 배설은 지방 대사가 잘 이루어지고 있음을 의미한다. 담즙 배설의 통로인 담관에 염증이 생기거나 담석에 의해 폐색되면 담즙은 역류하여 혈관 내로 흐르게 되고 소화

기능은 장애를 입고 황달을 일으키게 된다. 담관은 십이지장에 개구하고 있어서 장관의 사기(邪氣 : 미생물과 독소)가 담관을 타고 역류하여 질병을 일으키기도 한다.

　소화관을 거친 모든 혈액은 문맥을 통해 간으로 흘러 들어간다. 간은 체내로 들어온 영양 물질을 살균(쿠퍼셀에서 담당), 해독, 합성, 저장하고 호르몬의 양을 조절한다. 간 기능의 이상으로 인한 간의 염증이나 기능 장애는 간의 혈액 흐름을 방해하고 부종을 일으킨다. 또한 지방 대사의 장애도 간의 기능 이상을 일으키는데, 이는 간의 혈액순환에 직접 문제를 일으키기 때문이다.

　간은 혈액 덩어리이다. 간경화 이상의 비대상성질환(정상적인 간세포의 재생이 불가능한 질환)이나 전격성 간염을 제외하면 거의 모든 간의 문제는 간의 부종을 동반한다. 간의 부종은 압력을 발생시키고 이 압력은 문맥의 흐름을 방해한다.

　문맥 혈류의 차단은 즉시 소화관의 혈류에 장애를 일으키게 된다. 소화관은 많은 양화기(에너지대사)가 늘 필요한 곳이다. 따라서 혈류의 흐름에 문제가 발생하면 소화 기능 전체가 기능 저하에 빠질 수밖에 없다. 또한 문맥 흐름의 차단은 혈액 흐름의 우회로에서도 문제를 일으킨다. 척추 양쪽의 기정맥에 울혈이 발생하면 등이 아프다. 말하자면 식체나 소화 장애를 호소하는 사람의 많은 수가 소화가 잘 되지 않으면 등이 아프다고 함이 그것이다.

　또한 인후부의 이물감을 호소하는 경우도 많다. 이는 식도나 기관지의 정맥이 울혈되면 식도와 기관지의 점막이 안쪽으로 부어오르게 되고 꼭 가래가 낀 것 같은 느낌이 나기 때문이다. 그래서 심한 이물감을 호소한다. 그러나 이것은 울혈에 의한 부종이므로 뱉어도 시원하게 나오지 않는다. 하지만 문맥순환이 개선되면 저절로 없어진다.

간의 부종을 빼는 가장 좋은 방법은 이담(利膽 : 담즙 분비 촉진)이다. 그래서 소화관을 치료하는 약물에 이담제를 함께 처방하는 것이다.

대장의 역할

　대장이란 전도지부(傳導之府 : 음식물 찌꺼기를 최종적으로 배출하기 위해 저장하고 수송하는 곳), 대장주진(大腸主津 : 대장은 체내 수분의 양을 조절)의 기관으로 소화를 마친 음식물의 최종 통로이다. 소장을 통과한 음식물은 죽상으로 약 1.5~2.0리터의 양이 오른쪽 상행결장으로 들어온다. 대장의 오른쪽 절반은 흡수를 담당하고 왼쪽 절반은 저장을 담당한다. 수분의 흡수를 마친 분변(음식물 찌꺼기, 똥)은 약 150시시 정도만의 양을 남기고 체외로 배설된다. 사실 대장으로 넘어온 음식물이 소화가 모두 완료된 것은 아니다. 이후에도 음식물 내에 남아 있는 소화 효소에 의해 마지막까지 소화 과정이 진행될 뿐만 아니라 대장 내의 미생물에 의한 발효도 이루어진다. 실제로 많은 양의 비타민 B와 비타민 K는 미생물에 의해서 합성되고 흡수된다.

　대장 내에는 약 200여 종, 100조 개 이상의 미생물이 서식하고 있다.

이들은 크게 두 부류로 나눌 수 있다. 유익균과 유해균이 그것이다. 보통 유산균과 같은 유익균이 최우세종을 형성하고 있으며, 유산균들은 젖산을 분비하여 대장 내를 산성 환경으로 유지시킨다. 이때 생성된 젖산은 잡균의 증식을 막을 뿐만 아니라 재흡수되어 생체 에너지의 약 10퍼센트를 담당한다. 또한 유산균은 대장 점막에 견고하게 부착되어 잡균이나 통과균이 체내로 진입하는 것을 막아 주는 방어 작용도 하는 것으로 알려져 있다. 이때 대장 점막은 자체적으로 점액을 분비하고, 이와 더불어 다량의 IgA 항체도 함께 분비하여 대장 내의 화학적·물리적 공격 인자에 대한 방어를 한다. 뿐만 아니라 대장은 위장관 내에서 수분의 양을 마지막으로 조절하는 곳이기도 하다.

대장은 2리터 정도의 수분을 흡수하거나 배출함으로써 체내 수분의 평형을 유지한다. 즉 콩팥에서 수분의 재흡수를 촉진하는 알도스테론의 작용에 대장 점막이 함께 반응하는 것이다(폐에서는 안지오텐신 전환 효소가 분비되어 수분 대사에 관여하고 혈압을 조절하고, 심장도 ANP라는 효소를 내어 체액량을 조절한다). 이러한 이유로 대장에 발생하는 질환은 종양을 제외하고는 대개 수분 대사와 관련이 있다.

설사는 대장이 수분을 흡수할 수 없는 상황임을 의미한다. 다만 그 원인이 염증, 궤양, 칠정(스트레스) 중 어느 것에 의한 것인지와 한열의 구별만 하면 된다. 급성으로 오는 설사의 경우는 음식상에 의한 급체나 세균성 감염일 경우가 많다. 때문에 그 증상이 급격하고 진행이 빠르다. 쉽게 낫기도 하고 응급실로 실려가기도 한다.

만성 설사인 경우는 대개 열증보다는 한증에 가깝다. 설령 복통과 출혈이 있다고 하더라도 복강의 혈류 순환을 우선 생각하고 양화기(에너지대사)를 먼저 살릴 필요가 있다.

만성 설사에서 대개 빠뜨리기 쉬운 것이 문맥의 순환이다. 문맥의 순환 통로가 막히게 되면 복강 내의 혈액이 저류하게 되고 소화관 전체의 영양 공급에 장애를 일으킨다. 특히 심장에서 가장 먼 곳인 대장의 혈류에 가장 큰 문제가 발생하고 치질과 같은 혈관의 부종도 초래하며 (중력과 함께 작용하여) 설사와 같은 흡수 장애를 유발할 수 있다.

변비는 대개 수분의 과다 흡수를 생각해 볼 수 있는데, 이때 중요한 것은 어디에서 수분이 모자라는가 하는 것이다. 대개는 심장의 화가 증가하는 경우가 가장 많다.

스트레스는 자율신경을 교란시킨다. 교감신경이 흥분하게 되면 심폐 기능이 항진되고 에너지 소모량이 많아지므로 수분의 소모 또한 늘어난다. 따라서 이때에는 원인 질환을 치료하는 센스가 필요하다.

열증의 경우는 대황이나 치자, 망초와 같이 점막의 투과성을 조절하는 약재가 쓰인다. 한증의 경우에는 파두와 같은 열성하제의 사용도 고려해 볼 만하고 건강, 육계, 부자 등의 강심제가 사용되기도 한다. 혈액의 순환량을 늘려서 장관의 운동성을 길러 주어야 하기 때문이다.

대장의 질환 중 하나로 최근 증가 추세에 있는 염증성 장질환이 있다. 염증성 장질환은 크게 궤양성대장염과 크론병으로 나눌 수 있다. 사실 두 질환 모두 특정한 감별 요건을 갖추고 있지는 않다. 단지 증상의 형태와 부위 조직학적 일부 소견에 의해서 구별될 뿐이다. 크론병이란 궤양이 소장과 대장 모두에서 나타날 수 있고, 아프타성 궤양의 형태를 띠며 근육층까지 파고든다. 이때 궤양의 형태는 일렬로 나타나는 경우가 많은데 간혹 장결핵과 구별이 안될 때도 있다. 주증상은 복통이다. 하지만 체중 감소와 함께 설사와 출혈, 치루를 동반하기도 한다.

궤양성대장염은 크론병과 달리 미만성 궤양을 특징으로 한다. 주로 대장에만 분포하고 직장과 회맹부에 다발하고 대장 전체에 병소를 가지는 경우도 흔하다. 혈변과 설사가 주요 증상이고 복통도 동반한다. 서양의학에서는 이를 소염제와 스테로이드제제, 면역억제제로 치료한다. 염증과 복통 출혈의 증상으로 미루어 볼 때 청열요법(소염과 진통)을 사용해야 할 것 같은 생각이 들 수도 있는데, 이는 '염증(炎症)과 출혈은 모두 열증이다'라는 고정 관념에 눈이 흐려진 탓으로 반드시 그렇지만은 않다. 일반적으로 우리 몸은 가장 강력한 청열지제인 스테로이드제제에 반응하는 경우가 많으므로 우리도 청열요법(소염과 면역억제)을 쓰면 되지 않나 싶지만 염증성 장질환을 일으키기 위해서 준비되었던 많은 시간을 유추해 보면 답은 자명해진다. 보비온신(補脾溫腎)의 치법(복강의 혈액순환을 전체적으로 도와주고 새살의 재생을 돕는 방법)과 문맥순환을 열어 주는 치법을 병행하면 보다 좋은 결과를 얻을 수 있다. 또한 적절한 지혈요법과 현재 환자가 복용 중인 양약의 양을 방제 구성에 고려하는 것을 빠뜨려서는 안 된다.

제 3 장
소화기관은 거대한 면역 기관이다

소화기관은 우리 몸을 둘러싸고 있는 주머니의 안쪽 면이다. 인체를 하나의 물주머니로 생각해 보자. 사람은 자신의 몸을 외부와 경계짓고 외부 침입자로부터 생명을 보호하는 보호막을 가지고 있다. 이를 위해 인체의 바깥쪽은 피부로 싸여 있고 건조하게 유지하고 있다. 일종의 방수막 역할을 통해 외부에서 가해지는 충격이나 상처 혹은 미생물의 침입에 대비하는 것이다. 실제로 피부에서는 RNA 분해 효소와 세포벽 용해 효소가 분비된다. 바이러스의 많은 수가 RNA로 이루어져 있고, 세균이 세포벽을 가지고 있다는 것은 이미 널리 알려져 있는 사실이다.

하지만 안쪽 면은 상황이 정반대이다. 안쪽 면은 모두 축축한 점막으로 이루어져 있고 단단한 막으로 방어하는 외부 피부와는 다른 형식의 방어 전선을 펴고 있다. 그 이유는 생명 유지를 위한 통신과 물질 교환을 해야 하기 때문이다. 안쪽 방어면의 대표적인 부분은 호흡기의 기관지 점막과 폐의 표면·호흡 상피, 소화기의 구강·식도·위장·소장·대장의 점막 상피, 요도 그리고 여성의 질상피와 남성의 전립선 등이다. 이 기관들은 모두 점액을 분비한다. 점액 속에는 다량의 면역 항체가 포함되어 있다. 주로 IgA라고 하는 면역 항체가 분비되는데 외부에서 들어온 침입자, 즉 미생물(세균과 바이러스)이나 독소를 중화시키는 역할을 한다.

또한 이들은 모두 약산성을 띠고 있다. 산성 환경은 곰팡이나 세균 등이 살 수 없는 환경을 만들어 인체를 방어한다. 이 산성 환경을 만드는 작용은 주로 유산균에 의해서 이루어진다. 그래서 장 속이나 폐 속, 질 속에는 모두 유산균이 최우세균으로 서식하고 있는 것이다. 요컨대 유산균이 산을 분비하여 인체를 보호해 주고, 사람은 유산균이 살 수 있는 생태계를 제공하는 것이다.

최근 유산균의 중요성이 일반에 널리 알려지기 시작하여 많은 사람들이 유산균 음료를 즐기고 있다. 또한 양방 병원에서조차 대장의 질환을 치료할 때 유산균 균주를 처방하고 있다. 유산균의 중요성이 늦게나마 건강을 위해 널리 인식된 것은 정말 다행스런 일이다.

이제 우리 몸을 지켜 주는 내부의 점막과 면역 물질, 그리고 유산균에 대해 조금 더 살펴보도록 하자.

면역의 두 얼굴

　면역이란 문자 그대로 풀어 보면 역을 면한다는 뜻이다. 그 옛날 전염병이 인류의 가장 큰 적이던 시절, 전염병에 의해 형제 자매와 동네 사람들을 모두 잃는 경우가 허다했던 사람들에게 전염병을 피해 살아남는다는 것은 천운과도 같았다. 이렇듯 전염병을 피해 살아남는 것이 면역인 것이다.

　좀더 자세히 말하자면 면역이란 주로 외부 침입자에 대한 인체의 방어를 말한다. 사람은 자연 환경의 일부이다. 사람이 살고 있는 환경은 여러 생물이 함께 살고 있는 생태계를 이루고 있다. 햇빛(태양 에너지)을 원료로 식물이 살고 있고, 이 식물을 먹이로 여러 초식동물이 살고 있고, 초식동물을 먹이로 하는 육식동물이 살고 있다. 이들은 하늘과 땅과 바다에 모두 존재한다. 이렇게 눈에 보이는 생태계가 있는가 하면 눈에 보이지는 않지만 그보다 훨씬 규모가 큰 생태계가 또 하나 존재한다.

바로 미생물의 세계인 세균과 바이러스의 세계가 그것이다. 세균과 바이러스는 언제 어디서나 존재한다. 펄펄 끓는 용암 주변에도 존재하고, 모든 것이 얼어붙은 극지방에도 존재한다. 물론 사람의 몸에도 존재한다. 사람의 피부와 장 속, 기관지 속, 입 속이 바로 이러한 미생물의 서식처이다. 사람은 이 미생물과 공존하며 살고 있다. 사람과 공존하는 미생물 중 가장 많은 수가 유산균에 속한다. 유산균은 유산을 분비하여 피부를 혹은 장내를 약산성으로 유지하고 잡균의 번식을 막아 주는 역할을 한다.

그런데 이러한 균이 체내로 들어왔을 경우 문제가 좀 달라진다. 이러한 균은 모두 체외, 말하자면 피부나 점막의 바깥쪽에 살면서 인간과 공존해야 하는데 이들이 이 일차 방어막을 뚫고 체내로 들어오면 우리 몸은 경보를 울리고 면역 체계가 발동되고 이들을 없애기 위해 군대를 동원한다. 이때 동원되는 군대가 바로 면역세포이다. 피부의 랑게르한스세포, 간의 쿠퍼세포, 비장의 대식세포와 과립구, NK 세포 등이 일차적으로 비특이적 반응(무차별적인 공격)을 보인다. 여기에 T 세포와 B 세포가 가세하면서 항체를 만들어 내거나 감염된 세포를 파괴한다(특이적 반응 : 하나의 항원에 하나의 B 세포가 일 대 일로 대응한다. 즉 폐렴구균에 대한 항체를 가진 세포는 콜레라균에는 전혀 반응하지 않는다). 만일 이 싸움에서 지게 되면 패혈증으로 사망하거나 또는 지루한 염증과 치유의 공방전인 만성병으로 넘어가게 된다. 하지만 전투에서 승리하게 되면 우리 몸은 치유가 되고 또 면역 기억에 의해 두 번째 싸움에서 아주 쉽게 이길 수 있게 된다.

면역의 또 다른 기능은 자기 감시 기능이다. 면역세포는 혈액을 타고 조직을 지나 림프액을 돌아다닌다. 이렇게 순찰을 끊임없이 하면서 고장난 세포나 감염된 세포를 찾아낸다. 사람의 몸은 고정된 것이 아니다. 죽는 그날까지 계속 분열한다. 각각의 세포는 수명이 있고 수명을 다한 세포는 세포자연사라는 과정을 거쳐 죽어 없어지고 새로운 세포가 줄기세포에서 자라난다. 피부의 수명은 2주, 위장세포는 3일, 대장세포는 7일, 적혈구는 120일 정도이다. 평생 그대로 일 것 같은 뼈도 파골세포에 의해 표면이 깎여 나가고 새 뼈가 조골세포에 의해 자라난다. 이러한 분열 과정 중에 우리의 세포 역시 실수를 한다. DNA 복제 과정에서 미스 프린트가 생기게 되는 것이 그것이다. 활성 산소의 공격이나 노화에 의해 혹은 세균이나 바이러스에 의해서도 DNA는 공격받을 수 있다. 하지만 인간의 면역세포는 고장난 세포를 찾아내고 이들을 제거할 수 있는 능력을 지니고 있다.

누구에게나 하루에 몇 개씩의 암세포는 생겨난다. 하지만 암세포가 암이라는 질병을 이룰 만큼 자라기 전에 사라지게 하는 것이 바로 이 면역세포의 자기 감시 능력이다.

우리 몸을 이루는 모든 세포는 한 가지 표식을 가지고 있다. 바로 나라는 명찰(MHC)이다. 이 명찰을 달고 있는 세포는 아군이다. 그러나 이 명찰이 오염되었거나 다른 글이 쓰여 있으면 면역세포는 가차없이 그 세포를 파괴한다. 이때 면역세포도 간혹 실수를 하곤 하는데, 바로 멀쩡한 명찰을 달고 있는 자신의 세포를 공격하여 스스로 염증을 일으키는 것이 그것이다. 이를 일컬어 자가면역질환이라고 한다.

암은 주로 반복적으로 손상이 일어나는 곳에 발생한다. 맵고 짠 음식에 의해 계속 공격을 받은 위장세포, 담배 연기에 찌들은 폐세포, 알코올을 분해하기 위해 밤낮으로 일하는 간세포, 대변(똥)이라는 유독 물질에 매일 노출되는 대장세포가 분열과 세포사를 거듭하다 과열되고, 과열된 세포가 분열을 거듭하다 보면 한 번의 오점(미스 프린트 : DNA의 잘못된 복제, 돌연변이 세포의 형성)이 생길 수 있는데, 바로 이것이 암세포로 자라는 것이다. 이러한 점에서 암은 더 이상 죽고 싶지 않은 세포의 반란으로 볼 수도 있다. 영원히 살고 싶은 세포의 바람은 성장호르몬을 무한정 분비하고 혈관을 만들어 영양분을 갈취하며 무한 분열 모드로 이어진다. 이것이 바로 암세포의 실체이다.

최근 연구에 의하면 이러한 암세포가 면역세포의 자기 감시 기능을 피하는 또 다른 방법을 가지고 있다는 것이 밝혀졌다. 아예 명찰을 달지 않는 방법이다.

우리가 보통 면역이라 하면 주로 외부 침입에 대항해 싸우는 정도만을 생각한다. 하지만 면역 기능에는 외부 침입에 대항하는 것 못지않은 중요한 자기 감시 기능도 있음을 늘 염두에 두어야 한다.

인간을 가장 괴롭히는 질병은 위염과 감기

사람이 살아간다는 것은 숨쉬고 먹는다는 것을 말한다. 인간이라는 몸뚱이를 살아 있는 채로 유지하기 위해 에너지를 필요로 한다. 이 에너지를 만드는 요소가 바로 영양분과 산소이다. 영양분을 보충하기 위해서는 먹어야 한다. 먹어서 영양분을 체내로 흡수하기 위한 기관이 소화기관이다. 이렇게 흡수된 영양분을 분해하고 에너지를 발생시키고 또 노폐물을 처리하기 위해서는 산소가 꼭 필요하다. 산소는 호흡을 통해 폐로 받아들인다. 어쩌면 먹고 숨쉬는 기관인 위장과 호흡기의 질병이 가장 많은 이유가 바로 여기에 있는지도 모르겠다.

숨쉬기 힘든 것과 잘 먹지 못하는 것에 대한 불편함이란 여간 어려운 일이 아니다. 숨쉬는 일을 담당하는 호흡기와 영양분을 흡수하는 일을 하는 소화기는 모두 점막이라는 구조로 이루어져 있다. 건조한 방어를 하는 피부와 달리 점막은 축축한 방어를 하고 있다. 점막은 그 구조의 특성상 세포막을 통해 영양분이나 가스를 교환해야 하기 때문에 피부처럼 완전히 닫아 잠글 수 없다.

참고로 피부 가운데 오래된 세포는 케라틴 단백질로 채워지고 서서히 죽는다. 죽은 세포는 각질을 형성하고 외부 침입자가 피부 안쪽으로 들어오는 것을 막는 데 쓰인다. 이를 피부의 건조한 방어라고 한다. 이에 반해 점막의 축축한 방어는 세포막이 항상 외부에 노출되어 있으므로 침입자를 막기 위해 다른 방식을 사용한다. 즉 IgA라는 분비성 항체를 지속적으로 분비하여 외부 침입자를 중화시키는 것이다.

그리고 라이소자임이라는 분해 효소를 분비하여 외부 독소나 침입자를 융해하여 파괴한다. 또한 점막에 상재하는 유산균과의 공조 체제도 갖추고 있다. 수많은 면역세포가 항상 대기 중이기도 하다. 이것은 호흡기 점막과 소화기 점막의 공통적인 방어 작용이다.

이렇게 방어 작용을 펼치고 있지만 사람이 살아가면서 가장 빈번하게 외부와 접촉하는 곳이 호흡기와 소화기이다 보니 가장 공격을 많이 받거나 손상을 받는 것 역시 피할 수 없다.

한의학에 사기소주 기기필허라는 말이 있다. 이는 병이 난 곳은 항상 그 방어력이 약해져 있기 때문이라는 의미이다. 물론 병원균이 대량으로 체내로 들어올 때는 인체의 면역력이 감당할 수 없으나, 대부분의 감기나 위염 등은 항상 존재하는 세균이나 스트레스에 의해 내 몸의 저항력이 떨어진 틈을 노려 발병한다는 말이다.

위장과 폐는 인체 방어의 최전선이라는 것을 명심하자. 간단해 보이지만 치료가 쉽지 않고, 누구나 쉽게 한 번쯤은 걸려 보았을 이 위염이나 감기를 잘 다룬다면 그야말로 큰 병 없이 건강한 삶을 사는 방법 가운데 하나가 될 것이다.

점막 면역계의 특징

호흡기, 소화기, 생식기를 싸고 있는 축축한 표면을 점막이라 일컫는다. 이러한 점막은 주로 물질 교환과 더불어 인체를 보호하는 면역 작용을 담당하고 있는데, 이것을 점막 면역계라고 하는 것이다. 점막에는 수많은 림프조직이 있는데, 이곳에는 인체의 다른 장기에 비하여 T 세포, B 세포, 단핵구와 대식세포와 같은 면역세포가 더 많다.

B 세포는 항체를 만드는 면역세포이다. B 세포가 항체를 만들기 위해서는 형질세포라는 덩치가 큰 형태로 변화하여야 한다. 이 형질세포는 사람의 소장에 가장 풍부하게 분포하고, 실제로 B 세포가 만들어 내는 체내 면역글로불린 생산 세포의 약 80퍼센트가 점막 면역계에 존재한다고 알려져 있다. 이렇게 B 세포는 장을 근거지로 삼고 있어 B 세포를 포함한 면역세포 덩어리를 장에서 유래된 림프조직이라고도 한다. 이 장에서 유래된 림프조직은 항원(미생물이나 독소)에 항상 노출되어 있고,

음식물에 포함된 항원은 소장에, 세균에서 유래된 항원은 대장에 가장 풍부하게 분포한다.

사람의 소화관 점막의 면적은 아주 넓다. 실제로 이 점막을 모두 펼칠 경우 테니스 코트만 하다. 이 점막에 분포한 면역세포는 생리학적으로 활성화되어 있긴 하지만 인체에 유해할 정도의 면역 반응이나 염증 반응을 일으키지는 않는다. 하지만 항상 미생물과 독소와 같은 항원에 노출되어 있으므로 많은 양의 면역글로불린(항체)을 생산하는데, 이때의 주된 생산물은 IgA라고 하는 면역글로불린이다.

IgA는 사람이 매일 만들어 내는 면역글로불린 중 약 60퍼센트를 차지한다. 병원균이나 독소에 대한 일차적인 방어 기전을 담당하는 IgA는 일부가 전신 순환계로 들어가 작용을 한다. 이는 장관의 질병이 때로 관절에 통증을 일으키기도 하는 원인이 된다. 호흡기, 생식기, 감각기와 같이 외부 환경과 접해 있는 기관은 모두 IgA를 이용한 분비성(체액성) 면역을 기본으로 이용한다.

IgA는 일차적으로 점막 방어 기전을 수행하는 데에 있어 미생물과 세균, 독소와 그 밖의 해로운 항원이 체내로 들어오는 것을 막거나 체내에서 제거하는 역할을 한다. 또 IgA는 패이어스패취(소장에서 면역세포가 모여 있는 조직 덩어리)에서 항원의 처리를 증가시키고 대식세포의 탐식 기능을 증가시켜 병원균에게 필요한 성장 인자와 효소를 억제해 준다.

IgA의 다른 특징은 염증 반응이 일어나지 않는다는 것이다. 반면 IgG (가장 일반적인 면역 항체의 한 종류)는 보체를 활성화시켜 유해한 항원으로부터 인체를 보호하기 위해 이차적인 점막 방어 기전을 수행하고 점막의 투과성을 증가시키고 염증 반응을 유발한다.

IgA에 의한 장내의 항원 제거가 원활하지 못하게 되면 IgG의 작용이 우세하게 되고 IgG의 생산이 증가하면 염증 반응이 많아지게 된다. 소화 기관은 영양 흡수가 최우선인 곳이다. 그런데 이곳이 끊임없이 염증으로 시달려야 한다면 아마 사람이 일상적으로 살아가기가 쉽지 않을 것이다. 이렇게 염증 반응을 일으키지 않고 분비성 체액을 통해 면역 반응을 조절하는 것을 체액성면역이라 일컫는데, 이는 주로 소화기관과 호흡기관에서 작용한다.

점막 면역계의 구성과 기능

패이어스패취(소장에서 면역세포가 모여 있는 조직 덩어리)란 소장 점막
의 곳곳에 자리잡고 있는 점막 면역계의 대표 기관 중 하나이다. 점막
면역계는 미생물이나 독소 같은 항원에 면역세포가 노출되는 경우 IgA
를 생산하도록 도와준다. 이들은 형질세포(B 세포가 작용하기 위해 덩치를
키운 상태)와 세포독성 T 세포(각 세포의 기능 이상을 탐지하고 파괴) 등으로
분화하여 IgA를 분비하거나 T 세포 반응을 일으켜 항원을 중화하거나
감염, 손상된 세포를 파괴하는 기능을 가지고 있다.

또한 패이어스패취는 주로 소장에 분포되어 있으며, 대부분의 포유
동물이 가지고 있기도 한데, 이곳에는 점액을 생산하는 배세포(술잔세포)
는 없고, 분비선 구조와 림프절이 함께 있는 림프선 복합체로 구성되어
있다.

사람에게는 약 3만 개 정도의 패이어스패취가 존재한다. 그 중 장에서

유래된 림프조직인 패이어스패취와 림프세포 등에는 체내 면역세포의 약 10퍼센트가 존재하고, 점막 고유층에는 면역글로불린(항체)을 생산하는 B 세포의 80퍼센트가 존재한다. 요컨대 위장관은 거대한 면역 기관으로 인체의 방어에 아주 중요한 역할을 담당하고 있다는 사실을 알 수 있다.

점막 면역계는 이처럼 매우 효율적으로 외부 침입에 대항해 싸우는 체계를 가지고 있다. 세균, 바이러스 및 기생충에 대항해 인체를 보호하기 위해 면역 작용을 하는 반면 정상적으로 인체 내에 필요한 정상 세균총이나 음식물에 대해서는 면역 반응을 일으키지 않는 면역 관용 작용을 적절히 수행하고 있는 것이 바로 그 예이다. 이는 전술한 바와 같이 위장관 내의 일차적인 면역 반응이 IgA에 의해 이루어지기 때문이기도 하다.

한편 패이어스패취를 통해 체내로 들어온 항원은 B 세포와 T 세포를 활성화시키고 면역 반응을 일으킨다. 이 과정에서 전신 순환계로 흘러들어간 면역세포는 장관 외의 신체 부위에 영향을 미치게 되고 이로 인해 염증성 장질환에서 관절 증상 등의 장관 외 증상이 나타나는 것이다.

음식과 면역과 알레르기

    정자와 난자가 만나 수정을 하게 되면 여성의 자궁 내에는 태반이 형성되고 이 태반을 통해 태아는 모든 영양을 공급받게 된다. 이 시기 동안 태아는 아무런 걱정없이 생명을 유지해 나간다. 그러나 태아는 엄마 배 속에서 열 달을 보낸 후 마침내 세상으로 나오는 순간, 태아 역시 여느 인간과 다르지 않은 면역 과정을 거쳐야만 한다.

    태아가 엄마 배 속에서 나와 약 2~3일이 지나면 태아의 장내에는 정상 세균총이 형성된다. 즉 비피더스균(젖산균)이 우세한 장내 환경이 만들어지는 것이다. 반면 제왕 절개 수술로 태어난 아이의 경우 수술시 다량의 항생제 투여로 말미암아 이러한 정상 세균총의 형성이 다소 늦어지는 경향이 있다. 또 분유 수유의 경우나 인스턴트식을 주로 하는 경우 역시 장내 정상 세균총의 형성에 다소 문제가 발생할 수 있다. 결과적으로 아이가 유아기에 섭취한 음식물의 종류에 따라 아이의 장내에 자라는 세균의 분포가 결정되고 이 분포는 좀처럼 바뀌지 않으면서 평생의 건강을 좌우한다.

사실 장내 세균총의 올바른 형성은 인체의 면역 기능 형성과 아주 밀접한 관계가 있다. 초기 면역이 잘 형성된 아이는 각종 질병에 대한 저항력이 강해지는데 엄마의 모유에는 IgG라는 면역 성분이 들어 있어 모유 수유아가 면역이 더 강하다. 이는 다시 말해 유아의 초기 면역 형성에 장내 세균이 밀접하게 관련되어 있다는 것이며, 또한 장내 세균 총에 이상이 있을 경우 Th1 세포(보조 T 세포1)와 Th2 세포(보조 T 세포 2)의 균형이 무너져 알레르기가 유발될 수 있다는 것이다(Th1 세포와 Th2 세포는 면역세포인 T 세포의 일종으로 헬퍼 세포라고도 한다).

한편 근래 들어 나타나는 질병 양상의 변화도 주목할 만하다. 최근에는 항생제의 발달로 감염에 의한 염증성 질환이 줄어들고 있다. 즉 가벼운 감염이나 감기 등에 항생제로 초기부터 대응을 하기 때문에 염증이 크게 번지는 경우가 드물다는 말이다. 또한 그와 더불어 알레르기성 질환이 늘어나고 있는 것도 사실이다(항생제 남용에 의해 항생제가 듣지 않는 신종 질병도 늘고 있다).

그리 오래 되지 않은 그 시절만 해도, 추운 겨울날이면 누런 콧물을 주렁주렁 매달고 다니는 아이들을 흔히 볼 수 있었다. 이 아이들의 경우 오늘날의 아이들보다 알레르기성 질환이 적었던 것이 사실인데, 이는 이 누런 콧물에 들어 있는 녹농균이 인체의 면역 기구를 자극함으로써 Th1 세포의 면역 반응이 나타나게 되고 Th2 세포의 면역 반응이 억제됨으로 인해 알레르기의 발생 자체가 억제되는 효과가 있었기 때문이다. 또한 그 시대에는 기생충도 많았다. 때문에 학교에서 정기적으로 분변 검사를 시행하고 기생충이 발견된 아이에게 기생충 약을 공동으로 투여하기도 했다. 기생충이 많던 시절에는 인체의 면역기구가 알레르기를 일으킬 시간이 없었다. 하지만 기생충이 사라지면서 할 일이 없어진 면역기구가 알레르기라는 새로운 질병을 일으키게 되었으니 질병도 시대적 유행을 타나 보다.

또한 오랜 세월에 걸쳐 우리의 식생활도 많이 변했다. 대부분 사람들의 경우 육류 소비량이 늘고, 인스턴트 식품이 범람하고, 술 마실 일이 빈번하며, 신경 쓸 일(스트레스) 또한 아주 많지만 운동은 하지 않는다. 특히 해가 지고 난 야간에 먹을 일이 증가하게 되었는데, 이는 그야말로 소화관의 건강을 해치는 생활 형태 중 하나이다. 소화관이 정상 기능을 잃으면 면역 기능 역시 안전을 장담할 수 없다. 실제로 전에 없던 아토피 피부병, 천식, 각종 염증성 질환(초기의 세균 감염성 질환이 아닌 자가면역성 염증성 질환)이 늘어나고 있는 것을 대표적인 모습으로 들 수 있다. 따라서 바로 지금이야말로 우리의 생활과 먹거리 문화를 다시 한 번 생각해 보아야 할 때가 아닌가 싶다.

제 4 장
장내 세균(유산균과 유해균)

사람은 혼자서 살아갈 수 없다. 사람은 자연의 일부분으로 자연과 함께 호흡하고 관계하며 서로 돕는다. 또한 사람들에게는 각 사회의 한 구성원으로서의 역할이 주어진다. 이로 인해 우리는 혼자 동떨어져서는 존재할 수 없는 것이다.

우리 인간뿐 아니라 산과 강 그리고 바다와 같은 자연, 나아가 호랑이, 토끼, 사자, 개, 독수리, 매, 참새 심지어는 바다에 사는 물고기까지 모두 자연 환경의 구성원이고 서로가 서로에게 영향을 미친다. 하지만 이들은 때로는 해를 주기도 하고 때로는 도움을 주기도 한다.

따라서 넓게는 범지구적인 환경이 우리의 생태계라고 할 수 있고, 이를 좁혀 인간 개인으로 본다면 사람의 몸 자체를 하나의 생태계라고 할 수도 있다. 흔히 우리 몸은 60조 개나 되는 세포로 구성되어 있다고 말한다. 하지만 이보다 훨씬 많은 미생물이 우리 몸에서 함께 살고 있다고 하면 믿을 수 있겠는가? 실제로 약 100조 개 이상의 세균, 바이러스 혹은 기생충이 우리 몸속에 살고 있다. 천종식의 『고마운 미생물 얄미운 미생물』을 보면 이러한 사실을 보다 잘 이해할 수 있다.

우리 몸에서 가장 많은 미생물이 발견되는 곳은 바로 대장입니다. 인구 밀도가 높은 멕시코시티나 서울쯤에 해당한다고 보시면 됩니다. 이들 장내 미생물의 대부분은 박테리아인데 대장의 내용물 1그램마다 천억에서 1조 마리가 살고 있습니다. 지구의 인구가

60억이니, 지금 제 대장 속에 사는 미생물의 수만 해도 지구 인구의 수십 배나 됩니다. 이를 무게로 따지면, 한 사람의 대장에는 1~1.5킬로그램의 박테리아가 있는 것과 같습니다.

우리 몸에서 나와 함께 살고 있는 미생물은 주로 우리 몸의 표면(피부와 장의 표면)에 살고 있다. 피부를 포함해서 콧속과 같은 호흡계, 장속과 같은 소화계, 그리고 질 속과 같은 생식기계가 대표적인 곳이다. 장을 포함하여 이러한 미생물이 주로 몸의 표면에 살고 있는 이유는 간단하다. 이들이 우리 몸속으로 들어오면 그게 바로 병이기 때문이다. 미생물이 피부와 장의 표면을 뚫고 몸속으로 들어왔다는 것은 일차 방어선이 무너졌음을 의미한다.

이들이 체내로 들어오면 문제는 상당히 심각해지는데, 패혈증을 비롯하여 각종 감염증으로 잘 치료가 되지 않는 것이 그것이다. 때문에 이들 침입자와의 전투는 대부분 인체의 표면에서 이루어진다. 감기에서 폐렴 등은 주로 기관지 점막에서 전투가 일어나고, 복통·소화불량에서 설사, 이질 등은 소화기 표면 점막에서 전투가 일어나고, 각종 질염 등은 주로 생식기 점막에서 전투가 일어난다. 눈과 코 그리고 귀와 같은 감각기를 포함해서 인체 질병의 90퍼센트 이상이 이 점막에서 일어나고 있다 해도 과언이 아닐 것이다. 그만큼 점막의 생태계는 중요하다. 물론 이 점막에 사는 미생물이 모두 나쁜 것은 아니다. 이곳에 사는 미생물은 인체에 좋은 유익균과 우리 몸에 질병을 일으키는 유해균으로 나눌 수 있다.

유익균은 주로 유산(젖산)을 분비하여 잡균의 번식을 막아 주는 유산균이 이에 속하고, 그 외 장염, 설사 등을 일으키는 균이 유해균에 속한

다. 요즘 귀에 따갑도록 듣고 있는 비피더스균이 유익한 유산균의 대표
격이다.

유산균은 우리가 태어나 하루나 이틀이 지나면 바로 우리의 장 속에
번식하기 시작한다. 이 유산균은 우리의 장 점막에 굳게 부착되어 각종
유해한 균이 체내로 들어오는 것을 막아 준다. 또한 유산(젖산)을 분비해
산성 환경을 만들어 잡균이 자라는 것을 막아 줄 뿐만 아니라, 이때
만들어진 젖산은 체내로 흡수되어 인체 에너지대사의 약 10퍼센트를
담당하기까지 한다. 요컨대 이러한 유산균을 잘 보존하는 것이 장의
건강, 나아가 전신 건강을 지키는 일임은 두말할 나위 없다.

그렇다면 유산균을 잘 기르고 보존하는 방법은 무엇일까. 첫 번째가
발효된 음식의 섭취이다. 불가리아에서 온 유산균, 위까지 생각한 유산
균, 한국인의 장에서 추출한 유산균 등 요즘 광고를 접하다 보면 참으로
여러 종류의 유산균이 있음을 알 수 있다. 때문에 당장 슈퍼로 달려가
이러한 음료만 사 먹으면 건강을 지킬 수 있을 것 같은 생각이 들 정도이
다. 그리고 한국인이라면 잊어서는 안 되는 유산균 보급처가 있다. 우리
선조들은 어떠한 유산균 음료도 따라올 수 없는, 세계에서도 가장 우수
한 유산균 함유 식품을 우리 후손에게 전해 주셨다. 바로 김치와 된장,
청국장이 그것이다.

그런데 이보다 훨씬 더 중요한 것이 있다. 바로 유산균은 먹는 것보다
기르는 것이 더욱 중요하다는 사실이다. 아무리 좋은 유산균을 먹었다
하더라도 그렇게 섭취한 유산균의 대부분은 위장에서 위산, 소장에서
담즙에 의해 파괴된다. 즉 대장에 제대로 뿌리내리는 균은 많지 않다는
말이다. 이러한 이유 때문에 유산균을 캡슐에도 싸보고 대량으로 먹어
보기도 하는 것이다. 하지만 좋은 유산균을 많이 먹는다고 해서 그것이

다는 아니다.

유산균은 하나의 생명체이다. 생명체는 그 살아가는 환경이 좋아야 잘 번식할 수 있다. 유산균이 대장 속에서 잘 살려면 대장의 환경이 좋아야 한다. 또한 적당한 온도와 먹잇감이 충분해야 하고, 포식자나 유해 인자가 적어야 한다. 때문에 유산균은 먹는 것보다 환경을 유지시키는 것이 더욱 중요하다고 하는 것이다. 아무리 좋은 유산균을 먹더라도 이러한 환경이 깨지면 아무런 소용이 없다.

예를 들어 술을 매일 먹는 사람이 장을 튼튼하게 하기 위해 유산균 음료를 매일 먹어 보아야 별로 소용이 없다. 술은 염증을 조장하고 유산균의 증식을 방해하기 때문이다. 또한 아주 추운 곳에 장시간 있는 경우 복통이 생긴 경험을 한 번쯤은 해 보았을 것이다. 복통이 반드시 유산균에 의한 것은 아니지만, 이때도 유산균이 온도가 적당하지 못하여 생육에 방해를 받게 되었기 때문이다. 바꾸어 말하면 배가 늘 찬 사람은 유산균이 살기에 적당하지 않다는 말이다.

현대에 들어 유산균은 더욱 수난을 겪고 있다. 먹는 위장약, 관절약, 감기약 등 소염 진통제가 유산균의 생육을 방해하기도 하기 때문이다. 때로 항생제는 유산균을 깡그리 없애버리기도 한다. 요즘 들어 의사들 조차 유산균에 대한 중요성을 깨닫고 유산균을 처방하는 횟수가 많아졌다고 한다. 하지만 항생제나 소염제와 더불어 함께 주는 유산균이 과연 제 역할을 할 수 있을지는 의문이다.

유익한 박테리아

유산균하면 제일 먼저 떠오르는 것이 무엇일까? 배를 통통 두드리는 미녀가 선전하는 변비약? 혹은 유산균 음료일까? 이러한 광고의 증가는 유산균이 점점 사람에게 더욱 중요한 역할을 하고 있으며 생활의 일부가 되어가고 있음을 반증해 주는 단적인 예이다.

우리 몸속에는 두 종류의 세균이 살고 있다. 숙주인 사람에게 유익한 유산균과 여러 가지 건강상의 문제를 야기하는 유해균이 그것이다. 대장 속 생태계에서 가장 많은 것은 유산균과 비피도 박테리아이다. 이들 박테리아는 유산과 초산을 만들어 대장 내를 산성으로 유지함으로써 장내에 잡균이나 병원균이 서식하고 성장하는 것을 억제한다. 유산균이 장 점막에 강하게 결합한 형태로 서식하기 때문에 잡균이 점막에 뿌리 내리는 것을 막아 주는 것이다. 또한 비피도 박테리아는 비타민 B군의 일부와 함께 혈액 응고에 관여하는 비타민 K를 합성한다고 알려져 있다.

이렇게 유익한 유산균의 가장 강력한 적은 아마 항생제일 것이다. 항생제는 눈이 없다. 항생제는 적군 아군을 구별하지 않고 대장 내의 생태계를 일시적으로 전멸시켜 버린다. 때때로 여러 음식물 중에서 설탕과 술은 장내 병원균의 성장을 도와주기도 하는데, 그 중 칸디다균이 지나치게 성장하게 되면 장벽이 손상을 입게 되고 알레르기가 생기거나 감염증에 쉽게 빠지기도 한다.

유산균과 부패균

사람의 장 속에서 사람에게 유익한 일을 하는 균이 유산균이다. 유산균이 유산을 만들어 내기 위해서는 탄수화물이 필요하다. 유산균은 단백질을 분해하거나 부패시키는 데에 관여하지 않는다. 그래서 주로 산소가 없는 환경을 좋아한다. 사람이나 동물의 장 내에는 장관 고유의 유산균이 서식하고 있는데, 사람에게 가장 많은 종류는 비피더스균이다. 이외에 장구균이나 유산간균의 일종인 애시도필루스균 등도 살고 있다.

이렇듯 유산균이 인체에 유익한 일을 하는 반면 각종 질병의 원인이 되는 부패균도 우리의 장 속에 살고 있다. 부패균은 주로 단백질을 분해하고 암모니아, 황화수소, 아민, 인돌, 페놀 등의 악취가 나는 물질을 생성하는데, 박테로이드스, 혐기성연쇄상구균 등 혐기성균과 대장균, 녹농균, 장구균, 이질균 등 설사나 장염의 원인이 되는 세균과 독소를 생성하는 세균 등이 이에 속한다.

장내에 발생하는 유해 물질

아이가 갓 태어났을 때는 아이의 장 속에 아무런 세균도 없다. 하지만 약 3일에서 일주일 정도 지나면 약 1조 개가 넘는 세균이 장 속에 형성된다. 모유 수유를 하는 경우에는 비피더스균이 가장 우세한 정상 세균총을 형성하게 되고, 이로 인해 대장균이나 장구균은 열세에 놓이게 되기 때문에 부패는 전혀 일어나지 않는다. 그러나 우유나 분유 수유를 하는 경우에는 대장균이나 혐기성균 등 부패균의 수가 증가하게 된다.

아이의 장 속에 한 번 형성된 세균총은 이후 일생을 통하여 장 속으로 들어오는 음식물이나 약물, 체내 분비물 등에 의해 장내 세균과 끊임없이 접촉하고 여러 가지 화학적·생물학적 변화를 일으킨다. 세균에 의해 만들어진 여러 가지 물질 중에는 인체에 유해한 것도 많은데, 이때 장내 세균총이 어떻게 형성되었는가에 따라서 이후 그 사람의 건강 상태에 많은 영향을 미칠 수 있다.

특히 세균총이 가장 많이 분포한 부위가 대장이고 현재 대장암이 국내에서 가장 빠르게 증가하고 있는 암이라는 것을 생각해 볼 때, 대장의 정상 세균총에 관심을 가지는 것은 우리의 건강을 향상시키는 데 매우 중요한 부분이라 할 수 있다. 또 사람이 나이가 먹어감에 따라 대장의 세균총은 유해균이 우세한 상황으로 바뀌게 마련이므로 유해한 물질이 인체에 악영향을 줄 가능성은 더욱 커지게 된다. 그러므로 사람이 건강하게 살아가는 데 좋은 자연 환경이 필요한 것과 마찬가지로 내 몸속에 가지고 있는 장내 생태계도 유익균이 우세한 환경으로 유지시키고 보호하는 노력이 절실하다.

장내 가스의 생성

　방귀 소리는 건강한 사람일수록 크다. 방귀 소리는 대장의 연동운동과 분변과 가스의 분리력 그리고 괄약근의 단속력을 모두 알려 주는 지표이기 때문이다. 하지만 조용한 회의 시간이나 공부 시간에 시도 때도 없이 방귀가 새나오려 한다면 이 역시 무척이나 괴로운 일이다. 그런데 요즘 이렇게 방귀 문제로 걱정하는 사람이 증가하고 있다. 이는 채식 위주이던 한국인의 식단이 변한 것도 한 요인일 것이고, 무한 경쟁 사회에서 살아남기 위한 노력이 엄청난 스트레스로 작용하고 있는 것도 한 요인일 것이다.

　그럼 건강한 성인이 매일 만들어 내는 방귀의 양은 얼마나 될까? 약 400~2000밀리리터 정도 된다. 뭔가를 먹고 나면 얼마 지나지 않아 배가 아프거나 가스가 차오르고 헛배가 부르다고 호소하는 사람이 있다. 이 것은 장 속에서 대량 발생한 가스가 압력을 발생시키고 장의 연동운동

111

에 의해 직장 쪽으로 밀려들기 때문이다.

또한 장 속에 생성되는 가스의 양은 어떤 음식을 섭취하는가에 의해서도 많이 달라진다. 예를 들어 콩 종류를 먹으면 장 속 가스 발생량이 현저하게 증가하는데, 콩 종류는 올리고당을 많이 함유하고 있기 때문이다. 콩 종류를 대량으로 섭취하면 평균적으로 한 시간에 약 15~176밀리리터의 방귀량이 증가한다는 보고도 있다.

사람의 소화관 내에는 항상 약 100밀리리터의 가스가 차 있다. 장속에는 세균의 대사 작용에 의해 수소 가스와 메탄 가스가 발생한다. 하지만 사람 세포의 대사 과정에서는 이러한 수소나 메탄이 생성되지 않으므로 이는 모두 세균에 의해 음식물이 분해되면서 생성되는 것이라고 할 수 있다.

사람의 장은 호흡을 한다. 위장관 내에 있는 가스는 장 점막의 혈관을 통해 가스를 내뿜거나 흡수한다. 혈관과 장관 내의 가스 분압의 차이에 의해 가스는 자유로이 장관 속과 혈관을 오간다. 예를 들어 간문맥순환이 좋지 않은 경우, 즉 복강 내의 혈액 흐름이 간으로 제대로 빠져나가지 못하는 경우 혈액 내의 가스 분압이 높아지고, 장내 가스의 흡수가 지연되거나 어렵게 된다. 그 결과로 장관 내에는 가스가 차게 되고 복부팽만감과 같은 증상이 생기는 것이다. 장관 내에서 혈관으로 들어간 가스는 혈액에 의해 폐로 운반되고, 일부는 내쉬는 호흡에 의해 체외로 빠져나간다. 혹은 콩팥을 통해 소변에 녹아 배출되기도 한다.

사람의 장내에 정상적으로 존재하는 정상균총은 대개 유전적 요인이나 혹은 출생시의 환경에 의해 영향을 받기 때문에, 한 번 구성된 균총의 균형은 좀처럼 바뀌지 않는다. 사람의 장 속에서 발생하는 가스는 수소, 메탄, 질소, 탄산가스, 산소 등인데, 이들은 모두 무색 무취의 가스이다.

또한 암모니아, 황화수소, 인돌, 스카톨, 휘발성 아민, 휘발성 지방산도 발생하는데, 이들의 양은 방귀의 약 1퍼센트 정도이지만 단 몇 개의 냄새 분자도 감지할 수 있는 인간의 코를 자극하기에 충분한 악취를 지니고 있다.

소화 과정 가운데 올리고당이나 질소 화합물과 마찬가지로 소화가 거의 되지 않고 대장에 도달하는 물질도 있다. 이들과 함께 소화액과 장내 세균이 어우러져 장 속에서 발생하는 가스의 양과 질을 결정한다. 따라서 우리가 먹는 음식의 종류에 따라 방귀의 양이나 질은 어느 정도 변화될 수 있다. 또한 장관을 돌고 있는 혈액순환량과 가스 분압(혈액의 신선도)에 의해 장관 내의 가스 분압도 좌우된다. 그리고 유해균을 억제하는 효과가 있는 담즙(쓸개즙)의 원활한 분비도 가스의 양과 질을 좌우한다. 뿐만 아니라 적절한 혈액순환은 장내를 적절한 온도로 유지해 주는 역할을 하고, 음식의 소화뿐만 아니라 유산균의 발육에도 영향을 미치게 되므로 이 역시 가스의 발생에 있어 중요한 부분이라 할 수 있다.

기회감염(자발성감염)

우리의 몸속에는 약 200여 종 이상의 세균이 서식하고 있다. 이들 균은 사람이 건강한 가운데 면역력이 우수할 때는 아무런 해를 끼칠 수 없는 것이 사실이다. 하지만 사람의 영양 상태가 부실하거나 암과 같은 질병에 의해 저항력이 떨어지게 되면 환자의 장기에 농양이나 상처 부위에 감염을 일으키기도 하는데, 이것을 기회감염(자발성감염)이라고 한다.

장 속에서 흔히 발견되는 대장균, 녹농균, 장구균, 포도상구균 등 병원성이 약한 세균은 모두 자발성감염의 원인균이 될 수 있다. 반면 기회감염은 장 내의 유익균과 유해균 사이의 세력 균형이 무너질 때 발생하는데, 주로 항생 물질의 과다 사용이 그 원인으로 작용한다. 항생제의 과다 사용으로 인해 약제에 취약한 균종은 모두 전멸하고 대신 약제에 내성이 있는 내성균이 증식하여 균 교대 현상을 일으키게 되는 것이다. 또한 스테로이드호르몬제제, 면역억제제, 방사선요법 등에 의해 인체의 면역이 억제되고 있을 때 역시 이러한 현상이 잘 유발되고, 혹은 외과 수술후, 백혈병, 말기 암, 당뇨병, 동맥경화 등과 동반되어 나타나기도 한다.

기회감염이 발생한 때는 대개 인체의 면역력이 저하되어 있거나 억제되어 있을 경우 약제에 내성이 있는 균이 증식하기 쉬운 상태이므로 치료에 어려움이 있을 수 있다. 때문에 기회감염은 항상 예방이 최우선이며, 평소 장내 균총을 건강하게 유지하는 생활 습관, 식사 습관을 유지하고, 지나치게 면역을 억제하는 약물의 사용과 항생 물질의 과다 사용을 피하는 것이 중요하다.

장내 세균총과 노화

　신생아는 모체에서 태어남과 동시에 엄마의 모유를 섭취하기 시작한다. 모유의 섭취는 비피더스균의 증식인자를 다량 신생아의 장 속에 공급해 주는 아주 중요한 요소이다. 이 후 신생아가 먹는 모든 음식은 장내 세균총을 변화시키는 요인으로 작용한다. 우유에 포함된 유당은 비피더스균에 의해 아세트산과 젖산으로 합성되고 장내의 유해균인 대장균, 클로스트리디움 등의 증식을 억제한다. 반면 단백질의 섭취는 유해균의 증식을 돕는 데 일조하기도 한다.

　스트레스나 호르몬 역시 정상균총의 형성에 영향을 줄 수 있다. 스트레스에 의해 몸이 긴장 상태에 빠지게 되면 교감신경이 항진을 하게 되는데, 그 영향으로 부교감신경의 작용을 받는 위장관의 운동은 멈추거나 분비선의 기능이 나빠져 위산과 장액의 분비가 원활하지 못하게 된다. 일명 행복 호르몬이라고 하는 세르토닌이 장에서도 분비된다는 사실은 자율신경계의 편중에 의해 분비되는 호르몬의 작용이 장 속의 환경에 많은 영향을 준다는 것을 시사한다. 그래서 장을 제2의 뇌라고 부르기도 한다.

그 동안 많은 학자들이 장수에 미치는 장내 균총의 영향에 대해 연구해 왔다. 이들 연구에 의하면, 장수촌의 노인은 도시 노인에 비해 비교적 젊고 건강한 장내 세균총을 형성하고 있다고 한다. 또한 장수촌의 사람들은 주로 섬유소가 많은 야채와 과일을 즐겨 먹는 대신 지방이나 단백질이 많은 육식을 피하고 있다는 사실도 전해 주고 있다.

물론 장내 세균총이 반드시 건강을 판단하는 척도가 될 수는 없지만, 이 실험 결과는 장내 세균총을 건강하게 유지해 주는 조건을 모두 갖출 수만 있다면 장수하는 데에 많은 도움이 되리라는 메시지를 전달해 주고 있다.

긴장과 스트레스에 늘 쫓기고, 인스턴트 식품으로 대충 때우는 식사, 맵고 짜고 기름진 음식, 절대적인 운동 부족 그리고 이 무한 경쟁 속에서 건강한 장과 장수를 구하기란 쉽지 않다는 것을 우리는 아주 잘 알고 있다.

제 5 장
자율신경

오늘날을 사는 사람이라면 자율신경실조증이란 말을 한 번쯤은 들어보았을 것이다. 우리 몸을 살아 있는 상태로 조절하는 신경이 바로 이 자율신경이다. 심장을 뛰게 하고 감각 기관을 조절하며 위장과 소장, 대장을 움직이고 생식 기능을 발휘하게끔 하는 것이 모두 자율신경이 하는 일이다. 쉽게 말해서 나의 의지와는 상관없이 내가 살아가는 일을 돕고 있는 조절신경이라 할 수 있다. 그런데 이 자율신경은 위장관의 질병과 아주 밀접한 관계를 가지고 있다. 때때로 원인을 알 수 없는 위염, 위궤양 등의 위장병이나 설사, 변비를 포함하여 과민성대장증후군 등을 일컬어 신경성으로 병명을 붙이는 이유가 여기에 있다.

자율신경은 혈액의 흐름과 밀접한 관계가 있고, 인체 각 부분의 혈액의 양을 조절한다. 결국 어느 곳은 혈액이 많아지고 다른 곳은 혈액의 모자람이 발생하기도 하는 이 혈액의 체내 편중에 의해 질병이 유발되는 것이다. 인체의 모든 기능은 혈액의 흐름에 의해 조절된다. 이때 인체와 혈액이라는 하드웨어를 움직이는 OS 프로그램이 우리 몸의 자율신경이다.

자율신경은 교감신경과 부교감신경으로 나눌 수 있다. 우리가 무언가에 의해 긴장했을 때 몸을 흥분시키는 것이 교감신경의 역할이라면 반대로 쉬고 있을 때에는 부교감신경의 작용으로 인해 몸을 편안한 상태로 만들어 준다.

우리 몸을 활성화시키는 교감신경

스트레스를 받고 있는 상황에서 우리 몸은 긴장하게 되는데, 이처럼 공부(집중)할 때, 연구할 때, 사냥할 때, 일할 때, 뭔가에 쫓길 때, 누군가 나를 위협할 때 등 우리 몸을 긴장하게 하는 모든 상황이 교감신경을 흥분시키는 현상으로 설명할 수 있다.

교감신경이 흥분하게 되면 어떤 일이 벌어질까? 교감신경이란 우리 몸을 보호하거나 우리 몸의 활동 수준을 높이기 위해 에너지를 확보하는 신경을 말한다. 요컨대 에너지의 사용 수준을 높이는 것이다. 교감신경은 심장의 박출량을 늘리고, 혈당을 높이고, 아드레날린 분비를 늘리며, 갑상선호르몬의 분비량을 늘린다. 이로 인해 힘이 불끈불끈 솟아나는가 하면 심장은 더욱 빨리 뛰고, 혈압은 상승하고, 머리는 핑핑 돌고, 정신은 맑아진다. 감각 기관도 흥분하게 되는데, 머리끝이 쭈뼛하게 되고, 눈은 초롱초롱해지고, 귀를 치켜세우게 되는 것이 그것이다.

그렇다고 이러한 교감신경의 흥분 상태가 영원히 지속되는 것은 아니다. 에너지 수준을 올리는 대신 그만큼 우리 몸은 빨리 지치게 되므로 이러한 상황이 오래 지속될 경우 두통은 물론 지나친 각성 효과로 인해 불면을 호소하게 된다. 또한 심장은 힘차게 뛰는 차원을 넘어 두근두근 불안하게 뛰게 되고, 감각 기관도 지나치게 예민해져 귀에서는 소리가 나고, 눈은 침침하고 충혈되며 따가운 안구건조증이 생기기도 한다. 이 외에도 비염이 생기고, 입은 말라 들어가고, 근육은 지나치게 굳어 목이 뻣뻣해지고, 어깨의 통증도 늘어나는 것은 물론 열이 후끈 오르면서 안면홍조와 함께 가슴 위쪽과 얼굴 머리 쪽으로 땀이 나고, 손과 발의 땀도 증가하게 된다. 뿐만 아니라 면역 기능은 떨어지고 과립구가 증가하여 염증이 잘 생기고 항상 피곤하여 커피나 드링크류의 각성제를 찾게 된다. 바로 이것이 교감신경이 지나치게 흥분된 상황이다.

유·무형의 외부 자극이 인체에 가해질 때 우리 몸은 그에 반응을 하고 대비책을 마련하게 되는데, 이것을 스트레스 반응이라 일컫는다. 스트레스 반응은 '싸우거나 도망가기 반응'을 유발한다. 이때 우리 몸이 외부의 자극에 대해 싸울 준비를 하는 동안 심장 박동은 증가하고 근육은 혈액이 집중되어 힘이 증가하는 것은 물론 감각기는 예민해지면서 앞서 말한 교감신경 반응이 나타난다.

스트레스가 지속되면 부신피질에서는 부신피질호르몬이 분비되고, 부신피질호르몬인 코티솔은 지나친 혈액의 과열에 의한 염증을 억제하는 동시에 장기적으로 혈압을 상승시키고 임파구가 줄어들게 되는 면역 억제 상태를 초래하게 된다. 이러한 면역억제 상태가 지속되면 비교적 약한 병원균이나 외부 자극에도 쉽게 감염이 되는 기회감염(자발성감염)

의 가능성이 증가한다.

요컨대 교감신경계는 인체의 활동 수준을 높이는 역할을 한다. 돌발적이고 격렬한 신체 활동을 필요로 하는 위기 상황에 대처할 수 있도록 우리 몸은 교감신경계를 활성화시켜 준비를 한다.

예를 들어 으슥한 골목길을 걷고 있는 사람이 뒤에서 들려오는 구두 발굽 소리에 유난히 민감하게 반응하는 장면을 상상해 보자. 이때 심장 박동은 빨라지고 손발에 힘이 들어가고 온갖 상상을 하게 되는 것은 물론, 의식은 점점 또렷해지고, 주의를 더욱 기울이게 된다. 또한 신체의 대사율은 급격히 상승하여 평소의 두서너 배까지 올라간다. 이때 골격근으로 가는 혈액량은 증가하고 호흡은 빨라지며 깊어진다. 소화 기능과 배뇨 기능은 일시적으로 정지되고 혈압이 올라가며, 심장 박동과 온몸의 혈액 흐름도 빨라진다. 때문에 몸은 더워지고 땀도 나기 시작한다.

적당한 교감신경의 흥분 자극은 삶의 활력소로 작용할 수 있다. 하지만 교감신경의 흥분은 언제나 약간은 과잉되는 경향이 있고, 교감신경의 지나친 흥분은 만병의 근원으로 작용할 수 있다는 점 역시 항시 염두에 두어야 할 것이다.

우리 몸을 이완시키는 부교감신경

부교감신경은 소화기와 생식기를 지배한다. 부교감신경이 흥분하면 소화기관, 즉 위장, 소장, 대장의 기능이 활발해지고 움직임도 활동적으로 변한다. 또한 장 기능이 활발해지면서 림프구의 활동도 증가하고 면역 기능도 좋아진다. 결국 우리가 편히 쉬고 있는 상황은 부교감신경이 우위에 있는 몸 상태를 나타내는 것이다.

부교감신경이 우위에 있는 몸이란 맛있는 음식을 실컷 먹은 뒤의 휴식과 졸음이 오는 상태로도 설명할 수 있는데, 쉽게 말해 내장의 기능이 자극되고 있는 상태이다. 몸은 이완되고, 에너지 소모는 최소량으로 줄어들고, 심장 박동도 줄고 혈압은 안정된다. 반면 소화기관은 자극을 받아 침샘과 기타 분비선의 활동이 늘어나게 되고, 위장과 내장 평활근의 수축은 소화관 내 음식의 이동을 촉진하게 된다.

우리 몸을 흐르고 있는 혈액의 양은 항상 일정하게 모든 곳에 골고루 퍼져 있는 것은 아니다. 교감신경이 흥분하면 교감신경계의 혈액 요구량이 증가한다. 즉 혈액이 교감신경의 영역으로 지나치게 몰려가게 되면 부교감신경의 영역인 소화기 내의 혈액순환량은 줄어들게 된다. 이때 혈액의 공급량이 줄어든다는 것은 기능을 줄인다는 것과 같다. 때문에 교감신경이 우위에 있을 때 소화 기능은 심각하게 저하되는 것이다. 바로 여기에서 신경성이란 말이 유래하는데, 이는 신경을 예민하게 사용하거나 뭔가에 골몰하게 되면 교감신경계가 작동하고 부교감신경계의 기능이 떨어지기 때문이다. 반대로 부교감신경계가 활성화되어 있는 상태에서는 교감신경계의 혈액순환량이 줄어들어 집중이 잘 되지 않거나 몸이 나른하고 졸린 이완된 몸 상태를 불러일으킬 수 있다.

뗄래야 뗄 수 없는 자율신경과 생식기관

생식기관의 기능 역시 부교감신경의 영향을 받는다. 따라서 부교감신경의 영역 하에서 생식기가 정상적인 기능을 발휘할 때는 남자의 경우 발기력이 더 좋아지고 지속 시간도 길어진다. 이런 발기와는 달리 사정은 교감신경의 지배를 받는다. 성적 흥분이 절정에 다다르게 되면 교감신경이 흥분되면서 사정을 유발한다. 반면 늘 긴장 상태에 있는 몸이라면(교감신경이 늘 우위에 있다면) 발기력이 떨어지고, 사정이 빨라지는 조루 현상이 오는 것이 당연하다.

여성 역시 마찬가지이다. 부교감신경이 우위에 있을 때는 분비물도 많아지고 자궁근의 움직임도 리드미컬해진다. 반면 교감신경이 우위에 있으면 근육은 경직되고 혈액순환량은 줄어들면서 성교통, 불감증, 생리통이 증가한다. 특히 자궁 내 평활근의 경결은 자궁근종이라는 질환으로 연장되기도 한다. 여성의 자궁은 분비선과 평활근으로 이루어져 있기 때문이다. 교감신경이 흥분하게 되면 모든 분비선의 분비가 줄게 되며 자궁의 분비선도 영향을 받게 된다. 따라서 자궁 질환의 발생이 증가한다. 뿐만 아니라 교감신경의 흥분은 방광 기능에도 영향을 준다. 소위 말하는 과민성방광증후군이 발생하거나 남성에게는 전립선염, 여성에게는 방광염이 다발하는 이유가 바로 여기에 있다.

스트레스의 증거, 자율신경실조증

　자율신경실조증이란 긴장과 스트레스가 지속되어 자율신경의 균형에 금이 가고 여러 가지 부작용을 만들어 내는데, 주로 교감신경이 과도하게 항진되고 부교감신경이 억제되는 상황을 말한다. 흔히 자율신경실조증의 증상은 교감신경이 항진된 증상(심계항진, 두통, 불면, 불안, 안구건조증, 비염, 근육통)과 함께 소화기관의 문제(위염, 장염, 간염, 복부팽만감, 과민성대장증후군) 그리고 생식기의 문제(생리통, 불임, 전립선염, 과민성방광증후군)가 혼합되어 나타나게 된다. 따라서 자율신경실조증의 치료에 임할 때에는 하나하나의 개별 증상에 얽매이기보다는 자율신경의 전체적인 균형을 맞추는 것이 중요하다.

　자율신경실조증은 많은 내과 질환과 정신 질환의 원인으로 알려져 있는데, 적극적인 치료를 하면 초기에 큰 효과를 낼 수 있다. 생활 습관이 불규칙한 경우 일상의 리듬이 깨지게 되는데, 이러한 리듬의 상실은 몸을 자극하여 긴장 상태로 빠지게 한다. 즉 식사 습관, 생활 습관, 과로, 긴장, 경쟁 등 우리 몸을 과열시키는 모든 자극이 자율신경의 실조를 유발하고 주로 교감신경을 항진시켜 괴로운 상태를 만든다. 반대로 스트레스가 적절히 컨트롤되고 식사와 생활이 비교적 규칙적인 상황 하에서는 부교감신경이 우위에 놓이는데, 이때를 일러 편안한 상태라고 말한다. 자율신경실조증의 예방은 이렇게 몸이 적절하게 부교감신경이 우위에 있도록 만들어 주는 데에 있다.

마음에 의해 생긴 병은 거의 모두 스트레스와 관련이 있다. 분노, 억압, 우울 등의 감정은 자율신경계에 영향을 미치고, 혈액의 흐름을 바꾸어 놓아 이를 신체 증상으로 나타나게끔 한다. 이렇듯 마음에서 유래한 것이 신체적으로 나타나는 증상을 심신증이라고 한다. 그러나 이를 자율신경의 균형에 중점을 두고 말할 때 자율신경실조증이라 하는 것이다.

자율신경의 균형이 무너지면 우리 몸은 전신의 통증이 증가하고 쉽게 피로를 느끼며, 집중력이 떨어지고 불면증과 함께 땀이 많아지고 동시에 한기를 느끼게 된다. 즉 인체의 윗부분은 뜨겁고 아랫부분은 차지는 상열하한의 상태가 되기도 한다. 심할 경우 잠이 쉽게 오지 않을 뿐만 아니라 아침에 눈을 뜰 때도 몸이 천근 만근 무겁게 느껴진다.

일반적으로 환자들은 병원을 찾아 불편한 여러 가지 증상을 모두 이야기한다. 수족 냉증, 어깨 결림, 심장의 두근거림, 불안, 인후부의 이물감, 어지럼증, 이명, 성욕 감퇴, 불임 등 수많은 증상에 대해 언급하곤 원인을 몰라 괴로워하고 두려워한다. 실제로 그 원인이 복합적이기 때문에 각종 검사에서도 그 원인을 쉽게 밝혀 낼 수가 없다. 하지만 한 가지 뚜렷한 점은 기질적 변화보다는 기능적 변화가 대부분이라는 것이다.

자율신경은 마음과 연결되어 있다. 다시 말해 현재 나의 마음 상태를 몸으로 표현하는 것이라는 말과도 같다. 사람은 스트레스라는 마음의 변화와 갈등을 신체라는 도구로 표현하고, 이것이 곧 자율신경실조증의 증상으로 나타나는 것이다. 이때 이 두 가지 마음과 신체 증상을 연결시켜 주는 접점이 바로 자율신경계인 것이다.

교감신경과 부교감신경계의 조화가 깨질 때 이 둘은 상호 길항적 혹은 보존적으로 작용한다. 또한 자율신경실조증은 교감신경계의 과도한 긴장으로 발생하는 경우가 대부분이므로 부교감신경 영역의 기능이 과항진되어 나타나는 경우는 드물다.

사람이 살아가면서 몸의 여러 가지 조절 작용을 의식적으로 관여하는 경우는 많지 않다. 말하자면 오늘은 어디로 가고 무엇을 먹는다든지 어떤 책을 읽어야겠다는 의식적인 판단은 삶에 있어서 아주 일부에 불과하고, 대부분의 인간 행동은 무의식적인 과정에서 일어난다. 음식을 먹고 나면 위장과 소장, 대장은 알아서 소화 과정을 처리하고 심장은 늘 같은 박자로 뛰고, 달려오는 자동차를 보면 저절로 몸을 피하게 되는 것이 바로 그 예이다. 이렇듯 자율신경계는 심혈관계, 호흡계, 소화계, 배설계 및 생식계 기관의 모든 기능과 상호 협조하고 조절 작용에 관여한다.

사실 내장의 운동은 중추 신경계의 활동과 관계없이 기능하기 때문에 자율이라는 이름이 붙었다. 하지만 뇌의 시상하부는 변연계나 시상 혹은 대뇌피질의 활동이 자율신경계의 기능에 변화를 가져올 수 있기 때문에 완전한 자율로 파악할 수는 없다. 이를테면 머릿속에서 기분 나쁜 기억을 떠올리고, 나에게 해를 준 누군가를 생각하다 보면 절로 얼굴이 붉어지고 분노가 치밀어 오르면서 심장 박동이 빨라지고 주먹을 불끈 쥐는 일도 있었을 것이다. 이렇게 의식적인 사고 과정이 자율신경계에 영향을 미친다고 해도, 내장의 감각 정보는 대뇌피질에 도달하지 않기 때문에 사람이 그것을 인지할 수는 없다. 그럼에도 불구하고 의식적인 생각이 자율신경을 조절할 수 있는 것은 우리의 뇌가 실제와 상상을 구분하지 못하기 때문이다. 실제로 음식을 먹을 때는 물론이고 그저 상상만으로도 침이 고이는 경험을 여러분은 모두 해 보았으리라.

부교감신경이 대부분 내장에만 분포하는 반면 교감신경계는 우리 몸 속에서 척추를 기준으로 좌우 한 쌍이 있고 전신에 분포한다. 교감신경 이 과도하게 긴장하면 보통은 좌우의 신경이 거의 비슷한 수준으로 작 동한다. 하지만 때로 한쪽만 과도한 긴장 상태를 보이는 경우도 있다. 예를 들면 우측 상지와 하지가 좌측보다 더 차게 느껴진다든지, 두통이 나 어깨 결림, 비염 등이 우측이 좌측보다 심한 경우가 그것이다.

스트레스에 의한 교감신경의 긴장은 주로 우측이 더 과도하게 나타나 는 경우가 많다. 이는 유전적인 원인이나 유아기의 발육 환경, 질병의 감염 유무, 성격이나 환경 등에 의해 좌우되기 때문이다.

스트레스와 관련된 질병을 모아 보면 다음과 같다.
- 심혈관계 : 빈맥, 부정맥, 고혈압, 협심증, 심근경색증, 두통, 편두통
- 소화기계 : 식욕부진, 신경성 구토, 위경련, 가슴앓이, 딸꾹질, 만성 위염, 역류성식도염, 위궤양, 십이지장궤양, 변비, 설사, 과민성대장 증후군, 복부 팽만, 궤양성대장염, 크론병
- 호흡기계 : 신경성 기침, 건초열, 기관지 천식, 과호흡증후군, 역류

성후두염

- 내분비계 : 당뇨병, 비만증, 갑상선 질환
- 비뇨생식기계 : 빈뇨, 발기부전, 불감증, 조루증, 월경불순, 불임증, 전립선염, 과민성방광증후군, 방광염
- 신경계 : 긴장성 두통, 편두통, 틱, 수전증, 뇌졸중
- 근육계 : 근육통, 만성적 요통, 류머티스 관절염
- 면역계 : 저항력 감소, 자가면역질환
- 피부계 : 여드름, 두드러기, 습진, 원형탈모증, 가려움증, 신경성피부염, 다한증
- 정신계 : 불면증, 우울증, 불안증, 약물 남용, 알코올중독, 신경증, 정신 분열증, 자살
- 기타 : 피로 및 무기력, 각종 암, 손상, 돌발적인 사망, 갱년기장애, 자궁적출후증후군

아보도오루

일본의 유명한 면역 학자인 아보도오루는 『면역혁명』에서 "스트레스가 면역력을 급격히 떨어뜨린다"고 말하고 있다. 그는 이어서 "스트레스가 면역계를 변화시키는 데 교감신경이 항진하게 되면, 즉 사람이 긴장하게 되면 과립구라는 백혈구가 증가하고 그 결과로 인해 염증이 증가한다"고 말하고 있다. 요컨대 그는 위염과 위궤양 그리고 궤양성대장염과 크론병조차도 이 과립구의 증가에 의한 것이라고 주장하는 것이다.

또한 그는 스트레스가 왜 병을 만드는지에 대해서도 이야기하고 있다. "교감신경이 우위에 있을 때 면역세포 중의 과립구가 증가하고 지나치게 증가된 과립구는 염증을 일으키거나 심지어 자기 조직을 파괴한다"고 한다. 이는 한마디로 자기 감시가 지나치게 일어나는 것이라고 할 수 있다. 예를 들어 테러범을 잡기 위해 공항 검색을 지나치게 강화하면 테러범이 아닌 일반 시민들이 불편을 겪는 것과 같은 이치이다.

그는 "백혈구와 혈관계가 모두 자율신경의 지배를 받고 있다"고 역설하고 있다. 또한 "백혈구 지배의 원리는 과립구와 림프구의 비율에 있다"고 말한다. 그의 주장에 의하면 "이 과립구와 림프구의 비율이 조절되면 질병도 치유될 수 있다"는 것이다. "과립구와 림프구의 비율은 약 60 대 35 정도인데, 이 비율이 스트레스나 질병에 따라 달라진다"고 한다. 스트레스에 의해 교감신경이 항진되면 과립구가 60퍼센트 이상으로 늘어나 염증성 질환이 증가한다는 것이다.

또한 "몸이 편안한 상태에서는 림프구가 늘어난다"고 한다. 한 마디로 자율신경은 교감신경과 부교감신경의 길항작용에 의해 조절이 되며, 이것은 과립구와 림프구의 비율로 외부로 표현된다는 것이다.

특히 "안정을 취하면 면역력이 높아지고 부교감신경이 우위에 놓이게 되어 림프구가 활발해지면서 면역 기능이 높아진다"는 것이다. 또한 그는 "림프구는 아세틸콜린 수용체를 가지고 있으며, 과립구는 아드레날린 수용체를 가지고 있다"고 주장하고 있는데, 그에 대한 예로 "장의 평활근은 부교감신경의 지배를 받아 부교감신경의 자극에 의해 활동하며 교감신경의 자극을 받으면 활동이 억제된다. 그와 마찬가지로 림프구도 부교감신경의 자극에 의해 활동하며 교감신경의 자극을 받으면 억제된다"고 말하고 있다. 즉 어느 한쪽 수용체의 수가 많고 적은 것이 중요한 것이 아니라 어느 쪽의 자극에 대해 활동하고 휴식을 취하는가 하는 것이 중요하다는 것이다.

또한 그는 "자율신경이 흐트러지면 병이 생긴다"고 역설하고 있으며, 위염, 위궤양, 궤양성대장염, 크론병과 같은 염증성 질환과 궤양의 원인을 대부분 과립구의 과잉 상태로 설명하고 있다.

제6장에서 다룰 〈위장병〉의 경우 현재 지배적인 이론이 위산에 의한

염증 발생설이다. 이는 위염으로 인한 속 쓰림, 통증, 위궤양과 역류성식도염도 모두 위산에 의한 자극에 의해 발생한다는 것으로, 대부분의 양방 내과에서는 이러한 위산을 제거하기 위해 제산제와 위산분비억제제를 사용하고 있다.

그러나 아보도오루의 이론에 의하면 위장병은 위산에 의한 위 점막의 손상이 아니라 자율신경의 조절 실패에 의한 과립구의 증가에 의한 것이다. 이는 필자가 주장하는 부교감신경 자극을 통한 위장관 혈류량의 증가를 통한 세포 재생요법과 간문맥순환을 늘리는 방법과도 상통하는 면이 있다. 이 내용은 제6장의 〈위장병〉에서 자세히 살펴보도록 하겠다.

제 6 장
위장병

건강한 사람을 음양화평지인(陰陽和平之人)이라고 한다. 이는 음과 양의 어느 한쪽으로 치우침이 없이 공평무사한 몸을 가진 사람이라는 뜻이다. 사람의 에너지를 생성하는 두 가지 원천은 음식과 공기이다. 공기를 한의학에서는 선천지기(先天之氣)라 칭하고, 음식을 후천지기(後天之氣)라 일컫는다. 즉 천기(天氣)와 지기(地氣)가 만나 조화를 부리고 생명을 이어가는 것이다. 이 가운데 맷돌이자 용광로인 위장은 후천지기를 대표하는 곳이다.

위염은 왜 생기나

위장이란 맷돌과 같다고 할 수도 있다. 우리가 세 끼 먹은 음식물을 부수고 갈기 때문이다. 또한 용광로라고 표현할 수도 있다. 모든 것을 녹여버리기 때문이다. 이처럼 위장이 맷돌이나 용광로처럼 모든 것을 잘게 부수고 갈고 녹이는 이유는 음식물에서 영양분을 흡수하기 쉽게 하기 위해서 혹은 살균하기 위해서이다. 또한 음식물 구석구석 숨어 있는 독소나 세균을 죽이기 위해서이다.

위장은 평활근이라는 근육으로 만들어진 주머니로, 항상 에너지가 넘친다. 음식물을 부수고 갈고 녹여 죽을 만든다. 위장의 벽세포와 주세포에서는 염산과 펩신을 만들어 내고 소화와 살균 작용을 한다.

독수리나 하이에나가 짐승의 썩은 고기를 먹고도 끄떡없는 이유가 바로 이 위산에 있다. 이렇듯 아주 강한 위산이 음식물 속의 균을 대부분 죽여 없애기 때문이다.

실제로 위장은 아주 위험한 화학 공장이라 할 수 있다. 위산이 분비되고 펩신이 분비되고 강력한 근육 운동을 하기도 하고, 오징어나 갈비처럼 딱딱한 음식을 받아들이기도 하고, 떡볶이·매운탕처럼 매운 음식이 들어오기도 하고, 술·담배처럼 자극적인 음식이 들어오는 것은 물론 때론 진통제·소염제·관절약처럼 유독한 약물이 들어오기 때문이다. 또한 위장은 세포분열도 왕성하다. 위장벽을 구성하고 있는 세포는 일도 많이 하고 각종 위험에 노출되어 손상받기 쉽기 때문이다. 그래서 위장세포는 약 3일 정도의 짧은 수명을 가진다. 이는 손상된 세포를 오래 간직하지 않고 새로운 세포로 항상 교체해 주기 위해서이다.

이렇게 위장이 손상을 방지하고 건강을 유지하기 위해 많은 노력을 기울이고 있지만 이에 따르는 한계도 있다. 손상이 복구되기 전에 또 다른 자극이 들어온다든지 손상을 복구할 수 없을 만큼 큰 손상이 생기는 경우가 그것이다. 후자는 주로 지나친 과음이나 약물중독 혹은 사고에 의한 것이다. 문제가 되는 것은 전자이다. 지속적으로 자극적인 음식을 먹는 것은 위장에 가장 나쁘다. 일주일에 세 번 이상의 음주, 맵고 짠 음식의 지속적인 섭취, 각종 약물의 장기적인 복용이 대표적인 예이다. 약물 섭취의 경우 근래에 들어 갈수록 그 정도가 증가하고 있다. 보통 서너 가지 약을 매일 복용하는 사람이 갈수록 늘고 있는 실정이다. 몸에 좋으라고 먹는 약이지만, 관절약에서 두통약, 신경안정제, 고혈압약, 당뇨약 어느 하나 위장에 좋은 것이 없다.

또 하나 위장을 괴롭히는 것은 스트레스이다. 앞에서 이야기한 자극적인 음식보다 더 강하게 위장을 자극하는 것이 바로 스트레스이다. 사람이 스트레스를 받으면 교감신경이 항진되고 뇌와 감각기(눈, 코, 입, 털), 근육, 심장, 땀샘이 자극된다. 두통, 불면, 안구건조, 비염, 입마름,

털이 쭈뼛하는 현상, 근육이 굳어 어깨나 목덜미가 아프고, 심장이 두근거리며 손에 땀을 쥐거나 얼굴에 열이 훅 오르는 현상이 바로 그것이다. 이로 인해 위장으로 가는 혈류량은 줄어들고 위장의 기능은 심각하게 손상된다. 스트레스는 면역계에도 심각한 영향을 미치는데 과립구라고 하는 면역세포의 양이 증가하는 것이 그것이다. 이 과립구가 증가하면 인체에 염증 반응이 증가하고 주로 위장에서 위염을 일으키는 원인으로 작용한다.

이렇게 위염을 일으키는 원인은 크게 음식에 의한 것과 스트레스에 의한 것의 두 가지로 나눌 수 있다. 위장은 세포 재생이 왕성하기 때문에 어느 정도의 위염이 발생하더라도 건강한 상태에서는 저절로 치료가 이루어진다. 반면 잘못된 음식 섭취에 의한 지속적이고 나쁜 자극과 과도한 긴장 속에서 살아야 하는 현대 생활 패턴 속에서 위염은 치료와 발병 과정을 반복하면서 만성위염으로 발전될 수밖에 없는 처지에 놓여 있다. 이 만성위염은 위축성위염, 장상피화생, 위암과 같은 난치병으로 가는 첫 정거장이다.

위염은 왜 잘 낫지 않나

위장은 세포 재생력이 매우 뛰어난 기관 가운데 하나이다. 따라서 어느 정도의 손상이 있어도 회복이 비교적 쉬운 편이다. 실제로 청년기 이하의 연령에서 발생하는 위염은 그냥 두기만 해도 3일 이상 가는 경우가 별로 없다. 때문에 흔히 이때를 '돌도 삭일 수 있는 나이'라고 말하곤 하는데, 이는 그만큼 위장의 기능이 뛰어나다는 의미이다.

그런데 어느 때부터인가 위장병이 잘 낫지 않고 있다. 필자는 그 원인을 제산제와 위산분비억제제에서 찾고 싶다. 달리 표현하면 잘못된 치료에 의한 약화사고라고도 할 수 있다. 위염을 일으킨 일차적인 원인은 물론 자극성 음식물(술, 커피, 맵고 짠 음식)의 섭취나 위장을 손상시키는 약물(진통 소염제, 항생제)의 습관적 복용과 스트레스에 의한 손상이다. 하지만 이를 치료하기 위해 사용된 제산제와 위산분비억제제가 장기적으로 위장세포의 위축을 가져오기 때문에 이것이야말로 위염이 만성화되는 데에 무엇보다 큰 영향을 미치고 있다.

사실 제산제와 위산분비억제제는 위장병의 진통제라 할 만하다. 금방 쓰리다가도 제산제 한 봉 혹은 한 알만 먹고 나면 금방 쓰림이 사라지기 때문이다. 심지어는 이 약의 복용만으로도 마치 금방 다 나은 것 같은 기분을 느낄 수도 있다.

서양의학에서는 위염의 모든 원인을 위산이라고 규정하는 것 같다. 위장벽에 염증이 생기면 그 염증 부위를 위산이 자극하여 더욱 쓰리고 아프게 하고 염증을 확산시키기 때문이다. 결과적으로 강하고 독한 위산이 위장벽을 자극하여 위염을 일으킨다고 생각하는 것이다. 때문에 그들은 위염을 일으키는 원흉인 위산만 없애면 모든 것이 해결될 것처럼 말한다. 물론 위산이 없어지면 위장의 고통이 사라지는 것은 사실이다. 한 가지 예를 들어보자.

전쟁터에서 팔에 총상을 입은 병사가 팔이 떨어져 나갈 것 같은 고통을 호소한다. 그래서 위생병이 병사에게 진통제를 놓아 준다. 이제 이 병사의 고통은 사라졌다. 팔이 전혀 아프지 않은 것이다. 그렇다고 해서 그 팔이 치료된 것이라 말할 수 있을까?

실제로 약을 먹으면 먹을수록 소화는 그만큼 되지 않는다. 과연 이것은 어떠한 이유 때문일까? 여기서 잠시 위산의 역할을 생각해 보자. 위산은 음식을 부수고 갈고 녹여 죽을 만드는 과정에 관여한다. 다시 말해 위산의 없어짐으로 인해 통증은 사라질 수 있으나 그로 인해 음식을 부수고 녹여 죽을 만드는 일을 할 물질이 없어진다는 문제점이 생기는 것이다. 또한 살균 과정 역시 마찬가지이다. 위산은 음식물에 섞여들어온 각종 독소와 세균을 살균한다. 요컨대 위산의 사라짐으로 인해 결국 살균을 담당할 물질 역시 사라진 것이다.

제산제가 직접 위산을 중화시킨다면 위산억제제는 위산을 만들어 내는 위장의 벽세포 기능을 억제한다. 또한 히스타민이라는 호르몬의 분비를 억제해 벽세포를 자극하지 않거나 프로톤펌프를 차단해 아예 공장 문을 닫아버린다. 24시간 동안 위산의 분비를 차단하는 프로톤펌프억제제는 비싼 가격에도 불구하고 획기적인 약으로 추앙받고 있다. 위산이 24시간 동안이나 나오지 않는다니 그 동안 위장의 편안함은 보장이 된 셈이다.

하지만 세포 기능을 직접 억제하는 이 약은 위장세포가 위축에 빠지게 하는 주범이다. 여기에는 한 가지 이상의 다른 문제가 발생하는데, 바로 이러한 약물이 위장의 벽세포에만 작용하지 않는다는 것이다. 이렇게 세포의 기능을 억제하기 위해서는 위장으로 흐르는 혈류의 차단이 함께 발생한다. 혈액의 공급이 차단되고서 치유를 바랄 수는 없는 노릇이다.

위산과다증은 위장의 정상적인 기능을 생각한다면 있을 수 없는 병명이다. 사람이 나이가 들면서 위산이 점점 많이 생산되는 경우는 없다(단지 방어력이 떨어질 뿐이다). 위산은 젊은 사람, 건강한 사람에게서 많이 나온다. 위산이 풍부하게 나와야 소화와 살균이 되기 때문이다. 위산이 정말 문제라면 돌도 삭일만큼 위산이 풍부하게 분비되는 젊은 학생들은 모두 위장병으로 고생을 해야 한다. 그런데 실제로는 그렇지 않은 것이 현실이다.

위장은 힘을 쓰는 근육으로 이루어져 있다. 따라서 힘이 없는 근육은 일을 할 수가 없다. 피가 잘 통하지 않는 근육이 힘을 쓸 수는 없다. 때문에 위염은 낫지 않고 소화도 되지 않고 위장은 무력증에 빠지게 된다.

위장도 노화를 겪는다. 나이가 들면 소화력이 떨어지는 것이 자연의 순리이다. 이에 따라 위산의 분비도 줄어들고 위장 평활근의 힘도 줄어든다. 그런데 이러한 상태에서 매일같이 제산제와 위산분비억제제를 먹고 있다고 생각해 보라. 위장이 어떻게 되겠는가?

이제 위장병 치료의 기본을 바꾸어야 한다. 위산은 본연의 임무를 하도록 내버려두어야 한다. 위장은 재생력이 아주 강하다. 따라서 외부에서 들어오는 독소와 자극성 물질을 제거하고 혈액순환이 잘 되도록 해준 다음 스스로 재생되도록 기다려 주어야 한다. 치료는 혈액순환을 시키는 정도에서 그쳐야 한다.

또한 스트레스에 의한 위염의 발생은 자율신경의 균형을 잡는 치료에 중점을 두는 것이 옳다. 지나치게 항진된 교감신경은 과립구라는 면역 세포를 증가시키고 위염을 일으킨다. 그러므로 치료는 부교감신경을 자극해 임파구를 증가시킴으로써 과립구의 수를 줄이고 지나치게 혈액이 편중된 교감신경의 혈액을 복강으로 환류하도록 함으로써 자율신경의 조화를 끌어내야 한다.

결론적으로 위염이 잘 낫지 않고 만성화되는 이유는 대부분 잘못된 치료에 기인한다고 말할 수 있다. 따라서 지나치게 위장의 생명력을 억제하는 치료를 피하면서, 음식을 조절하고, 운동을 꾸준히 하고, 감정 조절을 통해 위장으로의 혈액순환을 늘려 주는 노력과 부교감신경이 억제받지 않도록 자극하는 노력을 계속한다면 위장은 항상 쉽게 제자리로 돌아올 것이다. 더불어 행복한 생활, 긍정적인 사고, 웃음이 넘치는 분위기는 교감신경의 자극을 이완시키고 부교감신경이 지배하는 편안한 몸을 만들어 편안한 위장을 만들어 준다는 사실을 늘 염두에 두어야 할 것이다.

신경성위염이 많은 이유

잘 낫지 않는 만성위염으로 병원을 찾으면 누구나 듣는 말이 있는데, 바로 신경성이다. 대게 잘 낫지 않거나 특별한 이유 없이 증상이 심한 경우에 이 병명이 붙는다. 이를테면 위염이 심하지도 않고 궤양이 있는 것도 아니고 특별히 나쁜 곳이 없는데, 소화가 안 되거나 속이 쓰리거나 답답할 때 우리는 흔히 신경성이라는 말을 쓴다.

일단 신경성이란 병명이 붙게 되면 신경안정제나 항우울제 같은 신경과 약을 함께 처방 받게 되는데, 실제로는 이러한 약을 먹어도 잘 치료가 되지 않는 것이 보통이다. 신경안정제란 것이 마음을 진정(억제)시켜 주기는 하지만 위장관의 활동도 함께 줄여 주는 부차적인 작용을 하기 때문에 치료가 잘 되지 않는 것은 어쩌면 당연한 일인지도 모르겠다.

소화기관의 운동은 자율신경과 관련이 아주 깊다. 우리가 명령을 하면 하는 대로 움직이는 근육을 수의근이라 한다. 주로 팔다리의 근육이 이에 해당하는데, 이들은 팔을 들라고 하면 들고 내리라고 하면 내린다. 반면 내장 기관은 이러한 의식적인 명령에 따라 움직이는 것이 아니다. 심장은 하루도 쉬지 않고 묵묵히 그냥 뛴다. 위장도 마찬가지이다. '소화 시켜' '쉬어' 등의 명령을 우리가 내리는 것이 아니다. 위장은 음식이 들어오면 일을 한다. 음식이 없을 때도 나름대로의 규율에 따라 움직인 다. 실제로 인체 대부분의 기관이 자율신경의 지배를 받아 나름대로 움직이고 있다. 이러한 자율신경의 조절 작용이 없다면 아마 우리는 살아 있지 못할 것이다.

전술한 바와 같이 교감신경이 항진되면 에너지대사와 두면상지부의 혈류량은 증가하는 반면 부교감신경계인 내장의 혈류량은 줄어든다. 이 때 줄어든 혈류량은 기능의 축소로 이어진다. 당장 생명을 유지하기 위해 필요치 않은 기관의 기능을 줄이는 것이 그것이다. 이로 인해 위장과 대장의 기능은 나빠지고 혈액의 공급이 줄어들어 질병이 생기게 된다.

잠시 머리를 떨군 채 얼굴을 찡그리고 한숨을 내쉬어 보라. 가슴이 죄이고 복압은 증가하고 위장은 움직이기 힘들어질 것이다. 이는 우리 의 기분을 의식적으로 바꿀 수 있다는 것을 의미한다. 현재의 내 육체적 몸 상태는 나의 지금 마음의 상태와 일치한다. 내가 우울하고 불안하고 좌절하고 분노하고 화가 나 있다면 이는 곧 교감신경계의 작동으로 이 어질 것이다. 반대로 나의 마음이 평화롭고 기쁘고 즐겁고 행복하다면 몸은 어깨를 펴고 머리는 꼿꼿이 서게 되고 호흡 역시 길어질 것이다. 물론 배 속 역시 점점 편해질 것이다. 이렇듯 결국 몸과 마음은 따로 있는 것이 아니다. 만일 나의 위장에 병이 있어 속이 쓰리고 아프고 답답하다면 그 당시의 마음의 상태를 한 번 글로 써 보라. 그리고 어떤 표현이 나왔는지 한 번 크게 읽어 보라. 몸의 상태와 마음의 상태가 일치함을 알 수 있을 것이다.

우울하고 기분이 나쁜 상태에서 아무리 산해진미를 들이댄다 하더라도 소화가 잘 될 리가 없다. 소화는 오감의 자극에서부터 시작되기 때문이다. 반대로 기쁘고 즐겁고 신나는 상대와의 식사는 그 음식이 무엇이든 소화에 장애를 주지 않는다. 마음이 기쁘고 즐거운데 무엇을 먹은들 막힘이 있겠는가?

마음은 언제든지 바꿀 수 있다. 내가 하고자 하기만 하면 말이다. 사람의 뇌는 실제와 상상을 구별하지 못한다. 실제로 전혀 기쁘지 않더라도 거울을 보고 한 번 크게 웃어 보라. 머릿속에서는 엔도르핀이 분비되기 시작하고, 기쁨과 행복감은 엔도르핀과 세르토닌 등 행복 호르몬을 분비하고 교감신경이 억제되어 편안한 부교감의 시간으로 우리를 인도할 것이다. 이는 나아가 질병의 자발적 치료로 이어지기도 한다.

바로 이것이 위장병이나 대장병에 신경성이 많은 이유이다. 지나치게 긴장된 몸 상태는 교감신경을 항진시키고 부교감신경을 저하시킨다. 우울한 기분과 좌절, 분노가 몸을 지배하기 때문이다.

치료는 긴장 상태나 스트레스를 풀어 주는 것이 가장 좋다. 기쁨과 행복과 웃음과 열정을 찾아 머릿속을 재구성할 수 있어야 한다. 그러면 부교감신경은 절로 자극되어 혈액의 흐름을 바꾸고 편안한 몸을 가져다 줄 것이다. 마음을 조절하면 건강이 찾아온다.

역류성식도염(역류성후두염)

식도염의 경우 위염보다 더욱 사람을 성가시고 불편하게 한다. 가슴 부위의 답답함과 뭔가가 막혀 뚫리지 않고 있다는 느낌은 아마 당해 보지 않은 사람은 상상을 못할 것이다.

식도염이 발생하는 이유는 몇 가지가 있다.

첫째, 뜨거운 음식물을 자주 먹거나 자극성 음식물(커피, 술, 매운 음식, 흡연)을 많이 그리고 자주 먹는 경우와 화학 물질(농약 등)을 삼켰을 때 직접 식도에 염증이 발생한 경우이다.

둘째, 간에 질병이 있는 경우이다. 이를테면 간경화가 생기면 간으로 들어가는 정맥혈인 간문맥이 막히게 되고 복강 내의 혈액은 다른 우회로를 통해 심장으로 돌아간다. 이때 식도 정맥이 부풀어오르면서 식도가 부어 좁아지고 염증과 출혈이 발생하는 경우가 종종 있다. 비록 이렇게 심각한 질병이 아니더라도 간문맥순환에 이상이 발생할 경우 식도의 울혈이 증가하고 이물감이 발생한다.

셋째, 위산의 역류에 의한 경우이다. 위염과 같은 원인에 의해 위산이 십이지장 쪽으로 정상적으로 흘러가지 못하고 위장의 상부인 분문을 지나 식도 쪽으로 역류하는 것이다. 간혹 트림이나 되새김질, 구토에 의해 위산이 역류하기도 한다. 위산은 강력한 산성을 가진 물질로 식도에는 치명적이다. 위장 점막의 경우 점액에 의해 보호되고 있지만 식도는 보호막이 약하다. 따라서 약간의 위산에도 자극적인 통증과 함께 염증이 유발된다. 식도를 지나 위산이 후두까지 올라와 염증을 일으키면 후두염도 함께 발생하곤 한다. 목소리가 갈라지고 가래의 양이 증가하고 말을 할 때마다 통증을 일으키는 것이 그것이다.

역류성식도염의 주원인은 위산이다. 때문에 위산을 제거하는 제산제와 위산억제제로 치료를 한다. 위산이 아니라면 식도가 타거나 염증을 일으킬 이유가 없다. 일단 약(제산제)을 먹으면 통증은 사라진다. 그러나 그럼에도 불구하고 답답함은 좀처럼 사라지지 않는다. 그것은 이미 식도 주변의 혈액순환이 나빠져 식도가 부어 있기 때문이다. 이를테면 위산이 없어지니 식도의 통증도 사라졌다고 치자. 그럼 이제 위산이 없으니 소화는 누가 시켜 주어야 하나? 위산을 없애기 위해 위장과 식도 주변의 혈액순환이 차단되었는데 어떻게 위장과 식도가 정상으로 돌아갈 수 있을까? 그렇다. 이러한 이유 때문에 제산제와 위산억제제를 통한 역류성식도염의 치료는 다시 한 번 생각해 볼 문제인 것이다.

역류성식도염이 위산에 의해서 발생하는 것은 틀린 말이 아니다. 그러나 여기서 우리가 집중할 문제는 위산을 어떻게 없앨까가 아니라 '왜 위산이 십이지장으로 내려가지 않고 역류하는가'이다. 위장의 운동이 정상적이고 충분한 양의 위산이 분비되고 있다면 위산이 역류할 이유가 없다. 생각해 볼 만한 근본 원인 몇 가지를 들어보자.

먼저 자율신경의 실조에 의해 위장의 정상 기능이 방해받고 있을 수도 있다. 교감신경의 항진에 의해 과립구라는 백혈구가 증가하면 위염과 더불어 식도염도 증가한다. 또 간 기능의 이상에 의해 문맥순환에 이상이 발생해도 위장의 이상 기능이 나타날 수도 있다. 잦은 제산제 치료로 위장의 혈액순환이 나빠져 있는 경우도 이에 해당된다. 그래서 필자는 위산은 그대로 둔 채 위산이 역류할 수밖에 없는 근본 원인을 찾아야 한다고 말하고 싶다. 치료는 그 원인을 제거해 주면 되는 것이다.

후두염은 치료가 조금 다르게 전개되는데, 이는 호흡기에 속하는 기관과 후두가 관련되어 있기 때문이다. 이때는 기관지의 치료와 함께 역류성식도염의 치료를 병행해야 한다.

바렛식도란 질병이 있다. 이는 반복된 식도의 손상으로 식도에 장상피가 자라는 것을 이른다. 쉽게 말하면 식도가 반복적으로 손상되다 보니 식도를 만드는 줄기세포가 모양을 바꾸어 버린 것이다. 위장 질환의 장상피화생과 유사하다. 바렛식도가 발생하면 식도암이 발생할 확률이 높아진다.

암이란 것은 아무 데나 막 생기는 것이 아니다. 암은 주로 반복적인 손상이 있는 곳에 생긴다. 예를 들어 염증이 생기고 치료되고 또 염증이 생기고 치료되기를 반복하는 곳, 위염이 만성위염이 되고 위축성위염과 장상피화생을 거쳐 위암이 되는 것, 혹은 간염이 반복적으로 발생하는 만성 간염이 오래되어 간암이 되는 것, 대장 내에 발암 물질이 장기간 장 점막을 자극한 결과 발생하는 직장암 등이 그것이다. 그러니까 염증과 치유에 의해 분열을 거듭하던 세포가 이제 더 이상 정상적인 세포 재생을 하지 못하고 죽어야 할 마지막 순간에 무한 분열 모드로 전환되는 것이 바로 암인 것이다. 염증이 있다고 모두 암이 되는 것은 아니다. 하지만 손상이 반복되는 것은 좋지 않다. 중요한 것은 이렇게 모든 질병을 장기 방치하는 것은 좋지 못하다는 사실이다. 다시 말하면 예방이 최우선이며 제대로 된 치료를 조기에 받는 것이 중요하다는 말이다.

위장의 구조와 기능

혼히 우리는 소화의 시작을 위장에서부터라고 생각하곤 한다. 그러나 엄격히 말하면 소화 작용은 눈과 코와 귀 또는 터치와 같은 오감에서부터 비롯된다. 즉 눈으로 모양과 색깔을 보고 코로 냄새 맡고 귀로 요리하는 소리와 씹어 먹는 소리를 듣고 손으로 그 감촉을 느끼면서부터 소화가 시작되는 것이다. 이는 다시 말해 맛있는 냄새를 맡음과 동시에 침샘에서 침이 나오고 위에서 위산이 분비되는 것이라고도 할 수 있다. 심지어는 맛 있는 음식 이야기를 듣거나 상상만 해도 소화 작용이 시작된다.

씹는 것(저작)은 중요한 소화 작용 가운데 한 요소이자 소화 작용의 실질적 시작이다. 다량의 침(타액)이 분비되어 소화의 예비 작업을 완수하는 것이다. 입에서 찢어지고 부서져 섞인 음식물은 비로소 식도를 타고 위장으로 들어오면서 본격적인 소화 과정에 들어가게 된다. 이 과정을 거친 음식물이 비로소 위장으로 들어오게 되는데, 이때의 위장

153

은 음식물을 부수고 갈고 녹여 죽을 만드는 용광로로 표현할 수 있다.

그럼 이제 실제적인 위장의 구조와 기능에 대해 살펴보고 이에 대한 이해의 범위를 넓혀 보자. 구조에 대한 이해가 쌓이고 기능을 이해하게 되면 치료의 가닥을 잡는 데 많은 도움이 될 것이다. 질병이란 정상과 다른 무엇이기 때문이다. 정상(Normal)을 알아야 비정상(Abnormal)을 판단할 수 있다.

위장 점막의 구조

위장은 회적색의 점막으로 덮여 있는 기관으로 분문부에서 시작하여 한 층의 상피세포와 고유층 및 점막 하층으로 구성된다. 다양한 크기의 주름으로 구성된 점막은 팽대되면 펴지는 구조를 가지고 있다.

위장의 분비선은 3가지 형태를 가지고 있는데, 첫 번째 분문선은 분문(위장의 위쪽 입구)의 주변 위점막에 위치하며 나선상관상선으로 점막형성세포로 덮여 있다. 두 번째는 고유위선으로, 이는 위저부와 대부분의 위체부에 위치한다. 고유위선은 위선의 경부에 분포하고 점액을 분비하는 점액세포와 위선의 아래 1/2에 분포하면서 펩신의 전구체인 펩시노겐을 분비하는 주세포와 위선 개구부 주변부터 다수 분포하고 주변의 모세혈관과 연결되어 위산을 분비하는 벽세포로 구성되어 있다. 세 번째는 유문선으로, 이는 다시 주로 유문부(위장의 아래쪽 출구)에 위치하고 고유위선과 유문선이 함께 분포된 이행부로 나눌 수 있다. 유문선은 짧고 구불구불하며 치밀하지 않은 분포를 보인다.

위액이 분비되는 과정

위장은 소화 작용 가운데 위산과 펩신 그리고 점액을 분비한다. 이와 더불어 위장은 공복 운동을 한다. 이는 소화가 끝난 후에도 위장이 움직이는 것을 말하는데, 이때도 역시 간헐적인 분비가 이루어진다. 말하자면 위장 속에 음식이 없을 때나 음식 생각이 전혀 없을 때도 위장의 분비가 간헐적으로 이루어지는 것이다. 이는 다시 말해 아무런 자극이 없어도 위장의 분비는 일어날 수 있다는 것으로, 실제로 단식 중이거나 혹은 미주신경절제(위장 분비는 부교감신경인 미주신경의 자극에 의해 분비된다)를 한 후에도 위액이 분비되는데, 이는 위장 분비샘의 혈액 흐름의 변화나 호르몬 혹은 기계적 영향에서 그 원인을 찾을 수 있다. 또한 분노, 불쾌감, 적대감과 같은 감정적인 조건, 즉 마음의 상태 역시 분비에 영향을 주는 요소이다.

위액 분비를 자극하는 3단계 과정

위액의 분비는 세 가지의 서로 다른 단계에 의해서 자극되는데, 이는 소화 과정의 일련의 연속적이고 종합적인 자극에 의해서 각 단계를 구분할 수 있다.

첫 번째 단계는 머리(뇌) 단계로, 생각으로 발생하는 자극이 분비 작용을 일으키는 것이다. 이를테면 생각, 냄새, 음식을 보는 것, 맛보는 것과 같은 감각 작용에 의해 혹은 단순한 상상에 의해서도 분비가 촉진될 수 있다. 아주 시큼한 레몬 한 덩이를 먹는 장면을 상상해 보라. 지금 레몬을 이야기하고 있는 이 순간에도 여러분의 머릿속에는 레몬이 그려지고, 시큼한 레몬을 먹는 모습을 상상할 수 있을 것이다. 혹시 지금 입 속에 침이 고이고 있는가? 이렇게 감각과 상상, 생각의 단계에서 위장 분비가 시작되는 것이 바로 머리(뇌) 단계이다. 또한 음식을 씹는 과정에서도 위액이 분비된다. 이때 분비되는 위액의 양이 소화 과정

중 분비되는 위액의 약 절반에 해당되고 그 성분 또한 가장 풍부하다 보니 씹는 것의 중요성은 이루 말할 수 없다고 할 수 있다.

두 번째는 위장 단계로, 여기에는 기계적인 자극과 화학적인 자극이 해당된다. 음식이 위장에 들어오면 음식의 부피와 무게에 의해 위장벽은 확장된다. 위장벽이 확장되면 그 자극에 의해 위액의 분비가 이루어지는데, 화학적 자극은 이 가운데 음식 속에 들어 있는 분비 촉진 물질에 의해 이루어진다. 기계적 자극과 화학적 자극은 모두 유문부(위장의 아래쪽 출구)의 점막에 정보를 주고 가스트린이란 호르몬을 유발하는데, 가스트린은 위분비를 촉진시킨다.

마지막 단계는 장의 단계로, 위장을 떠난 음식물이 소장을 자극하면 그 결과 위산이 분비된다. 이때 장 내부의 산도가 pH 1.5 이하가 되면 분문의 점막이 가스트린의 분비를 억제한다. 또한 유문을 열어 위장 내 음식물의 배출을 촉진하고, 음식물을 받은 소장은 분비 촉진 물질을 내어 다시 위분비를 자극한다.

위장의 소화 작용

위산은 위장 벽에 있는 벽세포에서 분비되는데, 이때 분비된 위산은 pH가 2~3 정도 되는 강산이다. 일반적으로 위산의 산도는 분비 속도에 비례하는데, 다시 말해 빨리 분비될수록 산도가 더 낮다는 것이다. 누구나 한 번쯤 빵이나 과자 혹은 당도가 높은 음료수를 먹고 난 후 속이 쓰렸던 경험이 있을 것이다. 포도당을 함유한 음식 혹은 곱게 갈려 있는 밀가루 음식이 위장 내로 다량 들어오면 위산도 급격하게 대량으로 분비된다. 바로 이로 인해 속 쓰림과 위염이 시작되고, 신물이 올라와 식도염이 시작되는 것이다. 위장병을 지닌 사람들에게 가능한 인스턴트 식품과 흰 밀가루, 흰 설탕을 멀리하라는 이유가 바로 여기에 있다.

펩신은 위산과 함께 분비되는 위장의 대표적 분비물이다. 주세포에서 생산되는 펩신은 처음에는 펩시노겐으로 생성 저장된다. 위장 내의 산도가 pH 6 이하가 될 때 펩시노겐이 펩신으로 변환된다. 따라서 위산이 충분히 분비되지 않은 상황 혹은 제산제가 지속적으로 투여되는 상황에서는 펩시노겐이 불활성 상태로 있는 경우가 많다. 펩신은 단백질 결합을 느슨하게 만들어 단백질을 더욱 크기가 작은 형태인 아미노산이나 폴리펩타이드로 분해하는 것을 도와준다. 또 펩신은 우유의 응고에도 작용하는데, 우유가 소화관을 통해 매우 빨리 내려가는 것을 막고 효과적으로 분해되도록 도와준다. 바로 이것이 소화가 잘 되지 않는 사람들이 우유의 소화에도 어려움을 겪는 이유이다.

위산이 충분히 분비되지 못하고 펩신이 제 기능을 하지 못해 우유가 적절히 처리되지 못한 상태에서 소장으로 내려가면 쉽게 소화불량이나 설사의 원인으로 작용할 수 있다.

위장 분비의 세 번째 주자는 점액이다. 위장의 점막세포는 뮤코프로테인이라는 단백질로 구성된 끈끈한 점액을 분비한다. 이 점액은 위장벽에 강력히 접착되기 위한 접착 능력을 지님과 동시에 위산과 펩신이 위장벽을 자가 소화시키는 것을 막아 주는데, 이때의 위액은 내인자라는 물질도 포함한다. 내인자는 비타민 B_{12}와 상호 작용하여 악성 빈혈을 예방하는 중요한 영양 물질이다. 또한 위액은 약간의 단백 분해 효소, 지방 분해 효소, 요소, 아미노산, 히스타민과 많은 양의 무기 이온을 포함하고 있기도 하다.

위장 운동에 영향을 주는 요인

위장의 운동과 분비 작용은 많은 요인에 의해 영향을 받으며 조절된다. 위장이 과긴장을 하게 되면 긴장이 약할 때에 비해 운동성이 커지고, 상대적으로 음식물을 빠르게 배출시킨다. 위장의 긴장이 심한 사람의 경우 일반적으로 위산을 더욱 많이 분비하는 반면 위내 정체는 감소한다. 하지만 이 경우 십이지장은 위산에 의해 궤양을 일으킬 확률이 높아진다. 그렇다고 저긴장 상태가 무조건 좋은 것은 아니다. 저긴장성 위장은 음식의 정체 시간이 늘어나므로 위염이나 위궤양을 유발할 수 있기 때문이다.

음식물의 종류에 의해서도 위장 운동은 영향을 받는다. 지방이 많은 음식은 위장 배출을 느리게 하고 산 분비도 줄여 준다. 탄수화물이 많은 음식 섭취 시 단백질 식사에 비해 위 분비는 적지만 위 배출은 증가한다. 따라서 과일, 곡류, 토스트 등의 식사가 베이컨, 달걀, 우유에 비해 위 배출이 훨씬 빠르다. 일반적으로 우리 몸은 단백질로 이루어진 식사를 할 때 위액 분비량이 가장 왕성하다.

그러나 이러한 위액의 분비와 음식물의 배출은 개인차가 매우 크기 때문에 개인간의 단순 비교는 어렵다. 예를 들어 주스나 죽 같은 음식은 딱딱한 음식에 비해 더욱 빨리 위에서 배출된다. 또한 말한 바와 같이 그 배출되는 모습 역시 조금씩 다른데, 이를테면 우유는 펩신과 접촉하면 고형 물질로 굳어진다. 일반적으로 위장은 반 고형 상태의 음식물이 위장 내에 들어올 때 가장 분비와 소화 배출 작용이 뛰어나다.

또 공복 시에 먹는 음식은 정상적인 때보다 훨씬 빨리 위에서 배출된다. 이는 손실된 영양을 빨리 보충하기 위한 인체의 기전이 작용하기 때문이다. 이때 약간의 운동은 음식의 위 배출을 보다 빠르게 한다. 반면 심한 운동은 위장의 운동을 일시적으로 억제시키기도 하고 항진하기도 하므로 그 형태를 예측하기가 어렵다. 체위에 의해서도 위장 운동이 영향을 받는데, 예를 들어 어떤 사람은 오른쪽으로 누워야만 위장 운동이 촉진된다.

또한 전술한 바와 같이 감정 상태는 위장 운동을 촉진하거나 방해할 수 있다. 우리의 마음은 시상하부의 음식 중추를 자극할 수 있다. 스트레스가 섭식 중추를 자극하면 음식에 대한 욕구를 멈출 수 없게 되고, 반면 억제 중추를 자극하면 아무 것도 먹을 수 없게 된다. 또한 몸의 어딘가에 다른 질병을 갖고 있어서 그로 인한 통증이나 불편함이 위장 운동을 억제하는 경우도 있다.

위장병의 종류와 치료 방법

이제 위장병의 종류에 대해 개괄적으로 살펴본 후 위장병 치료의 원리에 대해 좀더 자세히 알아보자.

식체와 소화불량

식체나 소화불량은 대개 위장의 운동 기능 장애에서 비롯된다. 간혹 위장의 근육이 힘이 떨어져 음식을 부수지 못할 때 가슴이 답답하고 음식물이 위에 걸려 있는 느낌이 유발된다. 이는 위액의 분비에 장애가 발생했기 때문이기도 하지만 일차적인 원인으로는 위장 근육의 힘이 떨어지거나 경직이 와서 운동력이 저하되었기 때문이다. 이때 근육의 힘을 길러 주는 가장 좋은 방법은 혈액의 공급이다. 그러므로 무엇보다 최우선적으로 위장관의 혈액순환을 확보하는 노력이 시급하다고 할 수 있다.

신경성위염

신경성으로 인한 위염의 원인은 자율신경계의 이상이 대부분을 차지한다. 실제로 거의 모든 소화기 질환이 이 자율신경과 연관을 가지고 있다. 예를 들어 스트레스나 기타 원인으로 인해 자율신경계의 교감신경이 흥분하게 되면 우리 몸의 혈액은 심장과 머리, 얼굴 상지로 몰리게 된다. 때문에 얼굴의 화끈거림, 두통, 심장의 두근거림, 눈의 따끔거림과 충혈, 입의 마름, 어깨의 굳어짐은 물론 나아가 손에 땀이 나거나 가슴 위쪽으로 머리에서까지 땀이 나는 현상 등이 발생하는 것이다.

반면 다량의 혈액이 심장과 머리, 얼굴 상지로 몰리면 배 속을 순환하는 혈액의 양이 줄게 되어 그 결과 위장을 움직일 혈액의 양도 부족해지고 위장의 기능도 떨어져 위장병이 발생하게 되는 것이다.

급성위염

급성위염이란 과식, 충분히 씹지 않고 음식을 빨리 먹어치우는 습관, 자극적인 음식물의 섭취에 의해 혹은 술, 커피, 흡연 그리고 여러 가지 약물 복용에 의해서 유발될 수 있다. 또한 오염되었거나 부패한 음식물의 섭취나 급격한 감정의 변화에 의한 위장 분비의 장애에 의해서도 발생할 수 있다.

초기 급성위염은 티푸스나 폐렴처럼 열성 질환의 증상과 비슷하게 나타나기도 한다. 일반적으로 급성위염이 발생하면 위장의 점막에는 발진이 생기고, 혈액성의 점액이 분비되기도 한다. 이때 흔하게 나타나는 증상은 명치부의 불쾌감과 구토, 구역질, 식욕의 변화 등이고, 이외에도 개인에 따라 다양한 증상을 보이곤 한다.

반면 아주 자극적인 음식이나 화학 물질을 섭취한 후의 부식성위염은 조직의 일부 혹은 상당 부분에 괴사를 일으키고 상처를 남긴다. 바로 이때가 제산제나 위산억제제의 힘이 강력하게 발휘될 수 있는 순간이다. 그러나 그럼에도 불구하고 과잉 치료는 삼가야 한다는 점을 항시 유의해야 한다.

만성비후성위염

만성비후성위염이란 위축성위염과 매우 유사한 질병으로, 다만 위산이 과다하게 분비되어 나타난 급성기에만 급격한 증상의 차이를 보인다. 실제로 엑스레이 촬영을 해보면 위장 점막의 표면에 주름과 조약돌 모양이 나타나는데, 이 주름은 매우 두꺼워 사망한 후에도 펴지지 않는다. 이 질병은 위축성위염에 준한 치료를 요한다.

미란성위염

미란성위염이란 출혈과 염증을 동반한 위염을 말한다. 이 경우 위장 점막에 다발성으로 미란과 함께 출혈이 발생하고 때로는 큰 출혈로 인해 생명을 위협받기도 한다. 또한 간혹 위장 점막의 아래에 위치한 비교적 큰 동맥이 작고 깊은 미란성 궤양에 의해 노출되어 출혈이 일어나기도 한다. 이때는 만성위염의 치료에 준하는 치료를 하되 지혈제 첨가를 시행하는 것이 좋다.

위축성위염

위축성위염이란 급성위염의 반복적 발병 그리고 우리 몸 안팎의 신체적·심리적인 여러 가지 요인에서 기인하지만 특히 위염이 만성적으로 반복될 때 가장 많이 발생한다. 위축성위염이 곧바로 위암으로 발전하는 것은 아니지만 상처와 수복이 반복적으로 발생하다 보면 세포의 수명이 짧아지고, DNA 복제가 미스 프린트되기 쉬운 것은 이미 널리 알려진 바이다. 또한 위축성위염은 재생 불량성 빈혈을 일으키는 주요 원인이기도 하다.

실제로 이 위축성위염의 경우 내시경상으로는 위장 점막과 주름이 소실되고 회색빛을 띠고 있는 소견을 보인다. 만성위염이 반복적으로 위장을 침범하게 되면 위장 점막의 고유한 세포는 위축되고 그 수가 줄게 된다. 앞서서 위장을 용광로라고 표현한 바 있다. 이 용광로의 역할을 하는 위장이 약물에 의해 혈액순환량이 줄어들면서 위산을 분비하는 벽세포와 단백질 분해의 전 단계를 시행하는 펩신이 분비되는 주세포가 위축되고 기능이 저하된 상태에 이를 때, 그 상태를 우리는 위축성위염이라 부르는 것이다.

그러나 중요한 것은 위장세포를 위축에 빠뜨린 이유를 불문하고 무엇보다 위장세포에 생기를 불어넣고 위장세포의 재생을 촉진하기 위해 혈액순환의 복구가 시급하다는 것이다. 혈액은 영양의 원천이며 수리의 도구이기 때문이다. 이러한 이유로 위장을 위축에 빠뜨리는 제산제와 위산억제제의 장기 사용은 항상 신중해야 할 필요가 있다.

장상피화생

위축성위염이 진행되면 위장을 이루고 있는 고유 세포의 수가 줄게 되는데, 이는 주세포와 벽세포의 수가 줄어드는 것을 뜻하기도 한다. 세포 위축이 계속되다 보면 이 세포가 더 이상 필요 없는 것이라고 우리 몸이 판단하기 때문이다. 그렇게 되면 위장 점막 아래쪽의 줄기세포에서는 더 이상 주세포와 벽세포를 만들지 않고 위장에는 필요 없는 일반 세포로 분열하고 자라나게 되는데, 이것을 장상피화생이라고 하는 것이다.

불과 얼마 전까지만 해도 장상피화생이 진단되면 조기 위암으로 판단하고 절제술을 시행했지만, 근래에 들어선 장상피화생과 조기 위암은 거리가 있는 것으로 판단하고 수술은 시행하지 않는다. 그러나 그럼에도 불구하고 장상피화생이 진행되면 위암 확률이 높은 것이 사실이므로 발견과 함께 조직 검사를 해보는 것이 좋으며, 이와 더불어 위장의 건강에 더욱 신경 쓸 필요가 있다. 장상피화생이 되어 세포의 수가 줄면 더 이상 예전의 왕성한 상태로 돌아갈 수 없다. 그럼에도 남은 세포의 효율을 극대화하고 더 이상의 진행을 막기 위해선 다시 혈액순환의 중요성이 강조된다. 혈액만 충분히 공급된다면 장상피를 만들던 줄기세포도 충분히 다시 위장세포를 만들 수 있다. 따라서 이때에는 세포 기능을 방해하고 세포를 위축시키는 치료를 중단하는 대신 어떻게 하면 혈액을 충분히 순환시킬 수 있을지 그 방법을 찾는 노력이 더욱 절실히 요구된다고 할 수 있다.

공격 인자와 방어 인자

위장이 음식물을 부수고 살균할 때 필요한 것이 위산이다. 위산은 위벽의 벽세포라는 곳에서 만들어진 후 위장 안으로 흘러 들어오고 위장 근육의 움직임에 의해 음식과 섞이게 된다. 위산은 아주 강한 산으로 우리가 섭취한 모든 음식물을 녹여 낸다. 이렇게 강력한 산임에도 불구하고 위벽이 녹지 않는 이유는 위벽이 자체적으로 점액을 다량 분비하여 위산으로부터 위벽을 보호하기 때문이다.

위장의 벽에 상처가 나면 위염, 위궤양, 소화불량, 속 쓰림 등이 발생할 수 있다. 이때 이러한 염증과 통증을 일으키는 요인을 공격 인자라고 칭하는 것이다. 공격 인자란 음식으로 인한 마찰, 음식에 섞여 들어온 독소, 세균 그리고 위산, 펩신 등을 말한다. 반면 이러한 공격 인자로부터 위벽을 방어하는 물질인 점액을 방어 인자라고 하는데, 일반적으로 위장병은 공격 인자가 아주 강하거나 방어 인자가 다소 약할 때 발생한다.

우리가 흔히 말하는 위산과다라는 것은 공격 인자인 위산이 아주 많은 경우를 이른다. 이때는 정상적으로 점액이 분비되더라도 그 힘이 약해진다. 또한 간혹 점액의 분비량 자체가 줄어들거나 점액이 씻겨져 나가는 경우가 있다. 이를 방어 인자의 약화라고 이른다. 그래서 위장병의 치료 방향은 두 가지 형태로 가정할 수 있다. 공격 인자를 약화시키는 방법과 방어 인자를 강화하는 방법이 그것이다.

공격 인자인 위산을 제거하는 것을 제산이라고 한다. 우리는 이 제산을 위해 여러 가지 제산제를 사용하고, 심지어는 위산 생산을 아예 막아 버리기도 한다. 그 결과 위산이 나오지 않기 때문에 더 이상의 속 쓰림은 없을 수 있다. 그러나 속 쓰림이나 통증을 없앤다고 해서, 즉 위산을 없앤다고 해서 위장병이 완치된 것은 아니다. 단지 증상이 사라졌을 뿐인 것이다. 결국 제산제의 사용은 일시적으로 손바닥으로 하늘을 가리는 행위에 불과한 것이다.

위염이 발생하면 제일 먼저 속 쓰림이 발생하는데, 이는 위산이 위벽을 공격하기 때문이다. 특히 공복 시에는 속 쓰림이나 위통이 한층 심한데, 이는 음식이 위장 내에 있을 때는 위산이 음식과 섞이므로 위산의 산도가 올라가지만 공복 시에는 평상시보다 위산의 농도가 더욱 높기 때문이다. 속 쓰림은 위산의 많고 적음보다 위장벽에 생긴 상처의 크기에 의해 좌우된다. 이는 위산이 강력한 염산으로 약간의 자극만으로도 충분한 쓰림이나 통증을 야기할 수 있기 때문이다.

그렇다면 위염을 치료하기 위한, 또는 속 쓰림을 치료하기 위한 최선의 방법이 과연 위산을 제산 혹은 제거시키는 것뿐일까. 물론 위산이 없으면 속 쓰림도 없다. 또한 위염의 진행도 느려진다. 때문에 위염 초기에 시간을 벌어 주기 위한 약으로는 그만한 것도 없다. 하지만 위산이 없으면 소화 흡수를 위한 죽 만들기와 살균은 할 수 없게 된다. 만일 위산이 없다면 음식을 부수고 소화 흡수되기 쉽게 죽을 만들고 살균 소독하는 작용은 누가 해야 하나?

해답은 방어 인자이다. 공격 인자인 위산을 줄이는 방법도 좋다. 하지만 이 방법을 이용할 경우 속 쓰림이나 통증이라는 증상만 없애고 위장의 기능은 더욱 나빠지는 결과를 초래할 뿐이다. 이에 한의학에서는 방어 인자를 살리는 방법을 사용한다. 방어 인자인 점액의 생산량을 늘림으로써 위산으로부터 위벽을 보호함과 동시에 위산이 충분히 생산되게 하고, 위산의 고유 기능인 죽 만들기와 살균 작용을 손상시키지 않는 것이다. 이때 위장의 점액 생산을 늘리기 위해서는 위장으로 가는 혈액의 양을 늘리는 방법이 있다. 위장의 혈액순환을 늘려야만 고장난 세포를 수리하고 새로운 세포의 재생을 유도할 수 있기 때문이다.

급성위염이나 세균성 감염으로 인한 위장병을 제외한 만성적인 위염이나 속 쓰림, 소화불량을 포함한 모든 위장 질환을 치료하는 첫 번째 방법은 위장으로 가는 혈액순환량을 늘리는 것이다. 바로 이것이 방어 인자를 살리는 길이고 위장병에 대한 한의학적 접근 방법인 것이다.

열증과 한증

위장병의 치료는 위장 상태를 한증과 열증으로 나누는 것으로부터 시작된다. 급성기의 염증, 궤양, 출혈은 열증의 범주에 속한다. 이때의 치료에는 제산제가 특효가 있다. 그러나 전술한 바와 같이 급성기의 염증은 굳이 제산제가 아니어도 비교적 치료가 쉬운 편이다. 이를 단편적으로 보여주듯 뱃맨겔리지 박사는 『물, 치료의 핵심이다』라는 그의 책에서 "물만 마셔도 급성기의 염증이 낫는다"고 기술한 바 있다. 문제는 만성위장병이다.

대부분의 의사가 위장병을 볼 때 대개 열증만을 생각하고 치료에 임한다. 위장병에서 보이는 현상이 대체적으로 열이기 때문이다. 그리고 이때에 그 열을 치는 가장 좋은 방법이 제산제이고 한약 중에서는 사심탕류의 황금, 황련, 대황이다. 그러나 용광로는 불이 꺼지면 안 되는 곳이다. 따라서 항시 위산이라는 열은 남겨두고 치료에 임해야 한다. 그럼에도 불구하고 대부분의 의사들은 다만 보이는 현상이 주로 열이기 때문에 거의 천 년 이상을 청열(淸熱)・사화(瀉火) 요법을 대표적인 치료법으로 사용해 왔다. 때문에 아직도 많은 한의사들이 위염이나 위산과다로 인해 통증과 속 쓰림을 호소하는 환자를 접할 때 사심탕이나 승기탕을 먼저 떠올리고 위산을 중화시키기 위해 오패산이나 용골, 모려를 처방하고 있는 것이다.

이러한 주단계(14세기 때의 중국 의사, 열이 질병의 주원인이라고 주장함)의 이론을 가장 충실히 받아들인 사람은 다름 아닌 양방 내과의들이다. 양방 내과의 처방을 보면 거의 모두가 청열지제(소염제, 제산제)이다. 때문에 항상 위산이 위장병의 원흉인 것처럼 보인다. 그들에 의하면 위염도, 속 쓰림도, 역류성식도염도 모두 그 원인이 위산에 있다고 본다. 그 때문인지 그들은 이들 증상이 있을 때 제산제를 처방한다. 아예 위산을 중화시켜 위장의 열을 꺼버리자는 식이다.

여기서 좀더 나아가면 위산억제제가 투여된다. 위산억제제는 위산의

167

생산을 억제한다. 그 다음 단계는 프로톤펌프억제제가 투여된다. 이 수준에 이르면 아예 세포 수준에서 위산의 생산이 중단되게 된다. 그리고 이로 말미암아 위장 순환 자체가 방해를 받게 된다. 그러나 중요한 것은 위장의 혈액순환을 방해한 후 정상적인 위장의 기능을 기대하기란 어렵다는 것이다.

위장(胃腸)은 열이 항상 필요한 곳이다. 열을 없애고서는 그 기능을 말할 수 없다. 장경악(중국 명나라 말의 의사, 그가 편찬한 『경악전서』는 『동의보감』과 거의 동시대의 것이다)이 "사람의 위기(胃氣 : 위장의 기운)는 원래 스스로 몹시 열(熱)하므로 세 끼니가 위(胃)로 들어오면 전부 바로 소화될 수 있는데, 이는 바로 진양화후(眞陽火候 : 사람이 본래 가지고 있는 에너지)의 응(應)함이다"라고 한 것은 바로 이를 두고 이른 말이다. 따라서 위산이 모든 질병의 원인이라고 해서 위산을 없애버리면 위산의 고유 기능인 '죽 만들기와 살균'은 누가 담당해야 해야 할까? 바로 여기서 모순이 생긴다.

위장의 질병에도 급성기가 있다. 전날 술을 진탕 마셔 위장벽이 충혈되어 터지기 일보 직전인데 '위장은 온보해야 돼'(혈액순환을 살리기 위한 방법) 하면서 건강, 육계, 부자와 같은 열성약재를 투여하여 마치 용광로의 불을 더 지피는 것과 같은 경우를 만드는 일은 없을 것이다. 오히려 이때는 소염제와 제산제 같은 청열의 약이 반드시 필요하다. 하지만 이러한 위장의 급성기는 그 기간이 짧고 비교적 빠르게 지나간다.

또한 위장의 점막세포는 각종 음식물 독소와 기계적 마모 작용, 세균, 위산과 효소에 대항하다 보니 비교적 그 수명이 짧다. 그리고 손상된 세포를 오래 가지고 있지 않기 위해 세포 교환 주기 역시 짧은 편이다. 일반적으로 보통 3일이면 점막세포의 교환이 이루어진다. 때문에 급체

168   네 안에 잠든 건강을 깨워라

를 했더라도 보통 3일 정도가 지나면 대개는 저절로 낫는 것이다.

우리가 잘 알고 있는 것처럼 대부분의 위장병은 만성질환이다. 하지만 밖으로 보이는 현상은 모두 열의 형상을 띠고 있다. 그 이유는 위장이 원래 열이 많은 곳이라는 데에 있다. 장경악이 말하는 요점이 바로 여기에 있다. 보이는 것은 열이되, 그 원인은 열의 공급이 부족해서 나타나는 현상이 바로 위장병이라는 것이다. 따라서 위장병을 치료하기 위해서는 우선적으로 혈액순환량을 늘려야 한다.

혈액순환량을 늘려 주는 방법으로 약물요법 외에도 자율신경을 조절해 주는 방법이 있다. 즉 부교감신경을 자극하여 혈액의 흐름을 복강으로 향하도록 교정해 주는 것이다. 이를 위해선 무엇보다 기쁘고 즐겁고 행복한 마음의 상태를 몸과 일치시키는 것이 중요하다.

감정 조절은 위장병 치료의 처음이자 마지막이라고 해도 과언이 아닐 정도로 깊은 관련성을 가진다. 감정은 자율신경의 균형을 조절하고 자율신경은 몸의 상태를 결정한다. 몸의 상태는 다시 감정에 영향을 미치는 무환 고리로서 작용한다.

위장을 튼튼하게 하는 음식과 생활

오늘도 위장병을 치료하기 위해 이 병원 저 병원을 떠도는 환자들의 행렬이 끊이지 않고 있다. 그 이유는 아무도 완전한 치료를 할 수 없다는 데에 있는 듯하다. 완전한 치료를 하지 못하는 이유는 단 한 가지이다. 원인을 정확히 알지 못하고 잘못된 진단을 내리기 때문이다.

위산은 위장병의 원인이 아니다. 이 점을 양의사뿐만 아니라 한의사들도 정확히 알고 있어야 한다. 그것이 바로 이 땅의 위장병 환자들을 보다 편안하게 하는 길이기도 하다.

물론 급성기 위염에는 위산이 증상을 악화시키는 주요인으로 작용하는 것이 사실이다. 여기에는 위산뿐만 아니라 스트레스, 과식, 상한 음식, 음주 혹은 약물 등의 강력한 외부 요인이 작용할 수도 있다. 그렇지만 일반적으로 급성기 위염은 위산을 재빨리 제거해 줌으로써 위장의 회복을 도울 수도 있고, 회복을 위한 시간을 벌어줄 수 있는 것 또한 사실이다.

그러나 이러한 급성기에는 의사가 아니라 일반인이라도 자극적인 음식을 먹어 위산의 분비를 촉진시키는 일은 하지 않는다. 그리고 이러한 급성기는 짧고 빠르게 지나간다. 대개 일주일 이내에 치료가 되거나 만성기로 넘어간다.

중요한 것은 대부분의 위장병 환자가 만성기에 있다는 것이다. 따라서 비록 속이 쓰리고 아프다 하더라도 위산을 제거해서는 안 된다. 위산을 제거하는 행위 자체가 위장의 기능을 저하시킬 수 있기 때문이다. 그러므로 위산은 그대로 둔 채 위장의 방어 기능을 살릴 수 있는 방법을 모색해 보도록 해야 한다. 그러한 방법 가운데 하나로 위장 점막에서 점액이 충분히 분비되도록 도와주고 위장 평활근의 힘을 살리기 위해 위장의 혈액순환을 도와주는 것 역시 한 방법이 될 수 있다.

위장 치료를 위한 음식과 생활 수칙도 이에 준해야 한다. 이를 위해선 각종 제산제, 항히스타민제, 위산억제제의 복용을 중단해야 한다. 간혹 위장병을 고치기 위해 느릅나무 껍질, 민들레, 어성초, 알로에 등을 장기 복용하는 사람이 있다. 그런데 문제는 이들 약재가 양약의 소염제나 제산제에 해당하는 작용을 한다는 것이다. 특히 이러한 약재를 장기간 복용 시에는 위장의 기능을 떨어뜨릴 수 있다.

반면 위장의 혈액순환을 살려 줄 수 있는 것은 찾아서 접해 볼 필요가 있다. 운동은 전신의 혈액순환을 도와주고, 체액의 흐름을 빠르게 해줌으로써 위장의 정체를 풀어 준다. 또한 성장호르몬과 성호르몬의 분비를 촉진시키므로 위장세포의 재생을 도와준다. 따뜻한 목욕, 즉 온천욕 역시 온몸의 혈액을 증탕하여 체온을 올리고 혈관을 열어 전신의 혈액 흐름을 도와준다. 따라서 운동과 목욕은 혈관을 강화하고 혈액의 흐름을 증가시키는 가장 기본적이면서 중요한 방법이라고 할 수도 있다.

171

위장병을 치료하기 위한 가장 기본적인 특효약은 인삼이다. 인삼은 위장의 혈액순환을 도와줄 뿐만 아니라 위 점막세포의 재생을 촉진하는 능력을 갖고 있기 때문이다. 또한 생강과 대추를 인삼과 함께 복용하면 그 효과는 배가 된다. 생강은 위장의 혈액순환량을 늘려 주고, 대추는 장에 직접 영양을 공급해 주기 때문이다. 이때 생강과 대추의 양은 인삼 량의 1/3 정도로 한다.

야채와 과일 섭취도 좋은 방법 가운데 하나이다. 육식을 줄이고 섬유 질을 많이 섭취하게 되면 위산의 분비 속도를 조절하여 급격한 위산 분비를 막아 주고, 단백질을 분해하기 위해 위산을 많이 분비할 필요도 없기 때문이다. 더불어 채식은 위장 배출을 빠르게 하기 때문에 위장의 부담을 줄여 주는 기능이 있다. 극단적이긴 하지만 양배추를 먹고 위장 병이 낫는 이유가 바로 여기에 있다. 육식을 하지 않는다고 해서 기운이 없어지는 것은 아니다. 코끼리나 소, 말은 전혀 육식을 하지 않지만 힘이 장사다. 뼈도 동물 중에서 가장 큰 편에 속한다. 채식을 위주로 한다고 해서 뼈가 약해지거나 일상 생활에 많은 영향을 주지는 않는다 는 말이다.

과자나 라면 같은 인스턴트 식품은 피하는 것이 좋다. 각종 과일 음료 역시 당분이 지나치게 많이 함유되어 있으므로 삼가는 것이 좋다.

커피와 술이 소화성 궤양을 일으키는 것은 널리 알려진 사실이다. 즉 커피와 술은 위장벽을 직접 손상시켜 염증과 궤양, 출혈을 일으킨다. 특히 심장에 악영향을 미치므로 위장병 환자는 절대 금해야 한다. 카페 인은 교감신경을 흥분시키고, 특히 불안감을 느끼게 한다.

물을 마시는 것 역시 추천하고픈 방법이다. 물은 가장 좋은 진정제이 자 제산제이며 치료제이다. 속이 쓰릴 때, 배가 아플 때, 가스가 찰 때,

답답할 때 먼저 물 한 잔 마시고, 그리고 다음 일을 생각하는 습관을 들여 보라. 이때 물은 조금씩 자주 마시는 것이 좋다.

위장병 치료의 마지막 열쇠는 긍정적인 생각, 기쁜 마음, 행복한 생활이다. 우울한 기분이나 부정적인 생각은 부교감신경계를 차단한다. 이로 인해 가슴이 죄이고 복강은 좁아진다. 반면 마음이 기쁘고 행복하면 저절로 가슴은 펴지고 웃음이 나오고, 행복 호르몬이 분비된다. 행복 호르몬은 통증을 없애고, 세포를 재생하고, 혈액을 정화한다.

배 속이 편해지고 싶은가? 지금 당장 행복의 바다 속으로 빠져 보라.

제 **7** 장
대장질환

대장은 소화기관의 가장 말단 부분이다. 다시 말해 음식을 보고 냄새 맡고 씹어 삼키고 위장에서 죽을 만들고 소장에서 영양분을 흡수한 후에 최종적으로 도달하는 곳이 바로 이 대장인 것이다. 그렇다고 하여 대장에 찌꺼기만 있는 것은 아니다. 소장에서 미처 흡수 못한 영양분을 마저 흡수하고 각종 미생물에 의해 발효가 일어나고 또 비타민과 젖산 등 인체에 유익한 물질을 생산하는 곳이기도 하기 때문이다.

대장의 주된 기능은 수분을 재흡수하고, 유미즙(음식물 찌꺼기)을 형태를 가진 대변으로 압축하고 그리고 세균의 활동으로 비타민을 생산하고, 굳어진 대변을 배변할 때까지 저장하는 것이다.

한편 맹장은 소장과 대장이 만나는 부분으로, 소장에서 음식물이 소화 되고 남은 죽 형태의 찌꺼기가 대장으로 들어오면 가장 처음 모이는 곳이다. 맹장에는 충수돌기가 붙어 있는데, 이곳에는 많은 면역세포가 서식한다. 이 면역세포는 음식물 찌꺼기 속에 들어 있는 각종 세균과 독소를 살균해 주는 역할을 한다. 충수는 일반적으로 약 9센티미터 정도의 길이이지만 실제로 그 크기와 모양이 다양하여 개인에 따라 차이가 난다. 또한 충수의 점막과 점막 하층에는 많은 림프 소절이 있고 림프계의 기관으로서 역할을 한다.

그럼 본격적으로 대장의 주된 기능을 살펴보자. 대장은 음식물 찌꺼기의 수분을 흡수한 후 대변을 일정 기간 저장하는 곳이다. 이 기능을 발휘하기 위해 대장은 독특한 몇 가지 조직과 구조를 가지고 있다. 그것은 다음과 같다.

대장의 지름은 소장보다 약 세 배 정도 큰 반면 벽은 훨씬 얇다. 그런가 하면 대장에는 융모가 없는 대신 배상세포(술잔세포 : 술잔처럼 생겼기 때문에 붙여진 이름으로 점액을 분비함)가 아주 풍부하고, 여러 개의 대장 분비선이 존재한다. 이 대장 분비선은 소장과 달리 보다 깊은 구덩이(음와)를 형성하는데, 일반적으로 모든 배상세포가 그곳에 존재한다.

대장 점막에서는 효소 생산을 하지 않지만 대변에서는 소화 작용이 계속 일어난다. 그 이유는 대변에 아직 소장에서 분비된 소화 효소가 포함되어 있기 때문이다. 또한 대장 내에 있는 세균에 의해서도 소화 과정은 계속 진행된다. 그리고 대변이 굳어지고 압축됨에 따라 대장에서 분비되는 점액은 윤활제의 역할을 하게 된다. 한편 대장 점막에는 면역세포가 모여 있는 림프 소절이 골고루 분포되어 있다.

사실 대장은 우리가 단순히 생각하는 것보다 훨씬 다양한 기능을 발휘하고 인체 생리의 중요한 부분을 차지한다. 실제로 소화관에서 흡수하는 물질의 약 10퍼센트가 대장에서 흡수된다. 특히 물의 재흡수는 대장의 기능 중 가장 중요한 부분이기도 하다. 하루에 약 1500~2000밀리리터 정도의 물질(음식물 찌꺼기)이 대장으로 흘러 들어오고 각종 대장의 작용을 거친 이 찌꺼기는 약 150밀리리터 정도의 대변으로 배출된다. 이는 소화 효율면에서 보면 엄청난 수치이다. 대변은 평균적으로 물 75퍼센트, 세균 5퍼센트, 나머지 소화되지 않은 물질과 소량의 무기물 및 상피세포의 잔해물로 이루어진다.

대장의 또 다른 중요한 기능은 독소 처리이다. 대장 내의 음식물 찌꺼기 속에는 수많은 세균과 독소가 혼합되어 있다. 이러한 이유로 대장은 인체 내에서 가장 독소가 많은 곳이기도 하다. 세균은 대변 속의 각종 단백질을 분해하고 암모니아와 질소 화합물인 인돌, 스카톨 그리고 황화수소를 생산해 낸다. 인돌과 스카톨이 대변 냄새의 주성분이라면, 황화수소는 썩은 달걀 냄새를 내는 주범이다. 이렇게 발생한 가스와 독소는 대장 상피를 통해 혈관에 흡수되고 간문맥순환계로 들어간다. 이는 대장에서 발생한 가스가 전신 순환계로 퍼져 나간다는 것을 의미한다. 이들은 간에서 일부 처리되고, 나머지는 폐호흡과 신장을 통해 몸 밖으로 배출된다.

또한 이들 가운데 탄수화물의 일부는 소화가 되지 않고 원형 그대로 대장에 도착하기도 한다. 이들은 복합 다당류로서 대장균의 먹이가 된다. 우리가 흔히 방귀라 일컫는 가스는 바로 이 먹이를 먹고 난 장내 세균이 내뿜는 가스를 일컫는 것이다. 이때 소화 되지 않은 많은 양의 탄수화물은 세균의 가스 생산량을 늘리고 대장이 팽창하여 복부팽만감이나 경련, 방귀의 양을 늘리는 원인이 된다.

한편 간에서 만들어진 후 담낭에 저장되고, 십이지장을 통해 장내로 들어온 쓸개즙은 여러 세균 활동과 산화작용에 의해 우로빌리노겐과 스테로코빌리노겐이란 물질로 바뀌게 되고, 이 물질에 의해서 대변은 특징적인 황갈색을 띠게 된다. 이때 대변에 남아 있는 쓸개즙의 대부분은 맹장에서 재흡수되어 간으로 되돌아간다. 그런가 하면 대장균은 대장 내에서 음식물의 섭취만으로는 부족한 세 가지 중요한 비타민을 생산하여 사람에게 공급해 준다.

비타민 K는 간에서 프로트럼빈을 포함한 응혈 인자를 합성하는 데 필요한 지용성 호르몬이다. 그런데 장내 세균에 의해 생산되는 비타민 K의 양은 성인이 하루 동안 필요로 하는 양의 약 절반에 이른다.

두 번째는 비오틴으로, 비오틴이란 포도당 대사에 관여하는 수용성 비타민을 말한다. 또한 비타민 B₅도 생산되는데, 비타민 B₅는 스테로이드호르몬과 신경전달물질의 제조에 필수적인 수용성 비타민이다. 비오틴이나 비타민 B₅의 결핍에 의해 질병이 유발되는 경우는 유아기 이후에는 드물다. 이는 장내 세균에 의해 충분한 양이 보충되기 때문이다. 그렇지만 만성적인 설사나 지질 흡수의 장애나 담즙 생산의 부족으로 인하여 지질 흡수가 어려워질 경우 이 비타민 K의 흡수 또한 어려워진다.

여기서 소화기관의 노화에 따른 변화에 대해 살펴보자. 사람은 늘 일정하게 36.5도라는 온도를 유지하며 살아가고 이 체온을 유지하기 위해서는 에너지를 지속적으로 공급해 주어야 한다. 에너지는 음식으로 공급되는 것과 호흡을 통해 공급되는 산소 두 가지가 있다. 산소의 공급은 주로 폐의 기능에 의해 좌우되고, 운동이 중요한 역할을 담당한다. 음식물 공급의 목적은 에너지원과 인체를 유지 보수하고 뼈와 살과 인체 조직을 만들 원료 물질을 공급하는 데에 있다. 이 목적을 달성하기 위해 소화기관은 하루도 쉬지 않고 일을 한다. 이렇듯 쉬지 않고 일을 하던 세포와 조직과 기관은 어느덧 노화에 이르게 되고, 소화기관 역시 노화에 따른 변화를 겪게 된다.

물론 노인이라고 해서 정상적인 소화와 흡수가 일어나지 않는 것은 아니다. 다만 음식에서 영양분을 흡수하고 분비선을 통해 소화 효소를 내놓는 역할을 하는 많은 상피세포의 분열 속도가 노년기에는 비교적 현저히 떨어지게 된다. 또한 소화기관의 상피세포는 기계적 · 화학적 손상을 받아 염증이나 궤양이 자주 발생하게 된다. 뿐만 아니라 소화관, 구강, 식도 및 항문의 상피세포 층도 얇아지고 부서지기 쉽게 변한다.

노년기가 되면 소화관의 평활근의 근육 긴장 역시 감소한다. 소화관의 주된 목적은 위[上]에서 아래[下]로의 음식 수송이다. 이것이 원활치 못해 음식물이 아래에서 위로 역류하는 것은 모두 질병에 속한다. 구토, 역류성식도염, 담즙의 역류, 대변을 밀어내지 못하는 작용(변비) 등 아래로 잘 수송되지 못하는 것이 이에 속한다. 물론 아주 빨리 아래로 수송되는 것이 병이 되는 경우도 있다. 설사나 흡수장애증후군 같은 것이 그것이다.

하지만 보통은 아래로 내려가는 것이 소화기관의 정상적인 작용이고, 이것을 담당하는 것이 소화관을 두 겹으로 싸고 있는 근육, 즉 평활근이다. 그런데 노화가 진행될 경우 이 내장 평활근의 전반적인 긴장도가 떨어지고 가동성은 저하되고 연동 수축의 힘은 약해진다. 이러한 변화는 대변의 이동 속도를 늦추는가 하면 장내에 오랫동안 음식물 찌꺼기가 머물게 하기도 한다.

만약 게실(찌꺼기나 지방이 찬 작은 주머니가 대장 점막 안쪽으로 발생)이 있는 경우에는 대장의 팽기벽이 처짐에 따라 염증으로 이환되기도 한다. 잘 이동하지 않는 대변을 밀어내기 위해 복강 내 압력을 높이게 되면 혈관벽이 스트레스를 이겨내지 못하고 부풀어올라 치질이 되기도 한다.

또한 전반적인 복강 내의 순환이 모두 느려져 복강 내의 혈액이 간문맥으로 제때 빠지지 못하게 되면 복강 내 문맥순환계는 정체에 빠지게된다. 이것은 상부 소화관에도 영향을 미쳐 식도 역류를 가져오거나 식도 주위 정맥의 울혈이나 흉추 주위의 울혈을 가져와 가슴앓이나 등의 통증을 유발하곤 한다.

노화는 손상을 장기화시킬 수 있다. 즉 장에서 제대로 처리되지 못한 독소가 간세포를 공격하면 이는 만성적인 간질환으로 이환될 수 있다. 또한 노화는 암 발생률을 증가시키기도 한다. 주지하다시피 암이 상피세포에 가장 많이 일어난다는 사실은 널리 알려진 바이다. 말하자면 손상이 많고 재생이 잦은 상피세포에서 암 발생률이 가장 높은 것이다. 한국인의 암 중 가장 많은 위암과 대장암이 가장 빠르게 증가하는 것도 모두 상피세포의 노화와 연관지어 볼 수 있다.

변비

　사람이 살아가는 데 가장 기본이 되는 중요한 기능 가운데 중심적인 부분은 바로 숨쉬기, 음식물 섭취 및 소화 그리고 배설이다. 그런데 이러한 기초적인 기능이 제대로 이루어지지 않는다면 그야말로 얼마나 불편할 것인가.

　변비는 배변을 자주 하지 못하는 것으로, 이 경우 보통 변이 건조하고 딱딱하다. 변비는 변이 대장을 통해 아주 느리게 움직여 수분의 과다한 재흡수가 일어날 때 발생한다. 이때 변은 매우 압축되어 움직이기 어려워지고, 마찰이 커지게 된다. 여기서 잠시 짚고 넘어가야 할 점이 있는데, 그것은 바로 대장 자체의 이상에 의해 수분이 과다 흡수되는지 혹은 수분이 과다하게 필요한 몸의 다른 부분이 있는가 하는 것이다.

　대개는 몸의 다른 곳에 수분이 과다하게 필요한 경우 수분 흡수가 많이 일어나게 된다. 그 중 가장 큰 요인이 스트레스이다. 스트레스에 의해 뇌와 심장 그리고 근육 활동이 많아지면서 몸이 과열되면 많은 양의 수분이 소모되고, 교감신경이 항진되어 열이 발생하면 물의 소모량도 많아진다. 변비 치료에서 스트레스와 자율신경의 균형 등 정신적인 부분을 고려하지 않으면 실패하기 쉬운 이유가 바로 여기에 있다.

보통 변비의 원인으로 식이 섬유의 섭취량이 적은 것과 마시는 물의 양이 부족한 경우를 들 수 있다. 식이 섬유는 대개 인간의 장에서는 소화가 되지 않는다. 이렇게 소화되지 않고 대장까지 내려온 섬유질은 대변의 부피를 크게 하고 수분을 함유하여 변을 무르게 한다. 또 부피가 커진 대변은 대장벽의 수용기를 자극하여 연동운동을 촉진하게 된다. 운동을 통한 신체의 움직임도 대변이 대장을 통과하는 힘을 도와주는 데에 한몫한다.

선천성거대결장증(Hirschsprung's disease)의 경우에도 변비가 심하게 올수 있는데, 이는 에스자결장의 근신경총의 결함으로 인한 것으로 수술요법의 시행이 우선되므로 한의학적 접근이 어렵다. 하지만 수술 후의 합병증으로 나타나는 장염의 치료와 혈액순환 문제는 한의학적 접근이 유용하다.

요컨대 변비란 대장 내의 수분을 지나치게 많이 흡수하는 것과 대장의 연동운동이 약해 대변이 느리게 움직이는 것을 의미한다. 대변이 대장 속에 오랫동안 머무르게 되면 수분 흡수는 그에 비례해서 증가하게 되고, 그로 인해 점점 압축된 많은 양의 건조하고 단단한 대변이 결장 내에 쌓이게 된다. 대장 내의 건조한 덩어리는 심지어 소장의 움직임도 방해한다.

기능적인 면에서 변비를 바라볼 때, 변비는 의도적으로 배변 욕구를 참는 습관에서 유발되기도 한다. 주로 여성들의 경우 사회 생활을 하다

보면 가야 할 때를 놓치는 경우가 많은데, 이렇게 자주 참다 보면 직장(直腸)의 압력 수용체의 기능이 무뎌져 점점 배변 욕구도 줄어들고 연동운동도 나빠져 변비로 발전하는 경우가 많다.

어린아이들의 경우 배변 훈련 과정에서 배설에 대한 행동 억제가 심하게 이루어지는 경우 점차적으로 시간이 지나면서 배설 반사작용이 약해지고 결장도 무기력해지는 경우가 있다. 그렇기 때문에 어려서의 배변 훈련이 노년기의 변비 발생을 방지하는 기초가 되는 것이다.

변비가 며칠간 지속된 후에 많은 배설물이 에스자결장에 쌓이게 되면 결장에서는 많은 양의 장 분비물이 나오는 경우가 있다. 분비물이 다량 흘러나옴에 따라 대변은 갑자기 묽어지고 설사가 유발된다. 이렇게 변비와 설사가 반복되는 과정 중에 과민성대장증후군이 형성될 수도 있다.

변비의 종류

일시적으로 환경적 요인이나 정신적 혹은 음식에 의해 발생하는 변비를 급성변비라 일컫는 반면 장기간에 걸쳐 지속적이고 반복적으로 나타나는 변비를 만성변비라 칭한다.

또한 항문의 운동성이 나빠져서 생기는 변비를 이완성변비라 부르는데, 주로 노년층에서 대장의 노화와 함께 힘이 떨어져서 생기는 경우가 많다. 이때 변비를 치료하기 위해 장을 과도하게 자극하는 자극성 하제를 반복해서 복용한 사람의 경우에 장운동세포의 노화가 촉발되는데, 이는 젊은 사람에게서 이완성변비가 흔히 발생하는 요인이 된다. 게다가 시중에서 판매되는 변비약은 대부분 자극성 하제로서 일시적인 사용은 무방하나 장기간의 사용은 피하는 것이 좋다. 이완성변비는 장운동이 적기 때문에 복통은 많지 않은 대신 복부팽만감이 심하다. 이때는 대장 평활근의 힘을 길러 주어야 하는데, 적당한 운동요법과 호흡요법을 시행하여 근육의 활력을 찾아 주는 것이 좋다.

그리고 경련성변비가 있는데, 이는 대장 운동에 장애가 발생하는 것을 말한다. 이는 대장의 일부분이 경직되어 움직이지 않거나 운동이 매우 활발하여 장운동이 과도하게 촉발되는 것으로, 대부분 왼쪽 대장이 굳어 경직될 경우 대변의 흐름이 막히게 되고 오른쪽에서는 움직임이 일어나 밀어내려는 힘과 부딪혀 이것이 복통을 유발하게 된다. 또 대장운동이 과도하게 증가하여 대장연동운동이 시도 때도 없이 일어나 배변이 아주 잦아지거나 설사가 반복적으로 동반될 때 과민성대장증후군과 그 증상이 겹치는 경우도 있다.

변비의 종류를 하나 더 꼽으면 직장형변비가 있는데, 변이 직장에서 내려가지 않고 쌓여 있는 형태를 의미한다. 이는 일반적으로 외괄약근이 상처나 치질 등에 의해서 조절이 되지 않을 때, 내괄약근이 직장의 압력에 반응하지 않을 때, 장중첩증, 여성의 경우 질벽과 장 사이의 벽이 약해져 직장벽이 질 쪽으로 밀려가서 생기는 직장류 등에 의해 발생한 변비를 말한다.

항문에는 외괄약근과 내괄약근의 두 개의 조절 밸브가 있다. 이때 외괄약근이 사람에 의해 의식적으로 조절할 수 있는 것이라면 내괄약근은 자율신경에 의해 조절되는 것이다. 따라서 외괄약근의 문제는 케겔운동을 이용한 연습을 통해 단련하는 방법을 주로 이용하곤 한다.

한편 소아의 변비는 비교적 흔해서 전체 소아 가운데 약 3~20퍼센트 정도가 지니고 있고, 그 중 많은 수가 심인성 변비에 해당한다. 또한 남자 아이가 여자 아이보다 발병률이 높으며, 이 경우 내의에 변을 조금씩 흘리거나 소변의 조절 기능 역시 장애를 보이기도 한다. 이러한 경우 아이들은 변을 참기 위해 다리를 꼬고 엉덩이에 힘을 주는 자세를 취하기 때문에 조금만 주의를 기울여 관찰하면 쉽게 발견할 수 있다. 소아의 변비는 심리적인 영향을 크게 받기도 하는데, 대개 수줍음이 많거나 수동적인 성격으로 인한 영향이 많고, 엄마에 의해 배변 욕구를 강압적으로 조절 받는 상황에 의해서 생기기도 한다.

아이들의 직장은 성인에 비해 탄력이 훨씬 좋다. 때문에 배변을 참는다 해도 많은 양이 직장에 저장된다. 이때 직장 자체가 늘어나 변비를 더 악화시키는 경우도 있으므로 급할 때는 설사를 시키거나 관장을 해주는 것이 좋다. 아이들이 화장실 가기를 갑자기 두려워하는 경우에는 항문에 상처가 있을 가능성도 있다. 또 변비가 있는 아이의 대변이 너무 굵고 단단한 경우 치열을 발생시켜 출혈이 생기기도 하지만 변비만 해결되면 치열은 자연스럽게 좋아진다.

변비의 치료

변비보다 더 사람을 괴롭히는 질병이 또 있을까? 먹은 것을 제때 배설하지 못하는 고통은 그야말로 겪어 본 사람만이 알 수 있다.

생물은 기본적으로 에너지를 발생시키기 위해 음식을 섭취한다. 중요한 것은 이 과정에서 에너지대사가 끝난 노폐물을 처리할 수 있어야 한다는 것이다. 일반적으로 이 노폐물 처리 과정에 이상이 생기면 심한 괴로움을 겪게 되는데, 그 중 하나가 바로 변비이다. 그런데 주위를 둘러보면 변비는 남성보다는 여성에게 더 많음을 알 수 있다. 이는 장의 운동이 뇌의 복잡한 기능과 연관이 있기 때문일까? 사실 장을 움직이는 부교감신경은 10번 뇌신경인 미주 신경이다. 즉 장은 뇌의 조절을 직접 받는다고 볼 수 있다. 따라서 정신적 스트레스를 훨씬 많이 받고 섬세하고 복잡한 생각 구조를 가진 여성에게 변비가 많은 것은 어쩌면 당연한 일인지도 모르겠다. 스치는 이야기로 시댁에 가서 화장실을 못 가는 며느리는 있어도 처가에 가서 화장실을 못 가는 사위는 없는 것 또한 이를 반영해 주는 한 부분이 아닌가 한다.

스트레스는 교감신경을 자극하여 두면상지부의 혈액순환량을 늘린다. 이는 두통, 불면, 안구건조, 비염, 입마름, 귀울림[이명], 안면홍조, 어깨결림 등의 증상을 유발하는가 하면, 내장 순환을 방해하여 위염이나 장염, 과민성대장, 생리통, 전립선염, 설사, 변비 등을 일으키기도 한다.

일반적으로 교감신경이 자극되면 인체의 대사량이 늘어나고 대사량이 늘어나면 열이 발생하는데, 이로 인해 물의 소모가 많아진다. 때문에 늘 여분의 수분이 필요한 상태가 되는 것이다. 그렇다면 이 여분의 물은 어디에서 오는 것일까? 보통 수분의 재흡수는 콩팥과 대장에서 이루어지기도 하는데, 대부분의 경우 콩팥을 통해 이루어진다. 하지만 대장에서도 하루 약 2리터 가량의 여분의 수분을 재흡수한다. 그만큼 대장의 수분 흡수는 중요하다. 여분의 수분이 필요할 때 인체는 대장의 수분 흡수량을 늘려 버린다. 그래서 변은 더욱 굳어지고 딱딱해지는 것이다.

현재 한국 사람의 암 중 가장 빠르게 진행되는 것이 대장암이고, 이러한 대장암을 일으키는 주요 원인 중 하나가 변비이다 보니 현대인에게 있어서 변비 치료는 쉽게 간과할 수 없는 일이 되었다. 또한 변비 치료 시 대부분 단기간의 치료에 집중하다 보니 이를 위해 지나치게 많은 자극성 하제(차전자피나 센나)를 사용하게 되는데, 이는 곧 장의 힘 자체를 떨어뜨려 장무력증을 유발하고 심한 경우 관장을 하지 않으면 변을 볼 수 없는 상황까지 초래하기도 한다. 그로 인한 반복적인 관장요법은 하제의 자극보다 더한 충격을 장에 끼쳐 결국 장의 복구에 있어 더욱 어려운 상태로 몰고 간다.

여기서 생각해야 할 것은 변비와 설사는 쉽게 말해 수분을 흡수하고 점액을 배출하는 장 점막의 서로 반대되는 작용에 의해 발생한다는 점이다. 감염이나 염증, 궤양과 같은 어떤 원인에 의해 장 점막에서 수분 흡수를 못하고 점액의 배출이 늘어나는 경우 대변의 수분량이 증가하고 배변 횟수도 증가해 설사가 발생한다. 반대로 장 점막의 수분 흡수가 지나치게 증가하게 되면 대변 속의 수분이 말라 버리고 장운동은 억제되어 변비가 발생한다.

변비 치료의 첫 번째 관문은 이렇듯 과다해진 장 점막의 수분 흡수를 억제하고 나아가 점액 분비를 늘려 주는 것이다. 이때 점액 분비를 늘리기 위해서는 장을 통과하는 혈액 흐름 역시 늘려 주어야 한다. 즉 대장으로의 혈액순환 장애를 개선해야만 한다.

기존의 변비 치료는 대장을 쥐어짜거나 강제로 점액 배출을 늘리는 약물을 사용하여 통변하는 방법을 사용하곤 했다. 그런데 이는 점액의 생산을 도와주는 영양 물질인 혈액의 흐름이 개선되지 않은 상태에서의 통변이라 장 점막의 손상을 일으키고 대장 평활근의 무력을 초래한다는 부작용을 지니고 있다. 따라서 새로이 고려되는 치료법은 대장으로 공급되는 충분한 양의 혈액 공급을 만들어 줌으로써 영양 물질을 보충하고 점액 생산을 늘리고, 수분 흡수를 제한하여 대장의 정상적인 건강 상태를 만들어 줄 수 있어야 한다. 또한 신체 다른 부분에서 수분이 과다하게 필요하게 된 원인을 찾아 제거해 주는 것도 잊어서는 안 된다. 그 때문에 변비 치료에 기존의 하제(대황, 치자)뿐만 아니라 대장의 점막을 부드럽게 하는 윤장제(당귀, 육종용, 욱리인)와 혈액순환을 돕는 파혈제(단삼, 지각)와 간문맥순환을 돕는 이담제(울금, 택사)와 교감신경의 완화를 목적으로 하는 자음지제(생지황, 지골피, 백작약, 맥문동)가 모두 요구되는 것이다.

설사와 장염

　대장 기능 이상에 기인하는 대표적인 질병으로 변비와 설사를 꼽을 수 있다. 이 중 변비는 워낙 많은 사람들이 그로 인한 고통을 호소하고 있고, 그 치료로 쓰이는 약 또한 널리 알려질 정도로 많이 나와 있는 편이다. 그런 반면 설사는 그 질병의 심각성이 비교적 많은 환자 수에 비해 덜 알려진 것이 사실이다. 그래서일까. 대부분의 사람들이 설사는 주로 장염과 함께 나타나는 증상으로 이해하고 있는 경우가 많다.

　대장질환을 주로 다루기 시작하면서 느낀 것 중 가장 큰 부분은, 사람들은 변비는 견디기 힘들어함에 비해 설사의 경우 잘 참는다는 것이다. 웬만큼 증상이 심하지 않으면 병원을 잘 찾지 않는다. 또한 심각한 설사가 아닌 묽은 변 보는 것 정도는 그냥 체질이라고 간주하는 경우도 있다. 하지만 변이 묽어진다는 것은 이미 대장의 정상 기능이 저하되고 있다는 것을 의미하므로 조금 더 주의를 기울일 필요가 있다.

사실 설사는 수분이 다량 함유된 대장 내용물이 연동운동의 증가와 함께 나타난다. 이러한 설사는 대장 점막이 정상적으로 대장 내의 수분을 흡수하지 못하거나 대장으로 유입되는 액체의 양이 과다할 때 그리고 점액의 분비가 과잉 분비될 때 발생한다. 그리고 세균이나 바이러스 또는 원충의 감염에 의해서 급성 장염과 함께 지속적인 설사가 유발되기도 한다. 설사가 아주 심할 경우에는 체액과 이온의 과도한 유실이 누적되어 생명을 위협할 수도 있다. 예를 들어 콜레라처럼 장 내막에 붙은 세균이 대량의 체액을 분비하도록 독소를 분비하고 자극하는 경우, 이로 인해 환자는 급성 탈수가 일어나 단기간에 사망하기도 한다.

　　또한 심리적인 요인에 의해 설사가 발생하기도 한다. 이를테면 시험을 앞두고 있거나 심각한 위험에 처하면 신경의 긴장과 함께 설사가 유발되기도 한다. 이는 심리적 요인이 부교감신경을 과도하게 자극하여 대장 운동과 점액 분비가 증가하여 설사라는 결과를 만들어 낸 것이다. 요컨대 만성적으로 묽은 변이나 설사가 나타나는 것은 장 점막의 기능이 저하되어 대장의 원래 기능인 수분 흡수가 제대로 이루어지지 못한 결과이다.

설사와 장염의 원인 및 치료

설사의 원인은 크게 네 가지로 나눌 수 있다. 장관 내의 흡수가 잘 되지 않아 수분이 저류하는 삼투성 설사, 장관 내의 수분과 전해질의 분비가 과도해지는 분비성 설사, 염증이나 궤양성 병변이 있는 점막으로부터 삼출액이 분비되는 삼출성 설사, 비정상적인 장운동에 의한 운동성 설사가 그것이다. 대부분의 급성 설사는 광범위한 진단 과정은 필요 없고 대증 치료를 하면 된다. 그러나 설사가 3일 이상 지속되거나 발열, 복통, 혈변이 있을 때에는 좀더 정확한 감별 진단이 필요하다. 그렇긴 하지만 만성 설사는 육체적 · 정신적 · 환경적으로 아주 다양한 경우가 많아 감별 진단이 어려운 경우가 많다.

소화관의 그 주작용은 위에서 아래로의 운동이다. 즉 모든 음식은 상(上)에서 하(下)로의 운동이라는 소화와 연동 과정을 거친다고 할 수 있다. 따라서 이에 역행하는 것은 모두 질병에 속한다. 구토, 탄산(쓴물이 올라오는 것), 트림 등이 이에 속한다. 심지어 초록색물이 올라오는 경우도 있는데, 이것은 담즙이 역류한 것이다.

일반적으로 설사는 위에서 아래로의 운동이 지나치게 심해진 경우에 나타난다. 설사는 한의학적으로 크게 두 가지 원인으로 분류할 수 있는데, 한증과 열증이 그것이다. 식중독, 콜레라, 장티푸스 등과 같이 미생물 감염으로 인한 급성 질환은 열증에 속한다. 열증으로 인한 설사는 그 증상이 급박하고 격렬하다. 그래서 이때에는 심한 설사와 고열, 복통, 탈수 등의 증상을 수반하거나, 급성 염증(장염)을 동반하기도 한다. 하지만 대개 열증으로 인한 설사는 그 원인이 명확하고 기간도 짧다.

반면 이러한 급박한 증상 대신 원인이 명확치 않으면서 수개월 이상 설사나 묽은 변이 지속될 경우 이는 한증으로 분류한다. 다시 말해 장의 기능이 떨어진 것이다. 이 경우 대개 대장의 검사상 별다른 증후가 없으며 기능상의 이상에 대한 설명만 듣게 되는데, 이때는 만성적인 장염을 동반하기도 한다.

대장의 기능은 소화와 흡수를 마친 음식물이 대장으로 넘어오면 마지막으로 수분을 흡수하여 변의 모양을 만들고 체내 수액의 양을 조절하는 데에 있다. 그런데 설사가 난다는 것은 대장에서의 수분 흡수에 이상이 생겼다는 것을 의미한다. 이러한 경우 더불어 장액의 분비가 늘어나기도 한다. 그래서 묽은 변 혹은 수양변(물 같은 변), 설사가 유발되는 것이다.

한증 설사의 특징적 증상은 배가 살살 아프거나 늘 배가 차다. 이를 싸늘하다고도 표현한다. 또 음식을 먹고 나면 바로 변의가 느껴지기도 하는데, 이는 장내의 혈액 흐름이 느려졌다는 것을 의미한다.

한편 심장에서 나온 혈액이 대동맥을 타고 몸통을 따라 내려가다 상하 장간막동맥으로 빠져 나와 위장, 소장, 대장을 거쳐 하나로 모이게 되는데, 이를 간문맥이라 부른다. 간문맥을 통해 간으로 들어간 혈액은 해독, 살균, 저장, 합성 과정을 거친 후 다시 심장으로 들어간다. 간문맥을 통해 복강을 지난 모든 혈액이 간으로 들어가는 이유는 해독과 관련이 있다.

일반적으로 소화관을 통해 흡수된 영양분은 간에서 다시 합성, 분해, 살균, 저장하는 과정을 거친다. 그래서 간질환(간염, 간경화, 지방간)이 있을 때 소화관의 기능이 떨어지게 되는 것이다. 예부터 한의학에는 '간이 소화관 전체를 지배한다'는 말이 전해 온다. 실제로 간질환이 있으면 문맥으로의 혈액 흐름이 나빠지게 된다. 그래서 복강 내의 혈액 속도가 느려지고 산소가 부족해지고 저류되어 장의 기능이 나빠지게 되는 것이다. 또한 간 질환이 발생하면 담즙의 분비에도 문제가 생기기 때문에 장내에 가스가 차고 배가 불러오거나 소화 장애가 일어나는데, 특히 육식(고지방식)을 하게 되면 설사가 더욱 심해지게 된다.

요컨대 만성적인 설사는 대개 한증의 설사로 장의 기능이 나빠져서 발생한다. 즉 수분 흡수에 문제가 생긴 것이다. 장의 기능이 나빠지는 가장 큰 원인은 음주와 스트레스이다. 술을 가까이 하면서 장을 튼튼하게 유지하는 것은 거의 불가능하다. 불규칙한 식사, 서구화된 음식 습관 등도 장의 기능을 악화시키는 요인 가운데 하나이다.

장은 사람이 살아가는 에너지를 받아들이는 첫 번째 관문이다. 장이 부실하여 에너지의 원천을 제대로 받아들이지 못하면 인체를 유지하는 에너지가 부족해지게 되고 이로 인해 인체의 활동은 물론 보수 유지에도 문제가 발생한다. 그리고 장은 인체 면역력의 근간이므로 면역력에도 영향을 미친다. 따라서 그만큼 장의 건강이 중요하다고 말할 수 있는 것이다.

설사의 열증은 찬약으로, 한증은 열약으로 치료한다. 찬약이란 한방에서는 청열약(황련, 대황)을 말하는데, 주로 혈액의 흐름을 줄이거나 항생 물질이 포함된 약이다. 반면 열약(육계, 건강, 부자, 후박, 오수유)이란 혈액순환량을 늘리고 몸을 따뜻하게 해주는 약재를 말한다. 이때 한 가지 잊지 말아야 할 것은 간문맥순환을 소통시키는 것이다. 여기에는 주로 활혈(活血 : 혈액의 점도를 낮추고 활성을 높이는 방법, 단삼 · 지각 · 생지황), 이담(담즙 분비 촉진, 인진 · 택사 · 울금)의 약재가 사용된다.

항문에 발생하는 증상

대장은 맹장, 상행결장, 횡행결장, 하행결장, 에스자결장, 직장, 항문으로 구성되는데, 이 대장의 마지막 관문인 항문에도 여러 가지 병변이 발생한다.

먼저 대변이 가늘게 나오고 묽게 나오는 것은 대부분 대장의 수분 흡수 기능에 문제가 있거나 대장 평활근의 집단 운동에 의한 압축 기능이 약해진 경우이다. 보통 과민성대장증후군에서 이러한 증상이 많이 나타난다. 이는 드물긴 하지만 항문협착의 가능성도 있는데, 애주가의 경우 알코올성으로 인해 발생하는 경우가 대부분을 차지한다.

다음으로 변이 잘 나오지 않는 경우는 변비이다. 이는 과민성대장증후군, 직장암, 항문협착 등의 가능성이 있다.

또한 항문이 가려운 항문 소양증도 있다. 만일 어린이라면 이러한 경우 기생충을 의심해 볼 필요가 있다. 항문 주변부에 붉은 경계선이 생기고 피부 병변이 번져 나갈 경우 진균증의 가능성도 있다. 그리고 잦은 설사로 인해 항문 주위가 짓무를 경우와 치열에 의해서 가려움증이 생기기도 한다. 하나 더 꼽으면 항문 괄약근 주위가 찢어져 상처가 난 경우 이 상처가 따갑거나 가려움이 유발될 수도 있다.

한편 항문 출혈은 다양한 원인에 의해 나타난다. 출혈을 일으키는 질환으로는 치핵, 파열된 혈전성 치핵, 직장염, 직장암, 직장탈, 대장 출혈 등이 있다. 주로 변을 보고 나서 닦을 때 묻어나는 정도의 혈인 경우 치질과 치열일 가능성이 가장 크다. 반면 변과 함께 선홍색 피가 뚝뚝 떨어지는 경우에는 궤양성대장염이나 크론병을 의심해 봐야 한다. 또한 치질이 있는 경우에도 선홍색 피가 나올 수 있으므로 보다 정확한 감별 진단이 요구된다.

과민성대장증후군

　과민성대장증후군은 아주 흔한 질병 중 하나이다. 비록 생명을 위협할 만큼 위급한 병은 아니라 하더라도 환자의 삶의 질을 현저히 방해하는 질환임에는 틀림없는 것 같다. 이 경우 의사의 입장에서도 쉽게 치료하기 힘든 질병 중 하나인데, 이는 과민성대장증후군이 신체의 기능 이상과 환경적 요소와 심리적 요인이 복합적으로 얽혀 증상으로 나타나기 때문이다. 말하자면 소화기관 전체의 혈액순환, 장점막세포의 노화, 스트레스, 오랫동안 지속된 나쁜 음식 습관(음주 습관), 장기간의 약물 복용, 주야가 뒤바뀐 생활 환경 등이 복잡하게 작용하는 것이다.

　과민성대장증후군은 한의학적으로 허증, 한증의 범주에 속하는 경우가 90퍼센트 이상이고, 이들 가운데 대부분이 기울(氣鬱 : 스트레스로 인한 장애)의 증상을 동반한다. 즉 급성질환이 아닌 만성질환이라는 말이다. 적절한 변증(진단)으로 치료에 임할 경우 쉽게 치료될 수 있음에도 불구하고 치료의 목표를 잘못 설정한 탓에 과민성과 염증이라는 두 단어에만 지나치게 얽매여 소염제와 진경제를 사용함으로써 장 기능을 오히려 더욱 저하시키고, 또한 순간의 진정 작용에 만족함으로써 장 기능을 더욱 약화시키는 악순환을 거듭하는 경우가 많다.

과민성대장증후군에 대한 한의학적 치료법은 소화기계의 혈액순환을 되살리는 방법을 우선으로 적용한다. 이는 과민성대장증후군을 장기간의 혈액순환의 장애로 인한 장 기능 저하로 보기 때문이다. 일반적으로 기능이 떨어진 장의 상피세포는 영양분의 흡수, 장액 및 점액 분비 기능을 제대로 할 수 없는 상태에 빠지고 심각하지 않은 자극에 대해 과민하게 반응할 수 있다.

그리고 혈액순환장애는 장의 국소적인 저산소 상태를 유발하는데, 이때 장은 영양과 산소를 공급받기 위해 경련을 일으킨다. 따라서 한의학에서는 과민성대장증후군의 치료에 우선적으로 온열약재(혈관을 열어 순환을 촉진함)를 선택한다. 장의 혈액순환이 살아나야만 장상피의 활력과 재생이 촉진될 수 있기 때문이다. 또한 문맥순환의 개선도 필요하다. 이를 위해선 이담(利膽 : 담즙 분비를 촉진)과 활혈(活血 : 혈액의 점도를 낮추고 활성을 높이는 방법)의 법도 필요하지만 때로는 이뇨의 법도 필요하다. 간으로 가는 혈액순환을 개선하지 않고 장의 건강을 논할 수 없기 때문이다. 이로 미루어볼 때 사실 올바른 치료법을 사용한다면 장의 건강을 찾는 일은 결코 어려운 일이 아님을 알 수 있을 것이다.

그럼 본격적으로 과민성대장증후군에 대해 알아보자. 과민성대장증후군은 크게 세 가지 유형으로 나눌 수 있다. 첫 번째, 연축성(대장 평활근의 긴장으로 인하여 발생) 대장염 환자로 만성복통과 변비가 주증상이다. 두 번째, 간헐적인 설사를 만성적으로 호소하고 통증은 비교적 드물다.

세 번째, 두 증상을 모두 가지고 설사와 변비를 반복하는 경우이다.

과민성대장증후군의 대표적인 증상은 좌하 복부의 은근한 통증, 지속적·반복적인 설사와 변비, 긴급 배변(급박변), 잔변감, 복부팽만감, 잦은 방귀 등이다. 이러한 증상은 장운동의 이상과 내장 신경의 전달에 문제가 발생했기 때문이다. 설사 환자의 경우는 장의 내용물이 상행결장과 횡행결장에서 통과가 아주 빠른 반면, 변비 환자는 이 속도가 지나치게 느리다. 이러한 과민성대장증후군 환자는 소장, 결장, 직장에서의 민감도가 증가하여 장운동 반응도 따라서 증가하는데, 그 결과 같은 양의 장내 가스가 발생하더라도 정상인보다 훨씬 강한 팽만감을 호소한다.

일반적으로 많은 과민성대장증후군 환자가 심리적 문제를 가지고 있다. 그들은 우울증, 히스테리, 강박 관념이 있고 때론 잘 낫지 않는 질병에 대한 불안감을 호소하기도 한다. 이러한 정신적 압박감은 과민성대장증후군의 증상을 더욱 악화시키는 원인이 되기도 한다.

과민성대장증후군은 비교적 젊은이나 중년의 성인기에 많고, 실제로 문헌에 의하면 남성에 비해 여성이 네 배 정도 많다고 알려져 있다. 그러나 임상적으로 병원을 방문하는 환자의 수는 이와 반대로 남성이 훨씬 많았다. 특히 수험생의 경우 대개 가스 배출과 복부팽만감으로 고생하는 경우가 많았는데, 이러한 가스 문제는 특히 여학생이 많았고, 설사의 경우는 남학생이 더 많았다. 반대로 변비는 여학생이 압도적으로 많았다.

설사는 주로 아침 기상시 혹은 잠을 깨기 직전에 가장 많았고, 아침 식사 도중이나 후에 증가했다. 이는 밤에 자는 동안 인체는 체온이 약간 떨어지고 순환이 감소한 상태이기 때문이다. 인체의 체온이 가장 낮은 시기는 잠을 깨기 직전이다. 이런 상태에서 아침에 잠을 깨게 되면 코티솔, 아드레날린, 갑상선호르몬 등이 분비되면서 인체는 각성 상태를 만들게 된다. 그러면 이에 따라 장운동도 활발해지는데, 이것이 설사를 촉발시키는 요인으로 작용하는 것이다. 이때 경우에 따라서는 대개 점액이 다량 포함된 묽은 변을 서너 차례 보고 나면 그 다음 하루 동안은 무리 없이 지내는 경우가 많았다.

또 다른 경우 변비가 지속되거나 변비와 설사가 동반되는 만성복통을 호소하기도 했다. 이들은 간헐적으로 왼쪽 아랫배의 통증을 호소하고 방귀나 배변 후에는 보다 증상이 나아지고 편해진다고 했다.

이외에 명치 부위의 답답함, 가슴의 두근거림 혹은 화끈거림, 복부팽만감, 장명(배 속이 꼬르륵거리는 소리), 요통, 전신 무력감, 만성피로, 두통 등을 호소하기도 했다. 그래서 이들 과민성대장증후군 환자의 치료를 위해 올바른 식이요법, 호흡을 통한 림프 순환의 촉진, 운동과 더불어 장내 정상균총의 회복, 심리적 안정 등을 병행하였는데, 그 결과 만족스러운 성과를 얻을 수 있었다.

대개 과민성대장증후군 환자들의 경우 대장 내시경 검사상 무소견인 경우가 많다. 이는 심리적인 문제, 즉 스트레스가 아주 큰 요인으로 작용함을 말한다. 따라서 보다 긍정적인 생각과 기쁨, 웃음, 행복감은 분명 과민성대장증후군 환자 치료에 큰 도움을 줄 수 있을 것이다.

설사와 치질

일반적으로 변비가 오래되면 치질이 된다고만 알고 있는데, 실제론 설사도 치질의 형성에 관여한다. 즉 설사와 치질은 서로 깊은 관계가 있다.

설사가 시작되려고 하면 자연적으로 변이 나오지 않게 항문에 힘을 주어 괄약근이 과도하게 긴장된 상태가 되는데, 항문 바로 위쪽의 직장은 대변의 묽은 정도를 감지할 수 있는 능력이 있다. 따라서 수분이 많은 설사가 나오려고 하면 그것을 감지하고 더욱 강한 힘으로 괄약근을 조이게 된다. 게다가 설사가 심한 경우 여러 차례 화장실에 들락날락하기 때문에 항문에 부담이 가게 되는데, 심한 경우 항문 주위 정맥이 노창되어 부종이 생긴다. 그 결과 엉덩이 주위의 혈행이 나빠져 사마귀 치질이 되기도 하고 항문에 상처가 생겨 항문 열상이 되기도 한다. 결국 반복된 설사는 항문 주위를 짓무르게 하여 치질의 원인을 제공한다고 할 수 있다.

또 직장과 항문의 경계선에는 치상선이라는 움푹 패인 부분이 있다. 이 패인 부분에 대변 속에 포함된 세균이 침투하여 감염되면 화농이 되는데, 이것이 일반적으로 우리에게 알려져 있는 치루라는 녀석이다. 변이 무르면 무를수록 치상선의 패인 부분에 세균이 들어가기 쉽기 때문에 치질이 될 수도 있고 치루가 되기도 한다. 매우 잦은 배변을 하는 궤양성대장염이나 크론병 환자의 경우 항문 주위가 늘 젖어 있고, 또 면역을 억제하는 약물을 항시 복용하기 때문에 감염에 더욱 취약해져 치루의 발병도 잦고 일단 발병하면 잘 낫지도 않는다.

치상선이 감염되면 처음에는 엉덩이에 고름이 있는 종기가 생기는데, 이로 인해 통증이 유발되며 때로는 38도 이상의 고열이 나기도 한다. 또한 화농이 진행되어 고름이 배출되면 통증과 열이 낫기도 하지만 그 이후에 화농이 반복되기도 한다.

또 설사가 있는 경우 직장과 항문에 부종이 발생하면 실제 변이 없는데도 불구하고 뭔가가 남아 있는 느낌이 계속된다. 직장과 항문 주변에 부종이 발생한 것이 원인인데, 대부분의 사람들은 이를 숙변으로 오인한 나머지 더욱 힘을 주고 오래도록 변기에 앉아 있게 된다. 그러면 결국 이것이 치질의 원인으로 작용하게 된다. 사실 변비와 설사는 완전 반대의 증상이지만 이 둘이 모두 치질의 원인이 된다는 것은 부인할 수 없는 사실이다.

선암산과 대장질환의 치료

선암산을 이용한 대장질환의 치료는 대개 세 가지 경우에 응용되는데, 설사와 변비 그리고 과민성대장증후군이 그것이다.

전술한 바와 같이 설사는 대장에서 수분 흡수의 장애가 주원인이다. 이때 수분 흡수의 장애는 항상 간문맥순환이 좋지 못함을 최우선으로 생각해야 한다. 대장에서 수분을 흡수하고 싶어도 문맥순환이 좋지 못하면 수분을 흡수·저장할 공간을 확보할 수 없기 때문이다. 그래서 혈액의 신선도와 흐르는 속도가 가장 중요한 것이다.

또 대장 자체의 혈액순환이 좋지 못해도 수분 흡수가 원활하지 못할 수 있는데, 이는 대장의 혈관이 그 기능을 하지 못하거나 대장 내에 이상이 발생하면 혈관 문합(혈관의 우회로)을 통해 혈액이 대장을 통하지 않고 곧바로 간으로 들어가 수분을 흡수할 수 없게 되기 때문이다. 따라서 설사의 치료는 대장으로의 혈액순환과 간문맥순환을 열어 주어야 한다.

이때 대장의 혈액순환을 도와주기 위한 영양 물질로 택사, 서목태(쥐눈이콩), 산약(마) 등이 사용된다. 또 대장의 과도한 긴장과 연동운동을 막기 위해 창출, 진피, 후박, 감초 등이 사용된다. 차전자피와 표고버섯 등도 대장 기능을 돕기 위해 사용되는데, 차전자와 표고버섯은 많은 식이 섬유를 포함하고 있어 분변의 응고를 도와준다.

또 표고버섯 속에 다량 함유된 게르마늄은 대장 점막의 재생을 도와주는 데 크게 작용한다. 이와 더불어 청국장과 같은 발효콩도 사용되는데, 이는 장내 유산균을 활성화시키기 위함이다. 이 중 쥐눈이콩과 청국장 그리고 표고버섯은 담즙의 분비를 촉진하여 간문맥순환을 돕기도 한다.

그리고 앞서 열거한 이 모든 것을 적정량 배합하여 만든 것이 선암산인데, 이는 지독한 변비를 제외한 설사와 과민성대장증후군의 치료에 특별한 효과가 있다.

사실 요즘 인터넷을 들여다보면 장에 좋다는 것이 널려 있다. 그 가운데 다시마, 알로에, 유근피, 민들레 등은 만성 설사나 묽은 변을 지속적으로 보는 사람들에게는 맞지 않다. 왜냐하면 이것들은 모두 하제로서 변비와 같이 딱딱한 변을 보는 경우, 즉 장내에 수분이 부족한 경우에 맞는 식품들이므로 설사처럼 변이 묽고 배변 횟수가 많은 경우에는 증상이 더욱 심해질 수 있다.

또한 장에 좋다고 해서 식이 섬유가 많이 함유된 제품을 골라먹는 사람도 있는데, 식이 섬유가 장에 좋은 것은 사실이지만 설사가 있거나 변이 묽은 환자의 경우에는 식이 섬유가 장벽을 자극하여 배변 횟수를 늘어나게 하는 경향이 있어 변이 더욱 묽어지거나 설사가 증가할 수 있으니 주의해야 한다. 그리고 변이 묽거나 설사가 있을 때는 식이 섬유가 많이 포함된 과일과 채소 섭취도 제한해야 한다.

이에 앞서 위장을 튼튼하게 하는 음식 섭취와 생활 습관에 준해서 생활할 경우 보다 건강하게 장을 유지할 수 있다. 더불어 몸을 따뜻하게 해줄 수 있는 음식, 몸을 따뜻하게 하는 운동, 몸을 따뜻하게 하는 온천욕과 반신욕 역시 필수적인 생활 요법이다.

쾌변 보는 법

　변을 시원하게 본다는 것은 사람이 인생을 살아가는 데 있어서 누리는 보이지 않는 즐거움 중의 하나이다. 때문에 배설의 즐거움이란 식욕, 성욕, 물욕 등 뭔가를 채웠을 때 맛보는 만족만큼이나 느껴본 사람만이 아는 쾌감이기도 하다.

　사람은 살기 위해서 먹는다고 해도 과언이 아니다. 실제로 심장에서 나오는 혈액의 25퍼센트 정도가 이 먹기 위한 소화관에서 소모된다. 그런 만큼 먹는다는 것은 인생에 있어서 절대 소홀히 여겨서는 안 되는 소중한 부분 가운데 하나이다. 그런데 근래에 많은 사람들이 이 먹는 것으로 인해 고통을 받고 있다. 만성적인 소화 장애, 위장 장애, 복부 팽만(가스), 변비, 설사, 궤양성대장염, 크론병, 암 이외 이름도 생소한 여러 가지 질환이 난무하고 있다.

입에서부터 식도, 위, 소장, 대장, 항문을 연결하는 하나의 관을 우리는 소화기계 혹은 소화관이라 부른다. 이 소화관은 인체의 내부가 아닌 외부로 분류를 한다. 즉 인체의 외부와 내부를 연결하는 출입 장소이자 들어온 음식을 씹고 수송하고 부수고 분해하여 인체 내로 흡수하는 곳이 바로 소화관인 것이다. 이때 음식을 체내로 흡수하기 위해 여러 가지 물질이 소화관 상피를 통해 나오는데, 위산(염산), 펩신, 췌장액, 담즙, 장액, 점액 등이 그것이다. 또한 음식물을 포함해 약 9리터의 물이 소화관으로 나왔다가 다시 흡수된다. 이는 그만큼 소화관이 에너지 소모와 혈액의 소모가 많은 곳이라는 것을 반증해 주는 예이다.

장(소화관)의 모든 문제는 음식으로부터 온다고 해도 과언이 아니다. 따라서 장의 건강은 무엇을 먹는가에 의해 결정되기도 한다. 바로 여기에 먹거리의 중요성이 있다. 요즘 장 관련 질병이 증가하는 것은 이 먹거리의 변화에 따른 것이다. 장이 나빠지는 이유를 몇 가지 들어 보면 다음과 같다.

첫째, 지나친 음식물 섭취로 인해 장이 쉴 시간이 없다. 인류의 역사상 오늘날처럼 먹을 것이 넘쳤던 시기도 드물었으리라. 언젠가부터 지나치게 풍부해진 음식물로 인해 많은 음식을 앞에 두고서도 건강을 생각해 남기는 것이 미덕이 되는가 하면 그로 인해 버려지는 양도 엄청 늘었다. 심지어 의도적인 체중 감량을 위해 맛있는 음식을 앞에 두고 먹지 못하는 상황까지 발생하였는데, 이는 때로 엄청난 스트레스로 다가오기도 한다.

둘째, 음식이 지나치게 자극적이다. 이는 음식에 아주 많은 화학 첨가물이 들어 있기 때문이다.

셋째, 야식 또한 장을 괴롭히는 또 하나의 원인이다. 현대는 밤시간의 중요성이 크게 부각되는 시기이다. 사교와 비즈니스를 위해 불을 밝히고 이야기를 나누고 술을 마시고 안주와 간식을 먹어댄다. 쉴새없이 일을 해도 늦은 밤까지 해야 할 일이 산더미같이 쌓여 있다. 공부해야 할 것도 많다. 약 20년 전보다 공부해야 할 것이 10배는 늘어난 것 같다. 그래서 야식이 더욱 필요해졌다. 수험생을 둔 어머니의 고민거리가 야식을 어떻게 잘 준비하는가가 되었다. 공부 스트레스에 야식을 먹어대니 장에 병이 안 생길 수가 없다.

넷째, 스트레스로 인한 자극이 매우 크다. 그런데 이것이 모두 생존에 관한 것이므로 없애기란 여간 힘든 일이 아니다. 세상은 좁아지고 널리 공유되고 있는 정보 등으로 인해 이제 설렁설렁하는 공부, 사업, 운동으로는 남보다 앞서 나갈 수 없는 시대가 되었다. 지식이 곧 힘이고 경쟁에서 이겨야만 살아 남는다. 경쟁에서 이기고 성공하기 위해 현대인이 받아야 하는 스트레스의 무게는 말로 형언할 수 없을 정도이다.

다섯째, 운동량이 매우 부족하다. 실제로 어른 아이 할 것 없이 앉아 있는 시간이 대단히 길다. 앉아 있으면 복압이 증가하고 장이 움직일 수가 없다. 이는 가까운 거리도 차를 타고 다니고, 웬만한 경제적 여유 없이는 운동할 시간을 내기도 힘들어졌기 때문이다. 어느 새 관리된 몸과 운동을 하는 여유는 가진 자의 상징이 되어 버렸다.

여섯째, 약을 너무 많이 먹는다. 관절약, 안정제, 고혈압약, 당뇨약, 위장약(제산제, 위산억제제), 두통약, 진통 소염제, 각종 건강 식품 등의 우리 몸을 위한다는 광고와 함께 나타난 약물의 홍수로 인해 오히려 일상 생활 가운데에서 한두 가지 정도의 약을 먹지 않는 사람을 찾기에 더 어려운 상황이 되어 버렸다. 그에 따라 일반 가정의 책장 한 칸은 약품 진열대로 바뀌고 있다.

일곱째는 술이다. 술은 장 점막을 직접 손상시켜 위염, 위궤양, 장염, 출혈을 모두 발생시킨다. 또 간의 해독력을 떨어뜨려 간접적으로 소화 장애를 일으킨다. 과음 후의 설사 또는 출혈의 이유가 바로 이것이다. 술의 폐해는 장에서만 끝나지 않는다. 술은 뇌 기능 또한 저하시킨다. 뇌 기능의 억제로 인해 사람은 평상시를 뛰어넘는 수준의 용기를 가지게 되는데, 이를테면 이로 인해 평소 할 수 없던 일을 모두 할 수 있을 것 같고, 또 해보는 것이 그것이다. 사람의 뇌는 이러한 자유를 계속 맛보고 싶어한다. 때문에 시간이 경과하여 혈중 알코올 농도가 떨어지면 다시 술을 찾게 되는 것이다. 술을 끊은 사람이 다시 술을 찾거나 술을 끊고 도박을 하거나 뭔가 중독 될 만한 거리를 찾는 이유도 이러한 뇌의 작용인 것이다.

술은 분해되는 과정에서 아세트알데히드라는 독성 물질을 분비한다. 아세트알데히드는 뇌의 혈류 장벽을 뚫고 뇌세포를 공격하게 되는데, 일반적으로 음주가 지속될수록 뇌세포의 수가 줄어들거나 뇌 기능이 저하되는 것은 이 아세트알데히드의 영향 때문이다. 따라서 평소 필름이 자주 끊긴다면 한 번 정도는 자신의 음주 습관을 재정비해 볼 필요가 있다.

사실 술이 직접적으로 간암을 일으키는 것은 아니지만, 알코올성 간염과 간경화의 주원인이 될 수 있다는 것은 분명하다. 술이 인간 관계를 돈독하게 하고 스트레스를 해소해 주는 긍정적인 측면도 있다. 하지만 이런 기능은 얼마든지 다른 무엇으로 대체가 가능하다는 것을 빨리 인지해야만 건강을 되찾을 수 있다.

결국 장의 건강은 여러 가지 복합적 요인에 의해 결정된다고 볼 수 있다. 장에 좋은 한 가지 특효약이나 한두 번의 지압이나 마사지가 장의 건강을 보장하지는 않는다. 장의 건강은 먹거리의 선택에서부터 생활 습관, 식사 습관, 음식의 종류, 마음의 상태에 이르기까지 모든 면이 종합적으로 잘 이루어질 때 찾아오는 것이다. 이러한 것을 한방에서는 양생이라 한다. 양생이란 좁게는 생활 습관을 말함이고, 넓게는 첫째 규칙적인 생활 습관, 둘째 절제된 음식 섭취, 셋째 건강한 정신, 넷째 적당한 운동, 다섯째 활발한 사회 활동을 이야기한다.

　요컨대 장과 관련하여 소화와 흡수, 연동운동의 세 가지 문제가 발생할 수 있다. 소화는 첫째, 입에서부터 시작한다. 잘 씹어 삼키는 것은 소화의 첫걸음으로, 씹는 동안 위장은 다음 단계를 준비하게 된다. 위장으로 내려온 음식은 위산(염산)에 의해 살균 및 용해된다. 이때 위장의 평활근은 강하게 수축과 이완을 반복하면서 음식을 죽이 되도록 부수어 댄다. 말하자면 위장에서의 소화가 잘 되어야 소장에서의 소화와 흡수 역시 원활해지는 것이다. 이때 위장에서 염산이 분비되는데, 이는 아주 강한 산이다. 이것이 음식과 섞여 십이지장으로 내려오면 이를 중화시킬 수 있는 양만큼의 담즙과 췌장액(중탄산액)이 십이지장에서 나온다.

　소화된 음식물은 흡수 과정을 거치게 되는데, 이때 탄수화물과 단백질은 혈관을 통해 흡수된 후 간문맥으로 이동한다. 또한 지방은 림프관을 타고 올라가 심장에서 혈액과 합류하는데, 이들은 모두 건강한 상피 조직의 기능과 혈액순환을 필요로 한다.

　소화관은 하나의 연결된 관으로, 이곳 가운데 어느 한 곳에 말썽이 생기면 소화관 전체가 영향을 받는다. 예를 들어 위산이 나오지 않으면 소장에서의 소화액도 분비되지 않는다. 반면 위산이 지나치게 많이 나오면 소장의 분비가 과항진된다. 결국 소화관의 질병은 이러한 시스템의 문제이다. 따라서 절대 단편적으로 보아선 안 되는 문제인 것이다.

중요한 것은 하부와 상부 기능의 연관성을 항상 살피는 것이다.

두 번째는 연동운동의 문제이다. 소화관은 음식물을 수송하는 파이프 라인으로, 전체가 평활근이라는 근육으로 이루어져 있다. 이 근육에 혈액이 원활히 공급되지 않으면 힘을 낼 수가 없다. 어느 정도의 리드미컬한 운동의 조율도 필요한데, 이때 어느 한 부분의 과잉 운동이나 경직은 질병을 초래한다.

일반적으로 소화관은 신체의 외부로 분류된다. 즉 외부의 물질이 인체 내로 들어오는 곳인 동시에 자연 친화적인 물질(음식)을 인간 친화적인 물질(영양분)로 바꾸어 주는 곳이 바로 소화관인 것이다. 이때 수많은 외계 물질에 대해 인체의 면역이 작용한다. 이 면역 체계의 균형이 깨지면 아토피 등 자가면역질환이 발생하게 되는데, 대부분의 자가면역질환의 경우 장의 면역 불균형에서 유래된다고 보여진다. 궤양성대장염과 크론병도 요즘은 자가면역질환으로 분류하기도 한다.

장은 피부와 같은 상피세포로 이루어져 있다. 장 속에 뭔가 마음에 들지 않는 물질, 또는 노폐물이 쌓이거나 상처가 나거나, 기능 장애가 생기면 장은 자신을 치료하려는 적극적 반응을 보인다. 이는 마치 눈에 먼지가 들어가면 눈물을 흘리는 것과도 같은 현상이다. 이것이 제어되지 않고 과항진될 때 만성 설사가 되는 것이고, 과민성대장증후군이 되는 것이다. 즉 장 속의 환경이 개선되지 않으므로 계속적으로 자정 작용이 일어나 에너지를 과소모하게 되고, 수분 흡수가 되지 않아 변은 가늘고 묽게 나오고, 점막은 부어올라 배출조차 잘 되지 않게 되는 것이다.

장이 변을 보려는 힘을 지속적으로 가함에도 불구하고 개선되지 않으면 결국에는 장도 지쳐버린다. 이는 당뇨병에서 인슐린 불내증이 생기는 것과 같은 이치이다. 혈액 속의 당을 처리하기 위해 췌장세포는 끊임 없이 인슐린을 분비하고, 또 이 췌장세포는 결국에는 그 기능을 상실하고 더 이상 인슐린을 만들어 내지 못한다. 이에 기인하는 병이 바로 치질이다. 변을 내보내려는 노력은 과도한 데 변이 나오지 않으니 괄약근에 지나친 힘이 가해지고 정맥은 팽창하며 변성이 생기는 것이다.

또한 장내 환경을 개선하기 위해 장내 정상 세균총을 기르는 것도 쾌변의 한 방법 중 하나이다. 이때 유산균을 먹는 것보다 중요한 것은 유산균이 살 수 있는 환경을 만들어 주는 것임을 앞에서 언급한 바 있다. 식이 섬유는 유산균에 번식할 장소와 영양을 제공한다. 반면 육식이나 인스턴트 식품은 호기성균, 즉 부패를 조장하는 잡균의 번식을 증가시킨다. 그러므로 식이 섬유가 많은 음식을 섭취하고 유산균의 먹이가 되는 올리고당이 풍부한 음식을 섭취하는 것도 매우 중요하다고 할 수 있다. 또 한 가지 중요한 것은 온도이다. 유산균이 잘 번식할 수 있는 적절한 온도를 유지해 주는 것이다. 즉 대장의 혈액순환이 좋을수록 대장 내의 온도는 안정적이 되는데, 이로 인해 유산균의 생육도 좋아진다.

이렇듯 쾌변을 본다는 것은 어느 한 가지 문제를 해결한다고 하여 이루어지는 것이 아니다. 생활 전반의 양생 문제를 두루 살펴야 한다. 다시 한 번 말하는데, 첫째 규칙적인 생활 습관, 둘째 절제된 음식 섭취, 셋째 건강한 정신, 넷째 적당한 운동, 다섯째 활발한 사회 활동 등이 모두 조화를 이루어야 한다. 따라서 이 다섯 가지는 건강을 위해 철저하게 지켜나가야 한다. 황금색 똥은 우리 몸의 가치를 그만큼 소중하게 만들어 주기 때문이다.

대장질환과 비아그라

인체의 내장 기능을 조절하는 신경계의 영역을 자율신경계라 일컫는다. 일반적으로 자율신경은 교감신경과 부교감신경으로 나눌 수 있는데, 소화기와 생식기가 바로 이 부교감신경의 조절을 받는다.

남성의 발기와 연관된 신경도 바로 이 부교감신경이다. 이때 음경에 혈액을 충만시키는 작용을 하는 신경전달의 매개체는 산화질소이다. 이 산화질소는 전신에서 부교감신경을 이완시키는데, 그로 인한 영향 중 하나가 장의 연동운동 작용이다.

우리가 흔히 기적의 발기부전 치료제로 알고 있는 비아그라의 작용이 바로 이 시점에서 거론될 수 있는데, 부교감신경의 흥분으로 음경 주변에 산화질소가 발생하고 이를 매개로 하여 사이클릭지엠피(cGMP)가 다량 발생하게 된다. 이 작용으로 인해 음경으로 흐르는 혈액의 양은 더욱 충만해져 발기가 촉진된다. cGMP는 신경전달을 증폭하는 이차 신경전달물질로서 사이클릭에이엠피(cAMP)와 유사한 기능을 한다. 이들은 모든 신경전달 신호를 증폭하여 작은 신호조차도 효율적으로 만들어 내는 역할을 한다. 코에서 냄새를 맡을 때 cAMP가 아주 적은 양의 냄새 분자로 증폭된 신호를 만들어 냄새를 감지하는 작용을 하고, 눈으로 들어온 빛을 크게 증폭된 신호로 만들 때는 cGMP가 작용한다. 또한 대사를 항진시키거나 억제시킬 때도 이들이 작용하여 호르몬 등의 신호를 크게 증폭하는 역할을 한다.

다시 발기 이야기로 돌아가면 음경 주변에 cGMP가 증가하여 혈류량이 늘어나 발기가 진행됨과 동시에 PDE라는 물질이 동시에 발생하여 cGMP를 분해시켜 버린다. 이로 인해 발기의 지속이 어려워지게 되는데, 비아그라는 이 PDE의 기능을 억제하여 cGMP가 지속적으로 작용하도록 도와준다.

최근 비아그라류의 약품이 뭇 남성들을 성의 새로운 장으로 인도할 만큼 선풍적인 인기를 끌고 있다. 하지만 임상에서 자주 접하는 중·장년층의 이야기를 들어보면 이 신비의 약이 항상 효과가 있는 것은 아닌 듯하다. 몸이 피곤하고 지쳐 있는 상황에서는 발기가 된다 하더라도 쾌락보다는 짜증이 밀려올 때도 있고, 스트레스가 극도로 심한 경우와 피로가 겹쳐 있을 때는 발기 자체가 잘 되지 않기도 한다는 것이다. 결국 아무리 좋은 약이라도 우리의 몸과 마음이 준비되어 있지 않은 상황에서는 큰 도움이 될 수 없다. 종종 피로로 인한 순환 장애나 간기능을 개선하거나 위장병과 대장병을 치료하는 도중 비아그라의 효과가 예전보다 훨씬 좋아졌다는 얘기를 듣기도 하는 것은 어떠한 약물이든 순환이 살아 있어야 그 진정한 효과를 낼 수 있기 때문이다.

그렇다면 과연 한방적으로 이러한 메커니즘을 구현할 수는 없는 것일까? 사실 실제로 앞서 말한 것과 똑같은 작용을 하는 약물을 아직 발견하지 못한 상태이다. 그러나 더욱 강력하다 할 만한 한방 고유의 비아그라가 있다. 그 작용을 한 마디로 압축하면 음경 주위 혈관을 열어서 혈액이 충만하게 하고, 혈액의 흐름을 저해하는 물질을 차단하는 것이다.

한방의 관점에서 이와 같은 기능을 하는 약재로 황기, 대추, 건강, 육계 등을 들 수 있다. 여기서 황기의 약리적 분석을 문헌에서 찾아보면 놀라운 사실은 '전신의 혈관을 열어 줌과 동시에 교감신경에 길항작용을 가지며 cAMP의 합성을 촉진하는 작용이 있다'고 기술되어 있음이다. 황기는 보기(補氣)의 대표적 약물이기도 하다. 또 대추 역시 보기(補氣) 약물의 대표적 주자인데, 이의 약리적 분석을 보면 cAMP의 합성을 촉진하는 강력한 작용이 있다.

또한 내장기의 작용은 대부분 간의 지질 대사의 영향을 받는다. 테스토스테론이나 에스트로겐, 프로게스테론, 코티솔 등은 모두 지용성 호르몬이다. 간에서 합성된 콜레스테롤의 공급이 없으면 합성이 되지 않는다. 그런데 간혹 소화기 질환을 가진 사람이 간문맥순환에 장애를 받으며 콜레스테롤 합성에 문제를 일으키곤 한다.

지질 대사는 콜레스테롤만 많이 생산해서는 되지 않는다. 사용하고 남은 지질의 부산물, 즉 찌꺼기(나쁜 콜레스테롤)의 빠른 회수(청소)도 필요하다. 이 모든 작용이 간에서 일어나고 복강과 간의 물류 연결은 간문맥순환에 달려 있다. 때문에 한방의 비아그라는 보기(補氣)에만 집중하지 않고 문맥순환 개선을 위한 이담과 활혈지제의 사용도 고려한다. 바로 이것이 인진, 택사, 후박, 진피 등이 함께 사용되는 이유이다.

사이클릭지엠피, 사이클릭에이엠피 등의 작용을 보다 쉽게 표현하면 부교감신경을 자극하면 발기력이 좋아진다는 말이다. 물론 이는 비아그라와는 약리적 작용이 조금 다르다. 그러나 한약의 경우 부교감신경을 자극함과 동시에 혈관을 열어 줌으로써 혈액의 흐름을 두면상지부에서 복강으로 바꾸어 주는 작용을 한다. 복강을 흐르는 혈액의 양이 늘어남에 따라 생식기를 채워 줄 혈액의 양도 늘어나게 되고 발기력도 증가하게 되는 것이다.

발기와 다르게 사정은 교감신경의 지배를 받는다. 알려진 바와 같이 남성은 성교 중에 흥분이 최고조에 이르게 되면 사정을 하게 되는데, 이는 교감신경의 자극에 의한 것이다. 따라서 늘 긴장 상태이든지, 예민하다든지 하는 교감신경의 자극이 우위에 있는 경우 당연히 사정이 빨라질 수밖에 없다. 이는 마치 건드리기만 하면 톡 터지는 봉숭아 씨앗과도 같다. 따라서 한약을 통한 부교감신경의 자극은 발기뿐만 아니라 조루의 치료에도 응용될 수 있다. 더욱이 한약의 경우 비아그라처럼 심장이나 눈에 부작용을 일으키는 일은 거의 없으니 더욱더 안심할 수 있다. 한약재의 온열 약물(몸을 따뜻하게 해 주는 작용이 있는 약물), 이기 약물(순환을 촉진시키는 작용이 있는 약물), 이담 약물(담즙 분비를 촉진하는 약물) 그리고 활혈 약물(콜레스테롤의 양을 조절하는 약물) 등은 모두 부교감신경을 자극하는 기능이 있다. 즉 한방의 비아그라는 그야말로 그 응용 범위가 무궁무진하다 할 수 있다.

결론적으로 자율신경의 조절 없이 비아그라를 사용하는 것은 마치 제때 엔진 오일을 교환하지 않고 무리하게 달리는 자동차와 같다. 결국 부교감신경의 지배를 받는 두 기관, 소화관과 생식기는 상호 깊은 상호 연관성을 가지고 있는데, 이로 미루어 볼 때 대변의 상태가 좋은 사람이 더 강한 남성일 가능성이 높다는 추측도 지나친 억측만은 아닐 것이다.

혈변(血便)

혈변은 장출혈을 말한다. 장에서 출혈이 일어난다는 것은 장의 점막이 손상된 것을 의미한다. 이는 곧 염증이나 궤양 혹은 알코올, 스트레스에 의해서 장내에 과립구가 증가하거나 기계적·화학적 손상이 있어 장을 보호하고 영양분의 흡수와 소화액·점액의 생산을 담당하는 상피세포가 탈락되고 그 아래에 분포된 혈관이 노출되었음을 뜻한다. 또한 출혈과 함께 체중 감소가 나타난다면 이때는 염증성 장질환이나 대장암을 의심해 볼 필요가 있다.

급성기의 출혈은 청열요법(소염 작용)과 지혈요법이 우선적 치료법이다. 따라서 장에 자극을 줄 수 있는 음식물이나 스트레스는 되도록 피하는 것이 좋다. 장에 자극을 줄 수 있는 매운 음식이나 커피 혹은 술은 장표면에 염증이나 궤양을 일으키고 장의 연동운동을 증가시킨다. 장의 연동운동이 증가하면 출혈이 더욱 심해질 수 있다.

한편 만성기의 출혈은 장 점막의 재생에 우선 치료 목표를 두어야 한다. 만성기에는 장간의 혈액순환이 나빠지고 울혈 상태에 빠지는 것과 동시에 간 기능의 저하도 함께 발생하는 경우가 있기 때문이다. 위장, 소장, 대장을 거친 혈액은 모두 모여 간문맥을 통과하여 간으로 흘러들어간다. 그런데 간 기능이나 복강 내의 혈액순환이 나빠지면 장 점막의 영양 공급도 부족해지고 이로 인해 점막세포나 혈관도 자연 약해지기 마련이다. 이때는 장간의 혈류 순환을 촉진시키고 장 점막의 재생을 돕는 것으로써 출혈을 막을 수 있다. 따라서 출혈 발생의 원인과 환자의 몸 상태에 따른 적절한 변증(진단)과 처방을 구성하는 것이 무엇보다 중요하다.

이에 대한 한방의 특이하고도 효과적인 지혈 방법으로 두 가지가 있는데, 비통혈(脾通血)이 그 하나이다. 이 방법은 지혈제를 사용하지 않고 소화기관의 질병을 치료함으로써 지혈을 유도하는 것이다. 주로 인삼, 백출과 같은 기를 보하는 약재가 사용되는데, 이는 의외로 잘 듣는다.

다른 하나는 지혈제를 사용하는 방법이다. 이는 지유, 선학초, 괴화, 삼칠근, 건강초 등의 약재를 사용하여 각 부위별로 지혈을 유도해 내는데, 그 효과가 매우 탁월하다. 아마 지혈에 있어서만큼은 양약보다 훨씬 빠른 효과를 보인다고 해도 과언이 아닐 것이다.

장출혈이 생기면 양방에서는 대개 스테로이드제제를 투여하는데, 이때에는 그 효과에 앞서 상당한 부작용을 감수해야 하기 때문에, 이런 때야말로 한방 지혈요법이 더욱 빛을 발할 수 있는 기회라 할 수 있다.

치질(치열, 치루) 치료의 한의학적 접근

한방은 치질의 치료에 있어서 외과적 수술을 요하는 치질의 제거나 폴립의 제거를 제외한 보다 기능적이고 근본적인 접근 방식을 가지고 있다. 그래서 요즘은 치질을 한의원에서 직접 제거하는 한의사도 생겨나고 있는 추세이다.

치료를 위한 한방적인 접근은 치질이나 치열, 치루를 악화시키는 분변(대변)의 이상, 즉 설사나 변비 등 원인이 되는 대장질환을 치료하고 예방함으로써 치열로 인한 항문 주위의 화끈거림과 출혈, 항문 주위의 부종 및 후중감 등의 증상 완화를 유도할 뿐만 아니라 나아가 치열과 치질, 치루의 악화도 예방한다.

대개 치질이 생기는 원인 중 하나가 대변이 지나치게 굳어 직장의 정맥을 과도하게 부풀리기 때문인데, 이때 약물을 통해 문맥순환을 늘리고 대변이 부드럽게 빠져나갈 수 있도록 도와주면 치질의 발생을 막아 줄 수 있을 뿐만 아니라 치질의 악화도 예방할 수 있다.

치루의 경우 이차적인 감염도 문제이긴 하지만 잦은 설사와 묽은 변으로 인하여 항문 주위 치상선이 건조해질 날이 없기 때문에 완치가 어렵고 재발이 잦다. 따라서 배변 횟수를 줄여 주거나 분변의 수분을 제거해 준다면 치루의 치료 기간도 훨씬 빨라질 것이다. 반면 과도한 면역억제는 치루의 치료를 느리게 하는 한 요인으로 작용한다.

이렇듯 한방에서는 치질과 치루를 단지 외과적인 질병으로 인식하지 않고 내과적인 질환으로 인식함으로써 치질 수술 후의 재활 기간을 줄여 주는 효과도 있다.

항간에 떠도는 '대한민국 사람 치고 치질 없는 사람 없다'라는 말처럼 우리 나라에는 치질 환자가 많다. 치질에는 치핵, 치루, 치열, 탈항 등의 여러 가지 종류가 있다. 이 가운데 간경락(여기서는 간문맥순환을 말함)의 이상과 밀접한 관계가 있는 치질은 바로 치핵이다. 치핵은 항문 주변의 정맥총이 울혈·확장된 것으로 여러 종류의 치질 가운데 가장 많은 부분을 차지한다. 일반적으로 서양의학에서는 이 치핵을 '상직장정맥이 복압을 받아서 정맥총이 울혈되고 혈관벽의 비후가 일어나서 항문관 안에서 융기하여서 발생한다'고 설명하곤 한다.

그런데 상직장정맥에 압력을 가하는 가장 큰 원인은 다름 아닌 문맥계의 울혈로 인한 압력이다. 문맥계는 간문맥과 문맥으로 합류하는 상장간막정맥, 하장간막정맥, 위정맥, 비정맥, 상직장정맥 등을 가리키는데, 간으로 들어가는 혈류의 흐름이 느려지면 이 문맥계에 울혈과 압력이 생기고 이와 더불어 복압까지 높아지면 상직장정맥과 연결된 직장정맥총이 다른 혈관계와 문합되어 있으므로 압력 차이로 혈액이 역류하게 되는데, 이때 정맥류가 발생하게 되는 것이다. 요컨대 정맥류와 울혈된 혈액의 압력으로 인한 정맥총의 융기로 인해 치핵이 생기는 것이다. 그러므로 간문맥으로 들어가는 혈류의 흐름이 느려지게 되는 원인, 즉 간경락(여기서는 간문맥순환을 말함)의 기능 이상은 치질의 근원적인 원인 이라고 할 수 있다. 물론 간경락의 이상이 아닌 다른 원인, 예를 들어 갑자기 무거운 것을 들기 위해 힘을 주어 복압이 상승하거나 임신으로 인한 복압 상승 또는 변비가 심하거나 화장실의 변기에 오래 앉아 있으 면서 힘을 많이 주거나 하는 등의 원인으로 인하여 생기는 치질도 간혹 있긴 하다. 그러나 이러한 특수한 이유 없이 일반적으로 생기는 치질인 경우 일단 간경락의 이상을 의심하고 확인해야만 한다.

한의학에서 과음하고 나서 항문이 종통하고 혹은 하혈하는 경우를 주치(酒痔)라고 하는데, 이 역시 간 기능이 약해지거나 이상이 생긴 경우 술을 마시면 간 기능이 더욱 약해지고 그 결과로 문맥압이 높아져서(간 이 기능을 하지 못하면 간으로 흘러 들어가는 혈액의 흐름이 느려지고 복강 내에 혈액이 저류하게 된다) 기존의 치핵이 성을 내면서 종통하거나 출혈 을 일으키는 것이다. 이렇듯 간과 치질과의 관계는 아주 밀접하다.

간경락의 이상 역시 체질적으로 간경락이 허한 경우와 음주와 같은 다른 원인에 의하여 간경에 이상이 생긴 경우가 있으므로 이 두 가지는 반드시 구분해 주어야 한다. 체질적으로 간경락이 허한 경우는 음주를 하지 않았음에도 불구하고 간경의 이상으로 인한 증상이 장기적으로 나타나서 병증을 이루는 경우가 많다. 이로 인해 비만, 설사, 소화불량, 복부 팽만, 만성피로, 치핵 등이 발생하기 쉽다. 반면 원래는 간경락의 기능에 이상이 없었지만 과다한 음주나 정신적인 노화(怒火) 그리고 독 성이 있는 약물을 복용하거나 비만으로 인하여 체내에 과다한 지질이 쌓인 경우 등으로 인해 간경락에 이상이 발생하였을 때는 단순히 간경락의 기능 이상을 치료하는 것만으로는 완전한 효과를 기대할 수 없다. 따라서 환자의 원래의 약점인 체질적 원인을 찾아서 전체적인 경락 흐름의 균형을 잡아 주는 것이 더욱 중요하다고 할 수 있다.

제 8 장
염증성 장질환

대장질환 하면 제일 먼저 떠오르는 것은 역시 치질이다. 이는 그만큼 치질이 한국인에게 흔한 질병이기 때문이다. 반면 미국을 비롯한 서양인들은 식사를 육식 위주로 하고 대장의 길이가 상대적으로 동양인보다 짧다. 그래서 그들의 경우 치질은 많지 않다. 그렇다면 서양인들은 대장질환 역시 상대적으로 적은 것일까? 아니다. 그들은 치질 대신 다른 질환이 우리들보다 많다. 대장의 표면에 염증이 생기는 염증성 장질환이 바로 그것이다.

염증성 장질환은 궤양성대장염과 크론병이 대표적이고, 장결핵과 베젯씨병 등도 이에 포함된다. 서양인에게 염증성 장질환이 많은 이유는 그들의 식생활과 연관이 있다. 미국으로 이민 간 한국인이나 일본인의 염증성 장질환 발생률이 증가하는 경향이 이미 여러 논문에 발표된 바 있다. 반면 위암은 줄어드는 경향이 있다는 사실 역시 이미 널리 알려져 있는데, 이는 환경적 요인이 질병 발생에 영향을 미친다는 것을 말한다.

예전 일본의 장수촌으로 알려졌던 오키나와의 경우 최근 들어 염증성 장질환의 발생 빈도가 일본 내 최고에 이르렀다는 보고가 있었다. 이는 제2차 세계 대전 종전 후 미군이 주둔하면서 미국식 식습관이 오키나와 전체를 뒤덮고, 그 이후로 각종 패스트푸드가 난무하고 비만 인구도 함께 늘어났기 때문이다. 이는 곧 염증성 장질환과 식습관이 결코 무관하지 않음을 반증해 주는 자료이다.

우리 나라도 최근 궤양성대장염과 크론병 환자의 수가 급격히 늘고 있는데, 이는 서구식의 식습관과 무한경쟁 사회의 무자비한 스트레스가 한데 어우러져 나타난 결과라고 할 수 있다.

　염증성 장질환은 궤양성대장염과 크론병 그리고 장결핵으로 크게 나눌 수 있는데, 그 중 장결핵은 결핵균이 장 점막에 침범하여 병을 일으킨 것으로 궤양성대장염, 크론병과는 구별되는 질환이다. 하지만 장 결핵 역시 결핵균이 검출되지 않을 수도 있고, 그 염증과 궤양의 모양이 앞의 두 가지와 비슷한 경우가 많아 치료가 중복되거나 어려움을 겪기도 한다.

궤양성대장염

    오늘날 바쁜 사회 속에서 이에 맞춰진 생활 습관과 더불어 먹거리 역시 오염되다 보니 예전에 없던 병이 많이 생겨났다. 현재 한국에서 가장 빠르게 증가하는 질병은 다름 아닌 대장암이다. 그 옛날 우리의 밥상이 주로 채식 위주였다면 오늘날은 서구식 먹거리가 우리 식단을 점령하고 패스트푸드와 각종 인스턴트 식품 그리고 육식의 증가가 스트레스라는 양념과 만나 대장에 원인 모를 염증을 일으키고 있다. 그것이 곧 염증성 장질환이고 궤양성대장염과 크론병이다.

    궤양성대장염이란 대장벽을 이루는 점막의 광범위한 부위에 염증과 궤양이 생기는 질병을 말한다. 보통 정상적인 경우에는 장벽에 염증이 생기더라도 시간이 지나면 자연 복구가 이루어진다. 하지만 궤양성대장염의 경우 복구가 더디고 염증이 제어할 수 없을 정도로 번지곤 한다. 궤양이 발생하면 대장의 연동운동은 심하게, 장시간에 걸쳐 그리고 자주 강력하게 일어난다. 또한 장벽의 점액선에서의 분비도 대량으로 증가한다. 이때 환자들은 증가된 배변 횟수와 점액변 혹은 출혈을 반복적으로 호소하곤 한다. 궤양성대장염의 뚜렷한 원인은 아직 알려져 있지 않다. 이것은 궤양성대장염이 어느 한 가지 세균이나 바이러스 혹은 유전적 요인에 의해 일어나는 것이 아님을 의미한다. 때문에 일부의 연구자들은 이 궤양성대장염을 알레르기나 면역 작용의 이상에 의한 자가면역질환이라 부르기도 한다.

필자는 궤양성대장염을, 첫째 불규칙한 생활 습관, 둘째 불규칙한 식사 습관, 셋째 잘못된 음식 섭취, 넷째 과도한 스트레스에 의한 자율신경의 부조화에 의해 발생하는 자가면역질환으로 보고 있다.

궤양성대장염에서 대장에 퍼진 염증의 상태는 환자마다 병의 정도와 증상에 따라 매우 다양하게 나타난다. 궤양성대장염의 염증과 궤양은 주로 직장과 에스자결장 부위에 많이 나타난다. 즉 시작은 직장부에서 많이 나타나지만 병이 진행됨에 따라 항문에서 먼 곳으로 퍼져 나가는 경향을 보인다.

증상이 심해지면 대부분 대장 전체에 염증이 번져 나가지만, 이례적으로 염증이 직장 쪽에서만 진행되는 경우도 있다. 또 다른 경우에는 대장뿐만 아니라 소장의 끝 부분에서 염증이 일어나기도 하는데, 이때는 회맹판이 부어올라 그 기능이 약해지는 경우도 있다.

초기의 염증은 점막층에만 국한되어 나타나는데, 이때는 대장의 점막층에 백혈구가 침습하고, 혈관이 국소적으로 발달하는 반면 출혈은 증가한다. 염증이 좀더 진행되면 백혈구의 침윤도 심해지고 대장벽에서 점액이 분비되는 음와가 확장되면서 농양이 발생하는데, 이 농양이 점막 표면으로 흘러나오면서 작은 궤양이 발생한다. 이때 대장벽은 혈류가 증가하면서 충혈된다. 나아가 증상이 더욱 심해지면 음와에 생긴 농양이 음와의 벽을 뚫어 점막 아래 조직으로 번져 간다. 그리고 마침내 점막 아래 조직이 떨어져 나가게 된다. 이렇게 형성된 궤양은 마치 뱀이 기어가는 모양을 이루고 있으며, 근육층이 드러날 정도로 깊다.

급성 단계의 염증 상태에서는 장관에 부종이 생기고, 상처가 잘 나고, 확장되기도 한다. 만성으로 이환되어 재발이 반복되면 장은 오그라들고 짧아지며, 내부는 부종에 의해 좁아지게 된다. 이는 점막의 과증식 혹은 대장을 싸고 있는 근육이 위축된 결과이다.

반면 궤양성대장염의 증상이 멈추고 치유 과정에 들어가는 것을 관해라 칭한다. 관해 기간 중에는 회복과 함께 세포 재생이 일어나는데, 과다하게 증식된 혈관이 줄어들고 부종도 가라앉게 된다. 이로 인해 손상된 상피세포는 떨어져 나가고 새로운 세포가 자라 정상적인 점막을 이루게 된다. 또한 장평활근의 위축이 풀리면서 장의 길이도 정상화되고, 대장의 팽대부 융기도 나타나게 된다.

염증 초기에 에스자결장의 벽은 정상적인 혈관 패턴이 사라지고 과립상의 분홍색을 띤다. 하지만 염증이 진행됨에 따라 검붉은색의 점막이 나타나고 과립상도 거칠어진다. 또한 출혈도 자주 나타난다. 결국 점액과 피, 고름이 장 내부에 다양하게 나타나고, 점막의 부종으로 인해 장의 내부는 좁아지게 된다.

실질적으로 대장 내의 점막 패턴과 염증, 궤양, 용종, 위축 상태 등을 관찰하고 병의 진행 여부를 판단하기 위해서는 서양의학의 대장 내시경과 같은 기기의 도움이 필수적이다. 다시 말해 한방이 아무리 치료에 성과를 보이더라도 이러한 진단 기기의 도움이 없다면 공허한 메아리에 불과하다. 따라서 보다 높은 치료율을 위해선 한방 치료의 벽을 허물고

서양의학 치료와 상생의 길을 모색해야 할 것이다.

　대부분의 궤양성대장염 환자들이 맨처음 병원을 찾는 이유는 대개 치질 수술을 받기 위함이거나 과민성대장증후군을 치료하기 위해서이다. 하지만 그 과정에서 대장 내시경을 받게 되고, 이때 대장 내의 염증과 궤양이 확인되어 결론적으로 궤양성대장염이란 진단을 받게 된다. 결국 그 동안의 잦은 설사와 복통 그리고 출혈이 궤양성대장염 때문이었던 것이다.

　궤양성대장염은 시간이 갈수록 심해지는 경향이 있다. 일반적으로 대장의 점막은 세포 재생 주기가 짧다. 보통 7일 정도면 교체가 이루어진다. 그래서 흔히 장염이 발생하더라도 일주일에서 이주일 정도 조리를 하다 보면 낫게 된다. 그런데 이 장염이 낫지 않고 지속되거나 점점 악화되는 것이 궤양성대장염이다. 궤양성대장염의 경우 처음에는 주로 묽은 변을 보거나 설사를 하게 되고, 다량의 농과 점액 출혈이 있다.

　또한 장내 세균이 염증 부위나 궤양 부위에 감염되면 고열이 동반되기도 한다. 이때 급성으로 심한 설사와 출혈을 보이는 환자의 경우 탈수가 발열과 함께 나타나면 생명에 지장을 주기도 한다. 하지만 대부분은 만성화되어 관해와 재발을 반복하게 된다.

　A씨(45세, 남, 2004년 5월 필자를 찾아옴)의 경우 앞서 말한 경우로 치질 때문에 병원을 찾았다가 궤양성대장염 진단을 받았다. 그런데 진단 받기 전까지의 증상은 그리 심하지 않았다. 오히려 치료를 시작하고 소염제를 장기 복용하기를 3년째, 이제는 출혈과 설사가 나아지기는커녕 증상이 만성화되어 체중은 빠지고 복통은 점점 더 심해지고 있다는 것이다. 이렇게 일부 환자의 경우 증상의 완화 없이 연속적으로 설사와 복통 및 출혈이 계속되는 경우도 있고, 반면 증상이 재발과 관해를 반복

하는 환자도 있는데, 관해 기간이 몇 년 동안 유지되다가 다시 나빠져 몇 년을 보내는 경우도 있다. A씨의 경우 3개월 간의 한약 동시 복용 후에 관해기로 접어들었고, 현재는 양약과 한약을 적절히 조절하면서 복용하고 있다. 결국 이는 순환이 살아 있어야 어떠한 약물이든 효과를 발휘할 수 있다는 것을 보여주는 예이다.

궤양성대장염의 합병증으로는 장관천공, 복막염, 복막농양, 대량출혈, 회장염, 협착, 치골직장농양, 루, 열구 형성 그리고 암의 발병 등이 있다. 그 외에도 간 기능 저하, 관절염, 피부 병변, 설염, 홍채염과 홍채모양체염 등이 발생할 수 있으며, 이차성 빈혈과 심근의 퇴행성 변화 등이 함께 나타나기도 한다. 그 중 가장 많은 것은 치루이지만 여성의 경우 질직장루가 발생하기도 한다.

실제로 궤양성대장염 환자들을 가장 두렵게 하는 것은 다름 아닌 출혈이다. 그들은 하루에도 수차례 화장실을 들락거리면서 변과 함께 나온 피를 보고 나면 더욱 두려움을 느낀다. 설사와 혈변은 궤양성대장염의 대표적 증상이며, 그 밖에 점액변, 후중(뒤가 무거움), 긴급 배변, 변실금, 복통, 직장통 등이 동반되기도 하고, 전신적인 증상으로서 식욕부진, 오심, 구토, 피로감, 체중 감소, 발열 등이 나타나기도 한다. 반면 크론병의 경우 복통이 가장 심하게 나타난다.

이러한 증상이 나타나는 빈도와 중증도는 대개 질병의 진행 상태와 일치하는데, 염증의 정도가 심한 경우 복통과 설사, 출혈이 증가하지만 염증이 호전되는 경우 증상 역시 줄어들게 된다. 반면 간혹 전혀 증상이 없는 사람한테서 검사상 우연히 발견되기도 한다.

증상은 대개 서서히 시작되므로 궤양성대장염이란 진단이 나오게 되면 이미 수 개월에서 수년 동안 병이 진행되어 온 경우가 일반적이다.

실제로 궤양성대장염 환자 중에는 과민성대장증후군인 줄 알고 지내다가, 병원을 찾고 내시경을 하고서야 알게 되는 경우가 많다. 심지어는 그냥 체질이거니 하고 지내다가 어느 날 변과 함께 나온 출혈 때문에 병원을 찾는 경우도 있다. 반면 증상이 급성으로 나타나는 경우도 있는데, 이때는 감염성 장염과 구분하기 어려운 경우도 있다. 실제로 보고에 의하면 한국인 궤양성대장염 환자 150명을 후향적으로 조사한 결과 증상 시작부터 진단까지의 기간이 2주에서 10년까지 매우 다양한 분포를 보임을 알 수 있다.

궤양성대장염의 병변이 직장에만 있는 경우에는 선홍색 피가 대변과 따로 나오거나 정상 변의 겉에 묻어나기도 하고 변의 끝 부분에 묻어나는 경우도 있다. 또 변을 보고 난 후 닦을 때 묻어나는 경우도 있어 종종 치질의 출혈로 오인되기도 한다. 반면 직장의 염증으로 인한 출혈은 점액변과 항문의 통증, 급박변(긴급 배변) 등의 증상과 함께 나타나므로 예전의 배변 습관이나 기왕력(병력)을 자세히 살펴보는 것 또한 치질로 인한 출혈과 그 여부를 감별할 수 있는 방법 가운데 하나라고 할 수 있다. 궤양성대장염의 염증 부위가 넓어지면 피가 대변과 섞이거나 대변이 묽어져 피 섞인 설사의 형태로 나타난다. 따라서 궤양성대장염에서 설사가 심해지면 대부분 육안으로 혈변을 관찰할 수 있다. 만약 지속적으로 심한 설사와 함께 출혈을 보이는 환자라면 빨리 병원을 찾아 검사를 받는 것이 무엇보다 중요하다.

궤양성대장염의 증상 가운데 가장 흔한 것은 설사이다. 궤양성대장염이 악화되면 대개 설사를 하루 열 번 이상 하게 되고 야간의 배변과 설사도 증가하게 된다. 이때 설사가 잦아지면 항문 주위가 짓무르거나 항문의 통증을 수반하기도 한다. 실제로 변이 나오는가 하면 가스만 배출되는 경우도 있고, 또는 점액과 출혈이 함께 나오는 경우도 있다. 궤양성대장염에서 설사가 나오는 이유는 여러 가지가 있지만 가장 주된 원인은 점막의 손상으로 인하여 대장의 정상적인 기능인 염분과 수분의 흡수가 되지 않기 때문이다. 또 염증 부위가 넓어 장운동이 염증 부위를 자극하여 운동성 경련이 발생하기도 하고, 대변이 지나가면서 염증 부위를 자극해 운동 경련이 일어나기도 한다.

직장 부위의 염증은 직장이 대변을 저장하는 능력을 감소시키고 직장벽이 팽창력을 견디기 힘들게 만들어 긴급 배변(변의를 참지 못함)의 형태가 심해지거나 후중감(뒤가 무겁고 잔변감이 남아 있음)이 나타나게 한다. 또한 이로 인해 직장의 염증이 심해지는 경우 변실금이 생기기도 하고, 염증이 직장이나 직장과 에스자결장에 국한된 환자의 경우 드물게 변비가 나타나는 경우도 있다.

궤양성대장염의 복통은 주로 새벽과 오전에 잦은 편인데, 이 시간대에는 설사 역시 심해진다. 이는 몸이 잠에서 깨어나면서 장의 연동운동이 증가하고 아침 식사로 인해 위결장 반사에 의해 대장의 연동운동이 증가하기 때문이다. 또 잠에서 깨어나기 직전이 우리 몸의 체온이 가장 낮은 상태인 것도 허혈성 복통을 일으키는 원인의 하나로 생각해 볼 수 있다.

염증이 심한 환자의 경우 심한 경련성 통증이 배변과 관계없이 지속적으로 나타날 수 있으며 통증 부위 역시 하복부에만 국한되는 것이 아니라 복부 전체에 나타날 수 있다. 통증의 원인은 주로 염증이 있는 대장벽이 수축될 때 장력이 증가하거나 염증 부위가 대변의 통과에 자극을 받기 때문으로 보인다.

크론병(crohn's disease)

크론병은 1932년 미국 의사인 크론이 처음으로 보고하였고, 그의 이름을 따 크론씨병으로 명명되었다(이 책에서는 편의상 크론병으로 통일한다). 크론병은 만성 염증성 질환으로 소화관의 어느 부위에서나 발생할 수 있다. 입(구강)에서 항문까지 소화관 어느 부위든 크론병의 표적이 될 수 있지만, 특히 소장의 끝 부분인 회맹부에서 잘 생긴다. 이외에 소장의 윗부분, 십이지장, 위, 식도, 입, 구강에서도 발생할 수 있다.

이러한 크론병은 궤양성대장염과 달리 출혈과 설사보다는 복통을 주증상으로 한다. 그렇다고 하여 설사와 출혈이 없는 것은 아니다. 다만 상대적으로 적다는 말이다. 이 크론병의 경우 설사와 출혈처럼 외부에서 보이는 증상이 제한적이기 때문에 질병의 진행 예측과 치료에 어려움을 겪게 된다. 또한 치료를 위한 약물 역시 주로 면역억제에 의존함으로써 증상의 개선에 주력하는 경향이 있어 상대적으로 혈액순환이나 세포 재생에는 소홀해지게 되는데, 이는 대부분의 환자가 통증을 아주 싫어하기 때문이다. 실제로 평범한 사람들의 경우 통증이 없어지면 다 나은 것 같은 착각을 일으킬 때가 많다.

이러한 이유 때문에 장기간의 치료에도 불구하고 장절제라는 극단적인 방법을 다시 고려하는 경우가 궤양성대장염에 비해 더욱 빈번하다. 궤양성대장염의 경우 눈에 보이는 증상이 아주 뚜렷하다. 그래서 설사가 증가하거나 혈변이 보이면 환자는 긴장하게 되고 여러 가지 방법을 찾기 위해 더욱 노력한다. 하지만 크론병의 경우 설사나 출혈을 동반하지 않는 경우도 많기 때문에 배 속의 상태를 가늠하기란 쉽지 않다. 때문에 환자들은 복통을 참아내기 위해 면역억제라는 방법을 선택하게 되고, 복통이 사라지면 '치료가 되고 있다'는 착각에 빠지게 된다. 그러나 면역억제는 절대 치료가 아님을 다시 한 번 말한다. 이는 몸의 정상적인 감시 기능을 억제함으로써 통증을 잠시 피할 수 있을지 모르나 이로 인해 복강 내의 혈액순환이 심각할 정도로 방해를 받으므로 장기적인 효과면에서 볼 때 장세포의 위축이나 혈액순환의 장애가 나타나는 것은 어쩌면 당연한 결과이다.

크론병의 궤양은 장내 점막층뿐만 아니라 장벽을 지나 광범위하게 확장된다. 또한 이로 인해 장의 협착이나 폐쇄, 누공을 형성하기도 하고 출혈과 농양이 생기기도 한다. 일반적으로 주로 서양인들한테서 많이 발견되고 있지만 한국과 일본에서도 최근 그 발병률이 증가하고 있다.

이러한 크론병은 궤양성대장염에 비해 젊은 사람의 경우 더욱 흔하고 반복적인 재발과 관해가 그 특징이다. 이는 복통과 설사, 장출혈을 주요 증상으로 꼽을 수 있는데, 반복적으로 장기간 계속되고 빈혈, 탈수, 식욕 부진, 흡수 장애, 발열, 체중 감소, 비타민 결핍, 저단백혈증 등이 뒤따르기도 한다. 또한 혈변이나 점액변도 나타난다. 이러한 증상은 설사와 출혈로 인한 단백질의 손실과 흡수 장애의 결과이다. 합병증으로는 강직성척추염, 홍채염, 관절염, 피부점막 질환 등이 있는데, 이는 흔히 항문과 직장 주위에 농양이 발생하고 치루가 함께 오는 경우도 많다.

한편 어린이의 크론병은 성장 발육에 심각한 지장을 초래할 수 있는데, 영양 손실은 물론 흡수 장애로 인해 성장에 악영향을 끼침이 대표적인 예이다. 특히 어린이에게 사용하는 스테로이드제제나 면역억제제는 때로는 아이의 성장을 멈추게 하는 심각한 부작용을 일으키곤 한다.

크론병은 직장과 항문에 발생하기도 하고 다발성 치루를 동반하기도 한다. 일반적으로 처음에는 직장 부위에 치루가 발생하고, 약물 치료와 수술을 하더라도 잘 낫지 않고 합병증이 동반되기도 한다. 치루 주변에는 농양이 잘 발생하는데, 잦은 설사와 묽은 변은 치루의 회복을 어렵게 한다. 또 대부분의 크론병 환자가 면역억제 상태에 있다는 것도 치료를 더욱 더디게 하는 원인 가운데 하나이다. 이러한 크론병의 염증과 궤양은 주로 소장의 끝부분을 중심으로 소장과 대장에 산재하여 나타난다.

크론병의 원인은 궤양성대장염과 마찬가지로 명확치 않다. 다만 확실한 것은 크론병은 암과 같은 신생물에 의한 종양이 아니라는 것이다. 또한 장결핵처럼 원인 미생물도 뚜렷하지 않다. 따라서 크론병은 궤양성대장염의 경우와 같이, 첫째 불규칙한 생활 습관, 둘째 불규칙한 식사 습관, 셋째 잘못된 음식(혹은 약물) 섭취, 넷째 과도한 스트레스에 의한 자율신경의 부조화에 의해 발생하는 자가면역질환으로 보는 것이 옳다.

크론병의 발병에 있어서 연령층의 구분이 있는 것은 아니나 주로 젊은 층에게서 나타나고, 남성이 여성보다 조금 많다는 보고가 있다. 궤양성대장염에서 예로 든 오키나와와 마찬가지로 크론병도 식생활과 밀접한 관련이 있다. 이를테면 한국인이나 일본인이 미국으로 이주를 한 경우 위암 발병률은 줄어드는 반면 대장암이나 염증성 장질환이 증가하는 것이 대표적인 예이다.

크론병은 초기에 장 점막 아래 조직에서부터 병리적 변화가 시작된다. 즉 림프조직의 과증식과 폐색성림프부종으로 말미암아 장관의 표면에 있는 점막 아래 조직이 점차 두꺼워지는 것이다. 림프조직의 결절은 여러 가지 크기로 부종과 함께 산재하여 나타난다. 장관 내피의 증식도 일어나고 점막 아래 조직의 림프관도 확장되는 경향을 보인다. 장관의 안쪽 면에는 수많은 림프구와 조직구가 나타나는데, 이 림프구가 증식하여 점막 조직을 파괴하고 염증을 일으키는 것이다. 겉잡을 수 없이 염증이 번지게 되면 바로 이때 소염제와 스테로이드제제를 투여한다. 이는 림프구의 수를 줄이기 위해 면역억제의 방법이 동원되는 것이다.

염증이 있는 곳에는 모두 폐색성부종이 동반되는데, 그로 인해 백혈구의 침윤이 일어날 수 있으며, 이 부종과 백혈구 침윤을 제거하기 위해서는 혈액 교체가 절실하다. 따라서 이때는 문맥순환을 빠르게 해 줌으로써 혈액 교체가 가능한데, 그럼으로써 부종을 제거하고 백혈구를 교체할 수 있다. 바로 여기에 문맥순환 촉진을 통한 한방 치료의 핵심이 있다.

크론병의 진행 정도에 따라 장의 염증 부위가 두꺼워지고 딱딱해지는데, 장의 모양이 마치 정원용 물뿌리는 호스와 유사한 형태를 지니게 된다. 그리고 마침내 장의 내강이 좁아지면서 협착이 오고 음식이 지나가기 힘든 정도까지 이르면 복통은 더욱 심해진다. 소장에 발생한 염증과 궤양은 심각한 영양 장애를 초래하여 음식물에서 정상적으로 영양분을 흡수하지 못하고, 출혈로 인해 단백질 손실까지 생기면 이는 곧 체중 감소로 이어진다. 소장 점막의 주름 역시 궤양에 의해 다수 파괴되고 영양분을 흡수할 면적은 점점 줄어들며, 염증 부분 사이사이로 정상 조직이 드문드문 보이게 된다. 이 형태를 크론병의 특징인 조약돌 모양(cobble stone) 궤양이라 하는 것이다.

그러나 무엇보다 크론병 환자를 가장 힘들게 하는 것은 장의 유착이다. 염증이 진행되면서 장에는 유착이 군데군데 나타난다. 또한 장간막 역시 두꺼워지고 림프절이 커지기도 한다. 장의 유착이 시작되면 통증은 더욱 심해지고 그로 인해 음식물의 통과에 통증을 수반하여 수술을 해야 하는 경우가 발생하기도 한다.

크론병의 대표적인 증상은 복통, 설사, 변비, 출혈, 발열 등이다. 이때 복통은 주로 염증이 있는 부위에 따라 오른쪽과 왼쪽으로 나뉘는데, 초기에는 장관의 수축과 운동에 의해 통증이 증가하는 반면 만성기에는 장점막이 두꺼워지고 딱딱해지고 좁아져서 폐색을 유발하여 통증이 더 심해진다. 특히 농양이나 직장루가 형성되는 경우 통증은 한층 심해진다.

그리고 설사의 경우 그 증상이 다양하게 나타난다. 일반적으로 크론병의 초기에는 변비가 생기기도 하는데, 이때 점액변과 혈변이 나타나는 것은 궤양성대장염과 같지만 그 정도는 훨씬 덜하다. 간혹 육안으로 확인할 수 없으나 변잠혈에 의한 출혈도 있다.

소장과 장간의 림프절에 심한 침범이 있는 경우에는 흡수부전증후군이 오기도 한다. 흡수 장애가 발생하면 체중이 급격히 감소한다. 또 결절성홍반이나 류머티스양관절염이 오기도 하는데, 이는 이들 외부 병변의 정도와 장관 내의 염증 정도가 연관성을 갖기 때문이다.

크론병 환자의 경우 영양 흡수의 장애로 대개 어느 정도의 체중 감소가 있다. 이것의 직접적인 원인은 식사량의 감소이고, 흡수 장애가 그 다음이다. 소장에 염증이 생긴 경우에는 통증이 식후에 더 심해지는 경향이 있어 환자가 음식을 거부하기도 한다.

크론병은 소장과 대장에서 주로 발생하지만 일부 환자의 경우 경화성담관염이나 강직성척추염을 동반하는 경우도 있다. 이러한 장관 외 증상 중에서 가장 흔한 것이 관절염인데, 이를 대장염성관절염이라고 한다. 이는 주로 슬관절, 고관절, 족관절, 주과절 그리고 수관절에서 나타나는데, 그 양상에 있어서는 이동성을 보인다. 반면 강직성척추염은 궤양성대장염에서 더욱 많이 나타난다.

심각한 복통 중에는 간혹 그 원인이 담도계가 문제인 경우도 있다. 담석과 담관염이 대표적인데, 오른쪽 늑골 아래에 압통이 나타나면 담관염을 의심해 볼 필요가 있다. 담관주위염이 흔한 반면 빌리루빈의 상승은 비교적 많지 않다. 빌리루빈이 상승하면 황달이 발생한다(빌리루빈값의 상승은 담관의 폐색이나 적혈구의 과다 파괴를 의미한다).

경화성담관염은 간의 안팎에 있는 담관의 섬유화성 염증을 유발하는데, 이로 인해 담즙의 정체나 간질환이 발생한다. 경화성담관염 환자의 75퍼센트가 염증성 장질환을 함께 가지고 있고, 다시 그 중 87퍼센트가 궤양성대장염, 13퍼센트가 크론병이라는 연구 보고가 있다.

한의학에서는 간이 소화기관 전체를 지배한다고 본다. 이는 문맥순환이 소화관 전체의 혈액순환을 좌우하고, 간이 담즙을 통해 유기물 찌꺼기를 장으로 배설하기 때문이다. 전문 용어로는 이를 간주소설(肝主疏泄)이라고 하는데, 이는 곧 이담(담즙 분비 촉진)과 활혈(지방 대사와 콜레스테롤의 조절)의 방법이 염증성 장질환에 사용되는 근거임을 뜻한다.

장결핵과 염증성 장질환

　장결핵과 염증성 장질환은 그 증상이 대체로 유사하다. 그러나 장결핵과 염증성 장질환은 완전히 다른 질환이다. 현재 많은 환자들이 결핵균이 검출되지 않았음에도 불구하고 증상이 비슷하다고 하여 먼저 결핵약부터 투여 받곤 하는데, 이는 일단 결핵약을 투여하고 증상의 개선이 없으면 다시 염증성 장질환을 의심하는 식인 것 같다.

　결핵약은 항생제 중에서도 가장 독한 약이다. 실제로 우리 몸은 면역이 억제되고 장점막세포가 다양한 형태로 손상을 받게 된다. 임상을 하다 보면 크론병이나 궤양성대장염 환자 혹은 과민성대장염 환자의 많은 수가 결핵 치료를 받은 경험이 있는 것을 볼 수 있다. 때문에 결핵약의 독성이 장 점막의 손상을 가져오고 이것이 시간이 경과함에 따라(수개월에서 수 년) 장 점막에 잘 낫지 않는 염증과 궤양을 유발할 수 있다는 추측을 가능케 한다.

결핵균이 없음에도 불구하고 증상이 비슷하다고 하여 결핵약을 투여하는 것은 불난 데 기름을 붓는 격이다. 이는 결핵약에 의한 점막의 육아종성변화(상피세포가 뭉쳐서 생긴 결절 모양의 양성 종양)가 오랜 시간이 경과한 후에 장의 염증성 변화로 이어지기 때문이다. 따라서 이러한 치료법은 반드시 신중히 이루어져야만 한다.

면역억제제

염증성 장질환의 치료에 있어 최근 사용이 늘고 있는 약물로 면역억제제를 들 수 있다. 면역억제제란 엄밀하게 말하면 항암제의 일종이다. 염증성 장질환에 항암제의 사용은 꼭 필요하지 않은 경우를 제외하곤 될 수 있으면 피해야 한다. 면역억제제의 남용은 장기적으로 장의 기능을 급격히 떨어뜨리는 결과만을 초래하기 때문이다.

현재 궤양성대장염이나 크론병에서 신생물이 자라고 있다는 증거는 없다. 따라서 암세포가 무한정 증식하고 있을 때 세포 증식을 막고 혈관의 신생을 제거하는 임무를 가진 항암제를 써야 할 이유가 없다. 물론 항암제를 투여하여 면역억제를 하면 백혈구의 활동도 줄고 그 숫자도 줄어들어 장 점막에서의 과도한 백혈구의 침윤을 막을 수는 있다. 하지만 그로 인해 장간의 혈류량이 줄어들고 장 점막의 기능이 정상 이하로 떨어지기 때문에 흡수 장애가 더욱 심해지고, 더불어 장의 노화도 한층 촉진되어 결과적으로 장 평활근은 활력을 잃고 굳어지고 좁아지게 된다. 이 경우 결국에는 좁아지고 딱딱해진 장 때문에 수술을 해야 한다.

더욱이 항암제의 가장 커다란 부작용이 소화 장애와 소화관 기능 억제이다. 대개 한 번쯤은 투병 중인 암환자한테 항암제를 투여하자 음식을 모두 토하고 설사한다는 이야기를 들어보았을 것이다. 아무리 소량을 사용한다 하더라도 이것이 치료 원리에 역행하는 것이 사실이라면 그 치료법은 재고되어야 한다.

오늘날 가장 널리 사용되고 있는 면역 기능 억제 약제로는 다음의 세 가지로 분류할 수 있다. 첫째 프레드니손(prednisone)과 같은 코르티코스테로이드(corticosteroid) 계열의 강력한 항염증제, 둘째 아자치오프린(azathioprine)과 시클로포스파미드(cyclophosphamide)와 같은 세포 독성 약제(cytotoxic drug), 셋째 시클로스포린 A(cyclosporine A), FK506〔타크로리무스(tacrolimus)〕, 라파마이신〔rapamycin, 일명 시롤리무스(sirolimus)〕과 같이 T 림프구 내의 신호 전달 과정을 억제하는 약제가 그것인데, 이는 진균과 세균에서 유래된 물질이다.

이러한 약제의 적용 범위는 대체로 대단히 넓어 인체에 해로운 영향을 미칠 뿐만 아니라 면역 기구의 정상적인 방어 기능도 억제한다. 그런 탓에 기회감염의 증가는 면역억제제 사용의 가장 흔한 부작용이다.

코르티코스테로이드(스테로이드제제)는 유전자의 전사 과정을 변화시키는 강력한 항염증 약제이다. 이는 자가면역질환이나 알레르기질환 외에도 장기 이식에서 나타나는 거부 반응을 억제하기 위해 광범위하게 사용되고 있다.

스테로이드호르몬은 당질 코르티코이드와 무기질 코르티코이드 계열이 있는데, 항염증 작용을 하는 프레드니손은 코티솔(cortisole)의 합성

유도체로서 당질 코르티코이드이다.

코티솔은 체내의 거의 모든 세포의 수용체에 작용할 수 있는데, 코티솔 호르몬과 결합한 세포 내 수용체는 특정한 유전자의 전사를 조절하게 된다. 당질 코르티코이드는 이렇게 유전자의 전사를 유도하거나 억제할 수 있다. 당질 코르티코이드의 농도가 체내에서 비정상적으로 높아지면 세포 내 수용체는 당질 코르티코이드의 유전자 전사 억제 효과를 증폭시키는 한편 독성 부작용도 함께 유발시킨다.

스테로이드의 가장 뚜렷한 반응(효과)은 항염증 작용이다. 그러나 때때로 스테로이드는 체내에 수분을 축적하여 부종을 일으키는가 하면 체중 증가와 혈당을 높여 당뇨병을 유발하기도 하고, 뼛속의 미네날을 소실시켜 골다공증을 일으키기도 하고, 피부와 점막이 얇아지기도 하는 등 많은 부작용을 야기한다. 따라서 스테로이드의 사용에는 항상 신중을 기해야 한다.

아자치오프린과 시클로포스파미드는 스테로이드와 달리 세포 독성을 이용한 면역억제제이다. 세포 독성을 이용한 면역억제제는 DNA의 합성을 방해하고, 분열하고 있는 세포를 파괴하여 그 효과를 발휘하기 때문에 심각한 부작용을 유발하곤 한다. 이 약제의 원래 개발은 암을 치료하기 위함이었는데, 세포분열 중인 림프구에 대한 독성 발견으로 인해 현재는 면역억제제로 사용되고 있다.

면역억제제는 보통 지속적으로 분열하는 모든 조직에 다양한 독성을 보이는데, 이로 인해 소화기관의 점막세포도 분열에 방해를 받게 된다. 이들은 면역 기능의 억제 외에도 빈혈, 백혈구 감소, 혈소판 감소, 장상피의 손상, 탈모, 태아의 사망 혹은 태아에게 치명적인 손상을 입히는 등의 부작용을 일으키기도 한다.

이들 면역억제 약물은 독성이 강하기 때문에 항암 치료에서 림프구를 제거할 목적으로만 고용량으로 사용되고 있다. 중요한 것은 원치 않는 면역 반응을 치료하기 위해서는 반드시 소량을 사용해야 한다.

아자치오프린은 생체 내에서 핵산 합성을 방해하는 퓨린 길항제로 전환되고, 분열 중에 있는 세포에 대해 독성을 나타낸다. 이것은 cAMP와 cGMP의 합성을 차단하는데, 결국에는 DNA 합성까지 저해한다. 시클로포스파미드는 아자치오프린보다도 상대적으로 독성이 훨씬 강하다. 시클로포스파미드는 원래 화학 무기로 개발된 것으로 독가스인 질소 머스터드의 한 계열이다. 이에 대한 부작용으로 방광 출혈과 염증을 보이는 출혈성방광염 또는 방광암이 유발되기도 한다.

최근에는 종양괴사인자(TNF-α)의 작용을 방해하는 단클론항체가 개발되어 치료에 이용되고 있다. 이들은 처음에는 강직성척추염의 치료제로 개발되었다가 염증성 장질환에 함께 사용하게 되었는데, 그 효과는 실로 놀라울 정도이다. 하지만 이 역시 면역을 억제하기는 매한가지이고, 또 그나마도 되지 않는 경우가 있다고 하니 한 가지 물질을 차단하여 치료를 하고자 하는 서양의학의 물질적 사고의 한계성을 보여주는 사례라고 할 수 있다.

제 9 장
염증성 장질환(궤양성대장염과 크론병)의 치료

궤양성대장염과 크론병의 한의학적 치료는 장으로 흐르는 혈액의 복강 순환을 늘려 주는 것에 최우선 목표를 둔다. 장 점막의 충혈에 의해 혈관의 수가 늘어나더라고 폐쇄성 충혈이 지속됨으로써 염증의 진행이나 수복에 어려움을 겪게 되므로 국소 부종의 소실과 백혈구의 침윤을 막기 위해서는 지속적인 혈액 공급과 배출, 즉 순환이 필수적이다.

혈액이 지속적으로 장 점막에 공급되도록 길을 터주고, 대·소장을 거친 혈액이 다시 간문맥을 타고 간으로 잘 흘러갈 수 있도록 해 준다. 그리고 기다리는 것이다. 무엇을 기다리는가? 그것은 바로 자연 치유력이다. 우리 몸에 내재된 가장 강력한 치료 도구는 다름 아닌 자연 치유력이다. 이 자연 치유력을 불러일으키는 가장 좋은 방법은 혈액순환을 살려 주는 것이다. 혈액은 생명의 원천이고 영양의 보고이자 가장 강력한 군대이며 완벽한 수리 도구이기 때문이다.

복통의 가장 흔한 원인 가운데 하나는 내장으로의 혈액 공급량이 줄어드는 것이다. 궤양성대장염과 크론병이 이에 속한다. 내장을 통과하는 혈액 흐름이 나빠지므로 내장으로 흘러 들어온 혈액이 장 점막까지 이르지 못하고 문합을 통해 통과해 버린다. 이때 심각한 산소 부족과 영양 부족에 빠진 점막세포는 염증, 궤양과 더불어 복통에 시달리게 된다.

각종 스트레스나 음식, 환경 등에 의해 내장기로의 혈류 공급이 부족해지면 장내의 잡균이 증가하고 감염은 반복적으로 일어나 소장과 대장의 점막은 영양 공급의 장애로 인해 염증과 궤양을 반복적으로 일으키고, 장의 평활근은 경련 혹은 부종을 유발하곤 한다.

장은 세포분열이 왕성한 곳으로 7일이면 모든 세포가 교체된다. 그야말로 자연 회복력이 아주 강한 곳이다. 하지만 장이 그 기능을 다하지 못해 자연 회복이 되지 않는 상태에 이르게 되면 염증성 장질환이란 병명이 붙여지게 되고, 그 모습은 복통과 혈변 그리고 설사로 나타나게 된다.

염증성 장질환의 한의학적 치료

  궤양성대장염과 크론병의 한의학적 치료는 주로 결과보다는 원인 제
거에 중점을 둔다. 즉 염증과 궤양이라는 국소적 이상을 제거하는 것도
중요하다. 하지만 장의 혈액순환을 정상화시키는 것은 더욱 중요하다.
왜냐하면 장의 혈액순환이 정상화되면 장점막세포의 재생력은 저절로
살아날 것이기 때문이다. 그 과정을 한 번 살펴보자.

  첫째, 복강으로 들어가는 혈액의 공급량을 늘리기 위해 복강의 혈관
을 열어 주는 약재를 선택한다. 혈관을 열어 주는 온열약재와 이기약재
는 대부분 부교감신경을 자극한다.

  둘째, 복강 내로 흘러 들어온 혈액이 제때 잘 빠질 수 있도록 문맥순환
을 원활하게 해 준다. 문맥순환을 원활하게 하기 위해 이담제와 이뇨제
가 추가된다. 이담제가 사용되는 이유는 간 내의 압력을 줄이기 위함이
고, 이뇨제가 사용되는 이유는 심장의 압력을 줄여 심장과 장간의 압력

차를 발생시키기 위함이다. 소화관을 거친 모든 혈액은 간을 통해 심장으로 환류한다.

셋째, 장 점막에 직접 영양을 공급해 준다. 염증성 장질환에서는 혈관을 통한 장의 혈액 공급이 원활치 못하므로 장 점막은 기아 상태에 빠져 있는 경우가 많다. 그러므로 소화관을 통해 직접 영양을 공급해 주는 것이 무엇보다 중요하다. 포도당과 같은 단당류를 직접 음식을 통해 공급하는 것이 바로 이에 해당한다. 또한 위장과 췌장의 분비 기능을 증가시켜 음식물이 잘 소화되도록 돕기도 한다.

넷째, 적절한 지혈약을 선택해야 한다. 지혈을 한다는 것은 장 점막의 염증이나 궤양을 복구한다는 것과 상통하는 말이다. 건강초, 지유, 선학초, 괴화 등 증상에 따라 적절한 약재를 선택하는 것이 중요하다.

때론 이러한 치료에 있어서 한·양방의 병행이 도움이 되는 경우가 많다. 한방 치료가 양약의 독성을 완화시키고 대장 점막의 생명력(재생력)을 살려 주는 반면, 양약의 소염 작용과 면역억제 작용은 급성기에 아주 큰 효과가 있기 때문이다. 사실 양약의 소염제와 면역억제제의 효과는 실로 대단해서 한약의 그것에 비할 수가 없을 정도이다. 그러므로 한약과 양약의 장점을 잘 살린다면 치료에 많은 도움이 될 것이다. 이때 중요한 것은 치료 방법이 아니라 치료의 궁극적인 목표가 환자의 치유에 있다는 것이다.

면역억제에 대한 다른 생각

　궤양성대장염의 양방 치료는 현재 항염증제와 스테로이드를 사용하고 중증의 경우 면역억제제를 사용한다. 이때 스테로이드와 면역억제제의 장기 사용은 많은 부작용을 동반할 수 있으므로 보다 신중할 필요가 있다. 스테로이드가 증상의 호전에 탁월한 효과가 있다는 것은 분명한 사실이다. 특히 급성기에 그 효과가 더욱 탁월한 것이 사실이지만, 스테로이드의 주요한 부작용 중의 하나가 장 점막에 궤양을 일으키는 것이라는 점도 결코 간과해서는 안 된다.

　면역억제로 인한 기회감염의 증가 또는 뼈가 약해지고 무혈성대퇴골두괴사, 백내장 등의 부작용 외에도 장 점막에 궤양을 일으킨다면 이는 치료와는 반대의 효과를 낸다고 볼 수 있다. 특히 소아의 경우는 성장에 장애를 유발할 수 있으므로 더욱 신중할 필요가 있다.

　소염 진통제의 사용도 마찬가지이다. 소염 진통제의 장기적인 사용은

'염증 진행의 정지'로 증상이 개선된 것처럼 보일 뿐 그것이 곧 장 점막의 재생을 의미하지는 않는다. 오히려 교감신경이 더욱 항진되고 염증을 일으키는 과립구의 증가, 내장기로의 혈액 공급량 감소를 가져올 뿐이다.

스테로이드제제로도 소염 작용과 면역억제가 원활치 못하면 면역억제제를 사용하기 시작한다. 여기서 면역억제제란 백혈구의 숫자를 줄여 염증 반응을 차단하는 것을 말한다.

항암제의 일종인 면역억제제를 사용하게 되면 빠르게 분열하는 세포 모두가 영향을 받게 되는데, 이때 면역이 억제되면 장내의 점막 상피의 성장 역시 장애를 받게 되므로 치료는 더욱 어려워진다. 장 점막은 끊임없는 기계적·화학적 자극에 대응하기 위해 3~7일이면 모두 교체될 정도로 빠른 분열이 이루어지는 곳이다.

그런데 면역억제제를 투여할 경우 이러한 주기가 길어지고 손상된 세포가 새로운 세포로 대체되지 못하고 오래도록 머물러 있게 된다. 복통과 출혈의 증상은 없어지지만 고장난 세포는 그대로 머물러 있음으로 해서 역시 치료는 더욱 힘들어진다. 장기적으로 볼 때 세포 기능은 더욱 위축되고 혈액순환이 저하되어 면역 기능이 떨어지게 된다.

궤양성대장염과 크론병은 장 점막의 손상이 광범위하게 퍼져 때로 대장 전체(혹은 소장까지)를 염증 상태로 만들기도 한다. 이때 점막 아래에는 백혈구의 침윤이 심하게 일어나면서 상피세포의 괴사가 일어난다. 그런데 침윤된 몇몇 백혈구는 자기 할 일을 마치고 자연적으로 파괴되어야 함에도 불구하고 계속 살아남아 염증 반응을 지속시키게 된다. 따라서 이를 없애기 위해 면역억제제를 통해 백혈구의 수를 줄이고, 그로 인해 백혈구의 수가 줄면 세포 파괴도 줄고 염증도 줄게 된다는 이론이다.

문제는 면역억제라는 것이 특정 부분에서만 일어나지 않는다는 것이다. 즉 어느 한 부분에서만 면역억제가 이루어지는 것이 아니라 전신의 면역 상태가 모두 저하되어 버린다. 특히 장 쪽은 음식 섭취를 통해 수많은 항원이 들어오게 되는데, 면역이 억제되어 있으므로 또 다른 감염과 잡균의 증식이 일어날 수밖에 없고, 기회감염의 확률도 증가한다. 또한 이로 인해 면역의 다른 기능 중 하나인 감시 기능 역시 돌연변이 된 세포가 나타나더라도 자기 감시 기능이 약해져 암의 출현을 감지할 수 없게 된다.

궤양성대장염과 크론병은 암이 아니다. 기본적으로 암이란 무제한 증식하는 세포의 덩어리를 말한다. 이 무제한 증식하는 세포를 억제하기 위해 면역억제제라는 항암제를 사용하는 것이라면, 무제한 증식 세포를 찾아볼 수 없는 궤양성대장염과 크론병의 경우에 왜 이러한 항암제를 사용하는 것인가? 결국 대장은 병으로 한 번 지치고 약으로 다시 한 번 지치게 되는 것이다.

식이요법과 운동요법

염증성 장질환의 치료에 있어 가장 중요한 것이 음식과 혈액순환이다. 음식을 어떻게 조절할 것인가를 식이요법을 통해 알아보고 혈액을 순환시키는 가장 강력한 방법인 운동과 호흡에 대해서도 알아보자.

식이요법

장질환 치료의 목적은 대장의 생명력(재생력)을 살리는 것이 되어야 한다. 장은 음식이 지나다니는 도로이다. 도로의 기능은 차를 다니게 하는 것이다. 도로에 차가 지나다니지 않으면 도로가 패이거나 손상을 입지 않는다. 장도 마찬가지이다. 급성으로 위나 장에 탈이 나면 하루 이틀 굶고 나면 저절로 낫는 경우가 많다. 장에 탈이 나는 것은 대개 음식물 때문이다. 과식, 지나친 음주, 커피 등이 염증이나 궤양을 일으킨다. 그래서 장을 치료할 때는 특히 항상 음식을 조심하고 조절해야 한다.

궤양성대장염과 크론병과 같은 염증성 장질환을 치료할 때도 음식을 항상 조심해야 한다. 음식을 섭취할 때는 무엇보다 따뜻하고 찬 것을 구별하는 것이 중요하다. 음식을 먹었을 때 특히 시원하다는 느낌이 드는 음식, 예를 들어 맥주, 아이스크림, 냉수 등은 되도록 피하는 것이 좋다. 이러한 음식은 모두 혈관을 수축시키고 체온을 내리기 때문이다. 이때 장 기능 역시 떨어지게 되는데, 장관을 지나가는 혈관이 찬 음식에 의해 수축되고 체온을 빼앗겨 장관에서는 음식을 간직하지 못하고 설사로 쏟아내고, 경련과 허혈성 복통을 일으킨다. 결국 먹어서 시원하고 찬 것은 염증성 장질환에 금기라고 해도 과언이 아니다.

또한 대부분의 과일이 체온을 내려 시원함을 주기 때문에 같은 이유로 설사나 복통이 심할 때는 과일도 금하는 것이 좋다. 특히 사과, 배, 참외, 수박은 좋지 않다. 과일과 채소는 많은 식이 섬유를 함유하고 있어서 변비가 있거나 질병이 없는 사람에게는 아주 좋은 대장의 영양분이다. 하지만 대부분의 염증성 장질환은 대개 설사가 증가한 상황으로 다시 장의 연동운동을 증가시키는 식이 섬유를 보충해 줄 하등의 이유가 없다. 설사가 증가하면 장벽의 자극에 의해 출혈도 증가할 수 있다.

그리고 일반적으로 인터넷 등을 통해 장에 좋다고 알려진 음식은 대개 변비에 좋은 식품인 경우가 많다. 대표적인 것이 알로에, 다시마, 느릅나무, 민들레 등인데, 이러한 것들은 사하(설사) 작용과 소염 작용이 있어 이미 설사가 많은 환자에게 나쁜 영향을 줄 수 있다. 또한 대부분의 환자들이 펜타사나 아사콜 같은 소염제를 이미 복용 중이므로 소염 작용이 강한 한약재를 재복용하는 것 역시 옳지 못하다.

반대로 몸을 따뜻하게 해 주는 음식은 아무리 권해도 지나치지 않다. 인삼, 생강, 대추, 유자, 모과 등이 좋다. 그렇다고 몸을 무작정 따뜻하게 하라는 뜻은 아니다. 적정선이 있어야 한다. 열성(따뜻한) 음식을 지나치게 많이 먹게 되면 장벽을 자극하여 통증과 설사를 증가시킬 수 있기 때문이다.

운동요법

이와 더불어 몸을 따뜻하게 해 주는 운동과 목욕요법도 빼놓아서는 안 된다. 염증성 장질환을 치료하다 보면 의외로 운동을 전혀 하지 않는 경우가 종종 있다. 임상 경험상 운동을 열심히 하는 환자와 운동을 전혀 하지 않는 환자 간의 치료율의 차이는 아주 크게 나타났다. 일반적으로 염증성 장질환 환자들의 경우 걷기, 달리기, 등산과 같이 주로 하지를 사용한 운동을 많이 권하는데, 하지의 운동에 의해서 전신의 혈액순환이 활발해지기 때문이다. 반면 수영은 체온을 잃게 되는 경우가 많으므로 비교적 삼가는 것이 좋다.

호흡요법

마지막으로 빠뜨릴 수 없는 것이 호흡이다. 복강 내를 흐르는 체액은 혈액만 있는 것이 아니다. 혈액의 약 네 배에 달하는 림프액이 림프관을 통해 심장으로 돌아간다. 이 림프관의 흐름은 호흡을 통한 횡격막과 호흡근의 운동에 따라 이동한다. 깊은 들숨과 긴 날숨이 이를 도와줄 수 있다. 이에 대한 구체적인 이야기는 이 책의 11장 〈네 안에 잠든 건강을 깨워라〉에서 다시 하려 한다.

지금까지 대장과 관련된 질환에 대해 살펴보았다. 그러나 전술한 여러 치료 방법에 앞서 무엇보다 중요한 것은 환자 자신이 즐거운 마음 갖기와 긍정적으로 생활하는 것이다.

제 10 장
자율신경 면역요법

일반적으로 우리 몸은 교감신경이 우위에 있는 경우 긴장으로 인해 염증과 부종이 증가하게 되는 반면, 부교감신경이 우위에 있는 경우 보다 편안한 상태에 이르게 된다. 이렇듯 우리 몸의 균형은 신경과 혈관과 밀접한 연관을 지니고 있다. 몸의 균형을 유지하고 달리고 휘두르고 점프하는 것은 운동 신경에 의해 조절되고, 보고 듣고 냄새 맡고 느끼는 것은 감각 신경에 의해 조절된다. 또한 생각하고 화내고 웃고 감상에 젖는 것은 뇌신경에 의해 조절된다. 이 신경의 자극에 의해 움직이는 근육과 감각 기관 그리고 각종 장기에 영양을 공급하고, 노폐물을 처리하고, 신경전달물질을 배달해 주는 것이 바로 혈관과 혈액이다. 즉 자율신경은 혈액의 흐름을 조절한다.

자율신경이란 우리 몸을 살아 있는 상태로 유지하고 조절하는 신경을 일컫는 말이다. 심장이 박동하고 감각 기관을 조절하고 위장과 소장, 대장을 움직이고 호흡기를 통해 숨쉬고, 생식 기능을 발휘하도록 혈액의 흐름을 조절하는 것 등은 모두 자율신경이 하는 일이다. 이를 보다 쉽게 표현하면 내 의지가 없이도 무의식 중에 내가 살아가는 일을 돕고 있다고도 할 수 있다. 이는 마치 컴퓨터를 작동하게 하는 OS와도 같다. 하드웨어를 살아 숨쉬게 하는 소프트웨어이다.

자율신경의 기능에 대해서는 누차 이야기하였으므로 생략한다. 기억이 나지 않는다면 제5장 〈자율신경〉 부분을 다시 한 번 살펴보자.

신체가 건강한 상태에서는 이들 두 자율신경이 각각 적절히 작용함으로써 쾌적한 생활을 영위할 수 있다. 그러나 만일 스트레스 상태가 지속되면 가장 먼저 자율신경에 영향을 미쳐 우리의 몸에 여러 가지 부작용을 낳게 되는데, 이러한 증상을 자율신경실조증이라고 한다. 자율신경의 조절은 비단 위장, 소장, 대장과 같은 내장기의 문제뿐만 아니라 두통, 불면, 발한, 여드름, 안구건조, 심동계, 불임, 만성 통증, 각종 감염증과 염증, 아토피, 자가면역질환, 불안, 우울증 등과 같은 전신 질환 혹은 정신 질환과도 연계되어 있다. 그러므로 자율신경 면역요법의 목표를 자율신경의 적절한 조절을 통한 웰빙의 완성에 두어도 좋을 듯하다.

여기서 자율신경 면역요법이란 약물요법과 침 치료 및 약침을 이용해 부교감신경을 자극하여 두면상지부(頭面上肢部) 위주의 혈액순환을 복강 위주의 혈액순환으로 바꾸어 주는 것을 말한다.

자율신경의 불균형은 약물만으로는 해결할 수 없다. 그래서 이때 약물과 함께 항상 병행되는 것이 감정 조절이다. 감정은 대뇌를 움직이고 대뇌는 신체를 움직인다. 이러한 까닭에 우리 몸의 상태를 바꾸기 위해선 적절한 감정 조절이 어떠한 약물보다도 중요하다. 즉 현재 내 몸의 상태는 나의 감정 상태를 반영하고 있는 것이라 할 수 있다. 이는 결국 '내 인생은 나 스스로 만들어 가는 나의 작품'이라는 말과 상통한다.

안구건조증

몸이 천 냥이면 눈은 구백 냥이라고 했다. 그만큼 눈이 중요하다는 말이다. 불교에는 '보이는 것이 곧 아는 것이다'라는 말도 있다. 실제로 일상 생활에서 눈에 이상이 생겨 사물이 잘 보이지 않는다면 얼마나 불편할지는 상상하기 힘들 정도이다.

카메라를 일례로 들어보자. 눈과 카메라는 닮은 점이 많다. 렌즈를 통과한 빛이 필름의 면과 망막에 상을 맺는 원리는 같다. 특히 요즘 많은 사람들이 가지고 있는 디지털 카메라는 사람의 눈과 더욱 흡사한 메커니즘으로 작동한다. 디지털 카메라의 경우 렌즈를 통과한 빛이 디지털 촬상소자면에 상을 만들면 이를 전기 신호로 변환한 후 CPU에서 처리하는 과정을 거쳐 이미지화한다. 이는 사람의 눈이 물체를 보면 시신경을 통해 대뇌에서 처리되는 것과 유사하다.

요즘의 디지털 카메라는 점점 선명해지고 똑똑해지고 있다. 촬상소자의 화소수는 천만을 훌쩍 넘어가 눈으로 보는 것보다 사진으로 찍어 확대를 하면 더 잘 보일 때가 많다. 또한 감도도 좋아져 어두운 밤에도 밝고 선명하게 사진을 찍을 수 있다. 그러함에도 불구하고 튼튼한 기계적 구조를 가지고 있는 이러한 디지털 카메라도 장기간 사용하다 보면 셔터가 고장난다든지 촬상면에 노이즈가 증가한다든지 하는 장애가 발생한다. 렌즈에 곰팡이가 피어 사진이 희미해지기도 한다. 사람의 눈도 예외가 아니다. 오늘날 우리들 눈은 그 어느 때보다도 혹사당하고 있다.

50~60년 전을 생각해 보자. 텔레비전도 없고 전기 에너지도 풍부하지 못하던 시절, 그야말로 해가 지면 할 일이 없었다. 아무리 밝혀도 한계가 있는 호롱불이나 백열등 아래에서는 그리 많은 일을 하지 못했다. 하지만 지금은 어떤가? 낮보다 밤이 더 밝을 정도이다. 하루 종일 컴퓨터 모니터와 씨름하다 집으로 돌아오면 텔레비전이 우리를 맞이하고 있다. 이런 상황에서 어둠은 전혀 장애가 되지 않는다.

그래서일까. 밝을수록 우리 눈이 해야 할 일은 더욱 늘어난다. 일반적으로 눈은 광량이 많을수록 피로도가 올라간다. 근래에 들어 컴퓨터 모니터도 점점 그 사이즈가 커지고 텔레비전도 점점 대형화되어 가고 있다. 이렇게 화면이 커지고 밝아질수록 오히려 우리 눈은 점점 힘이 들게 된다.

팔씨름할 때, 팔에 힘을 주는 순간 목에서부터 팔까지 핏줄이 시퍼렇게 서는 것을 본 적이 있을 것이다. 우리 몸의 어느 부분이 일을 한다는 것은 피가 더 많이 흐른다는 것을 의미한다. 목수가 망치질을 열심히 하면 팔로 흐르는 혈액량이 증가한다. 수험생이 공부를 열심히 하면 뇌로 흐르는 혈액의 양이 당연히 증가한다. 눈도 마찬가지이다. 눈을 열심히 사용하면 눈으로 흐르는 혈액의 양이 증가한다. 이렇게 혈액을 신고 다니는 혈관은 고정된 것이 아니다. 큰 동맥과 정맥은 고정되어 있지만 모세혈관은 늘 자라고 사라지기를 반복한다. 눈이 일을 많이 하게 되면 눈으로 흐르는 혈액의 양은 증가하고 이와 더불어 모세혈관이 자라게 된다. 또한 안구가 충혈이 되고 핏대가 선다. 혈관이 자라는 것이 지나치면 살이 자라 수정체를 덮기도 한다.

또한 일을 지나치게 많이 할 경우 노폐물이 쌓이고 수정체가 흐려지기도 한다. 이것이 바로 흔히들 알고 있는 백내장이다. 카메라와 사람의 눈이 다른 점은 카메라는 딱딱한 상태로 고정되어 크기가 변하지 않는데 반해 사람의 눈은 크기가 변한다는 사실이다. 사람의 눈 속은 물로 가득 차 있다. 따라서 압력이 증가하면 눈알의 크기가 커진다. 눈알의 크기가 커지면 초점이 맞지 않을 뿐만 아니라 통증도 생기고 심지어는 망막 박리까지도 초래할 수 있다. 눈 역시 혈액순환이 중요하다. 피곤할 때의 눈은 딱딱하고 튀어나와 있다. 반면 건강할 때의 눈은 부드럽고 작다.

또 하나 중요한 것은 눈을 움직이는 근육이다. 눈은 독립적으로 존재하는 것이 아니라 몇 개의 근육과 연결되어 있다. 안구건조증이나 눈에 이상이 있는 사람들에게 눈알을 돌려보라고 하면 잘 돌리지 못하는 경우가 많다. 시계 방향으로 돌려 보라 하면 그저 오른쪽으로 움찔하는 정도만 움직이는 사람도 있다. 이는 눈을 감싸고 있는 근육이 굳어 있기 때문이다. 눈이 부어 있는 경우 그 정도가 더 심해진다. 이는 주로 시야를 고정시키고 생활하는 사람들에게 많이 생긴다. 즉 하루 종일 컴퓨터 모니터만 쳐다보고 있는 경우나 텔레비전 시청을 장시간 하는 경우에 발생한다.

눈은 뇌의 연장선이다. 뇌에서 머리 밖으로 튀어나온 뇌의 일부이다.

12개의 뇌신경 중 눈과 관련된 신경이 네 개나 된다. 눈이 부어 있다는 것은 뇌도 부어 있다는 것을 의미한다. 또 그만큼 몸이 스트레스를 받고 있거나 긴장하고 있어 피곤하다는 것을 나타내는 것이기도 하다.

스트레스를 받아 몸이 긴장되면 교감신경이 항진되고 감각기의 과항진도 함께 이루어진다. 그래서 교감신경 항진에 의한 질환에는 안구건조증이나 충혈이 항상 따라다니는 것이다.

이제부터 눈에도 휴식을 주자. 그리고 잠시 눈을 좌우로 돌려 주는 눈 운동을 매일 해 보자. 눈의 휴식은 뇌의 휴식을 가져오고 지나친 긴장감을 풀어 주는 열쇠가 될 수 있기 때문이다.

몸이 더운 사람과 찬 사람

사람은 36.5도의 항온동물이라고 알려져 있지만 꼭 그렇지만은 않은 가 보다. 환자와 상담을 할 때 꼭 빼먹지 않고 듣는 말이 있는데 '저는 몸이 더운 편입니다' 혹은 '저는 몸이 찬 편입니다. 한여름에도 발이 시려요'가 그것이다. 이렇듯 생각 외로 몸이 더운 체질을 가진 사람과 찬 사람을 쉽게 만나게 된다.

그럼 왜 어떤 사람은 몸이 덥고 어떤 사람은 찬 것일까? 사람은 항온동물로 항상 일정한 체온을 유지하면서 살아간다. 사람은 36.5도의 체온을 유지하기 위해 끊임없이 에너지를 생산한다. 에너지 생산이 멈추는 날 사람은 자연으로 돌아간다. 에너지는 주로 근육과 간에서 생성된다. 이렇게 생성된 열은 혈액을 타고 전신으로 전달되어 일정한 온도를 유지하게 된다. 이는 마치 보일러실에서 생성된 뜨거운 열이 물을 데워 보일러관을 통해 방을 덥게 하는 것과 같은 이치이다. 보일러관이 잘 매설된

곳은 뜨끈뜨끈하지만 보일러관이 없거나 아주 깊게 매설되어 있거나 혹은 보일러 물이 차가운 경우 방은 따뜻해지지 않는다. 이와 같이 간과 근육에서 가열된 혈액이 온몸을 돌아다니면서 몸을 덥게 한다. 혈액이 충분히 잘 도는 곳은 따뜻하다. 하지만 혈액이 잘 돌지 않는 곳은 차갑다.

우리가 감기에 걸려 열이 나게 될 때를 생각해 보자. 심장의 박동은 증가하고 입은 마르고 온몸은 불덩이가 된다. 이는 면역 작용에 의해 체온이 올라가기 때문이다. 이때 온몸은 붉게 변하는데, 이는 혈액이 체표로 마구 흐르기 때문이다. 혈액이 흐르는 곳은 색깔이 붉다. 입술이 붉은색을 띠는 것이나, 눈이 충혈 되면 혈관이 보이면서 붉게 변하는 것 혹은 몽둥이로 맞은 엉덩이에 붉은 줄이 생기는 것 등도 이런 이치이다. 이때도 상처 난 부위에서는 후끈후끈 열이 난다.

장황하게 이야기하긴 했지만 중요한 것은 한 가지이다. 혈액이 많이 흐르는 곳은 열이 나고 혈액이 적게 흐르는 곳은 차갑다는 것이다.

몸이 덥다는 것은 에너지 생산량이 많다는 것을 말한다. 많은 에너지가 혈액을 타고 온몸을 돌고 있으므로 몸이 더워지고 추위를 모르게 된다. 얼굴은 붉은 빛이 많이 돌고 손발은 따뜻하고 몸에서 땀도 많이 난다. 몸이 차다는 것은 그만큼 에너지 생산량이 적다는 것을 말한다. 이러한 사람의 경우 몸을 지탱하는 에너지의 양이 적고 혈액은 느리게 이동하고 체온도 약간 떨어진다. 또한 얼굴은 창백한 빛을 띠고 손발은 차고 추위를 유난히 타기 때문에 선풍기 바람조차 싫어한다.

반면 이런 전형적인 경우와 달리 복잡한 경우도 있다. '몸의 위쪽(가슴 위쪽)은 덥고, 아래쪽은 차갑다' '몸의 바깥쪽은 덥고 속은 차다' '몸은 차가운데 손발은 후끈거린다'와 같은 증상을 호소하는 경우가 그 예이다. 이는 자율신경의 이상에서 기인하는데, 주로 긴장이나 스트레스에 의해 교감신경이 과항진됨으로써 심장의 박동이 증가하고 두면상지부 (머리와 뇌 감각기 근육 땀샘)의 혈액순환량이 늘어남으로써 발생한다. 머리 쪽으로 혈액의 흐름이 늘어나니 몸의 상부에서만 열이 후끈거리는 것이다. 대신 부교감신경의 영역인 내장기는 혈액순환량이 적어져 위장병이나 장염이 증가하고 배는 싸늘해진다.

또 심장에서 먼 곳인 손과 발 혹은 상지와 하지의 관절 역시 차거나 시리다. 관절에는 혈관이 없기 때문이다. 관절은 체중을 지탱하고 힘을 쓸 때 지렛대 역할을 하는 곳으로 많은 힘이 걸리고 손상이 쉬운 곳이다. 그 때문일까. 관절에는 통증을 유발하는 혈관이 없다. 만약 관절에 그러한 혈관이 풍부하다면 통증 때문에 사람은 걸어다니기가 쉽지 않았을 것이다. 그래서 관절에서는 혈관의 형성을 막는 항맥관인자라는 것이 분비된다. 창조주의 완벽한 설계에 감탄이 절로 나온다. 이 관절의 항맥관인자(혈관 형성을 막아 주는 물질)는 암 치료에도 응용된다. 암은 혈관이 과형성되는 경향을 보이기 때문이다.

다시 본론으로 돌아가자. 결국 관절에는 혈관이 없기 때문에 온도의 영향을 쉽게 받는다. 따라서 추위가 엄습해 오면 가장 먼저 시리고 아파 오는 곳이 바로 관절인 것이다. 그 예로 혈액순환이 나빠지면 제일 먼저 손과 발의 작은 관절이 뻣뻣해지는 것을 들 수 있다. 이렇게 상부에만 열이 후끈거리는 현상은 스트레스와 긴장에 의하거나 화가 났을 때와 같은 교감신경항진 때 가장 많이 나타나고, 여성의 경우 호르몬 이상이나 갱년기증후군에서도 흔하게 나타난다.

수족냉증은 앞에서 이야기한 바와 같이 혈액순환량이 줄어들어 심장에서 가장 먼 곳의 온도가 제일 먼저 떨어져 발생하는 것을 의미한다. 기온이 조금이라도 내려가면 체온을 유지해 줄 뜨거운 혈액의 부족으로 인해 손과 발부터 시려오는 것이다.

이와 반대로 손과 발이 후끈거려 한겨울에도 이불을 덮을 수 없다는 사람이 있는데, 이는 손과 발에 동맥궁(동맥이 얼기설기 그물처럼 퍼져 있는 모양)이 잘 발달되어 있기 때문이다. 이러한 사람의 경우 심장에서 나온 동맥이 어깨에서 손가락까지 내려오는 동안 동맥 혈관은 상지의 깊은 곳, 즉 뼈와 가까이 붙어 내려온다. 이때 손목을 지나면서 동맥 혈관은 여러 갈래로 가지를 치면서 거미줄처럼 퍼지게 된다. 그래서 에너지 생산량이 과잉되거나 혹은 교감신경 과항진 상태에서 심장 박동이 증가하면 손과 발에서 이상 발열 현상이 나타나게 되는 것이다. 이때 치료는 자율신경실조증에 준해서 이루어진다.

마지막으로 체온을 이야기하면서 빠뜨릴 수 없는 것이 땀이다. 땀은 왜 나는 것일까? 땀의 임무는 딱 한 가지, 바로 체온 조절이다. 열을 식히기 위해 땀이 난다. 땀이 증발하면서 인체의 열을 공기 중으로 흩뜨린다. 인체는 엄밀히 말해 수냉식 기관인 셈이다. 여름철 기온이 올라가면 체온이 올라가는데, 이 올라간 체온을 식히기 위해 땀이 난다.

또한 열심히 운동을 하면 심장의 박동이 증가하고 몸에서 열이 나고 이 열을 식히기 위해 땀이 난다. 이렇게 열이 나면 체온 조절을 위해 땀이 나야 하는데, 이 기능이 고장 나면 곧 병이 되는 것이다. 감기에 걸려 열이 펄펄 나는 데도 불구하고 땀이 나지 않는 경우가 있다. 물론 이 경우는 열이 남으로써 바이러스에 저항하는 정상적인 면역 기능이긴 하다. 다만 지금은 땀에 대해서만 이야기하도록 한다.

열을 식히기 위해 해열제를 투여하거나 인체의 면역세포가 싸움에서 승리하면 열을 식히기 위해 땀이 난다. 요컨대 땀은 체온을 내리기 위한 수단인 것이다.

물론 자율신경에 이상이 생겨도 땀이 난다. 교감신경이 과항진되면 땀샘을 자극해 땀이 많아진다. 이 역시 혈액의 흐름과 관련성을 가진다. 화가 나거나 심한 스트레스로 인해 얼굴이 붉으락푸르락 할 때도 땀이 난다. 얼굴 쪽으로의 혈액량이 증가하고 열이 나기 때문이다.

간혹 머리에서만 땀이 나는 경우가 있다. 이는 교감신경 항진에 의해 두면부의 혈액순환량이 늘어났음을 의미한다. 혈액순환량이 늘어나 열이 생기고 이 열을 식히기 위해 땀이 나는 것이다.

다한증의 경우도 대개는 교감신경의 이상 항진이 원인이다. 손발의 땀도 마찬가지이다. 교감신경의 항진에 의해 심장 박동이 증가하고 땀의 분비가 증가하면 손바닥과 발바닥의 열도 증가한다. 열이 나면 땀이 나고 교감신경의 자극 역시 땀 분비를 증가시킨다. 이때 주의할 것은 땀이 나면서 손발이 차가워진다는 것이다. 땀은 열을 식혀 주는 기능이 있으므로 손발이 차지는 것은 아주 자연스러운 현상이다. 하지만 그 원인이 혈액의 과잉 공급에 의한 발열에 있음은 기억해 둘 필요가 있다.

흔히 '몸이 차다' '몸이 덥다'라고 하는 간단한 말 속에 이렇게 많은 비밀이 숨어 있다. 또 자율신경은 혈액의 순환 경로를 바꿀 수 있기 때문에 자율신경의 이상이 관여하면 질병의 양상은 복잡해질 수 있다.

염증성 체질

우리 몸은 끊임없이 세포분열을 하고, 이를 통해 새로운 세포를 만들어 내는데, 이에 따라 사용 기간이 만료된 세포는 사라진다. 세포계에서조차 죽음과 삶이 끊임없이 반복되는 것이다.

엄마 배 속에서 태아가 자랄 때의 한 예를 들어보자. 처음 손이란 것이 만들어질 때 아가의 손은 꼭 개구리의 그것과 같다. 손가락은 짧고 손가락 사이에는 물갈퀴 같은 것이 붙어 있다. 그러나 개월 수가 증가함에 따라 손가락 사이의 물갈퀴는 사라지고 손가락은 길어진다. 이때 사라진 물갈퀴는 어떻게 된 것일까? 이를 조금 극단적으로 표현하면 DNA의 프로그램에 따라 한 마디로 자살한 것이다. 이를 전문 용어로는 세포자연사라고 한다. 멀쩡히 있던 정상세포가 인체의 성장 프로그램에 따라 자동으로 죽어버리는 것이다. 이러한 세포자연사는 성인이 된 이후에도 계속된다. 인체의 모든 세포의 수명은 무한한 것이 아니라 나름대로 모두 수명을 가진다. 하루도 안 되는 수명을 가진 면역세포가 있는가 하면 3일을 사는 위장세포, 7일을 사는 대장세포, 2주일을 사는 피부, 120일을 사는 적혈구에서 수년을 사는 골세포까지 각각의 세포는 다양한 수명을 지닌다. 이렇게 먼저 나온 세포가 임무를 다하고 새로운 세포에 자리를 내어 주는 삶과 죽음의 주기가 반복됨으로써 인간의 생명이 완성되는 것이다.

보통 세포가 파괴될 때 염증을 동반하곤 하는데, 이는 감염이나 손상에 의해 세포막이 파괴되는 것과 연관이 있다. 세포가 파괴되는 것은 염증 반응과 같지만 세포자연사가 일어날 때는 염증이 일어나지 않는다. 염증은 세포막의 손상에서부터 기인한다. 바이러스나 세균의 감염에 의하거나 외부의 힘에 의한 손상이거나 온도·습도·압력에 의한 손상이거나 자율신경의 이상에 의한 혈액순환 경로의 변화에 의하거나 모두 세포막의 손상이 발생하고 세포의 고장을 수리하기 위해 동원된 백혈구의 작용에 의해 세포는 파괴되고 염증이 발생한다.

우리 몸의 백혈구는 크게 과립구와 림프구 두 가지로 구분할 수 있다. 과립구는 주로 비특이적 반응을 보이는데, 이때의 비특이적이란 특정한 목표물이 없다는 말이다. 즉 내 몸의 구성 성분이 아닌 것은 모두 공격하고 파괴하는 것이다. 반면 림프구는 주로 특이적 반응을 한다. 특이적이란 한 가지 뚜렷한 공격 목표가 있다는 말이다. 가령 천연두 바이러스가 몸속에 들어오면 천연두를 중화시키는 항체를 B 세포라고 하는 림프구에서 다량 생산하여 천연두 바이러스를 없애버린다. 하지만 이 천연두 바이러스를 죽이는 B 세포는 다른 바이러스나 세균에는 전혀 반응하지 않는다. 이 과립구와 림프구는 항상 일정 비율로 체내에 존재하는데, 대략적으로 그 비율은 과립구가 약 60퍼센트 정도 림프구가 35퍼센트 정도이다.

　세균이나 바이러스가 침입하거나 몸에 손상을 입으면 일차적으로 과립구가 증가하고 림프구는 그 후에 증가하게 된다. 이렇게 과립구가 증가하는 이유는 몸을 파괴할 수 있는 외부 물질을 무차별적으로 없애 버리기 위해서이다. 반면 림프구는 침입자에 대한 개별적인 데이터가 나온 후에야 출동한다. 그런데 이러한 외부 침입자가 없는 경우에도 과립구가 증가할 수 있다. 바로 교감신경의 과항진에 의해서이다. 스트레스나 긴장이 교감신경을 항진시키면 혈액순환 경로를 바꾸는 것과 함께 백혈구의 비율에도 영향을 미친다. 교감신경이 과항진되면 과립구의 수가 증가한다. 과립구 수의 증가는 단순히 외부 침입자에 대한 방어력의 증가뿐 아니라 내부 감시에 대한 수준의 증가도 의미한다. 약간의 손상이 있는 정상 세포의 파괴도 증가한다. 그래서 여기저기 염증이 늘기 시작한다. 조금만 피곤하면 알레르기가 생기거나 늘 뾰루지가 많은 것이 그것이다. 아보 도오루의 이론에 의하면 위염이나 위궤양도 이 과립구의 증가에서 그 원인을 찾아볼 수 있다. 또한 자가면역질환에 속하는 아토피나 구강궤양, 루푸스, 염증성 장질환도 모두 이 과립구의 과잉 반응에 의해서 나타난다고 보아도 무방하다.

　이렇게 자율신경의 이상은 백혈구의 비율에도 영향을 미치고 염증 반응을 촉진하는 원인으로도 작용한다. 따라서 유난히 여러 가지 과민 반응이나 염증이 잦은 사람은 자율신경의 이상과 과립구의 과잉을 의심해 볼 만하다.

두통

　두통하면 떠오르는 것이 무엇인가? 필자에겐 바로 MRI이다. 머리가 아프면 누구나 이 머릿속에 도대체 무엇이 들어있길래 이렇게 아픈 걸까 하고 생각하기 마련이다. 이 호기심을 완벽하게 만족시켜 주는 기계가 MRI이다. 이유는 간단하다. 머릿속을 훤히 보여주기 때문이다. 그러나 막상 MRI를 찍어 봐도 대부분은 아무 이상이 없다. 물론 MRI로 찍은 사진에서 이상을 발견하면 중풍이나 뇌종양과 연관이 있다는 의미이기 때문에, 이상이 없음을 안다는 것은 참으로 감사할 만한 일이다.

　두통이 발생하는 원인은 주로 압력 때문이다. 이때의 압력이란 머릿속을 순환하는 혈액이 지나치게 많은 상태를 뜻한다. 사람의 뇌는 1.5킬로그램 정도인데, 이는 사람 체중의 약 2퍼센트 정도를 차지한다. 반면 혈액은 20퍼센트를 사용하는 엄청난 에너지 소모 기관이다. 그래서일까? 뇌 기능의 경우 과열되는 경우가 참 많다. 이는 컴퓨터를 잘 사용하려면 CPU의 과열을 막아 주는 것이 가장 중요한 것과 같다.

혈액은 발전의 연료이자 영양분의 공급원이다. 생각할 것이 많으면 뇌의 회로는 빠르게 움직인다. 뇌의 회로가 빠르게 움직이려면 뇌로 가는 혈액의 공급량을 늘려야 한다. 평소보다 많은 양의 혈액이 뇌로 공급되면 뇌 속을 흐르는 혈액의 압력은 높아지고 이를 위험 신호로 판단한 신경은 통증을 유발한다. 또한 뇌의 회로가 많이 움직인다는 것은 연료(포도당)의 소모가 늘어나는 것을 의미하고 연료의 소모가 늘어나는 것은 노폐물의 발생량도 증가하는 것을 의미한다.

또 노폐물이 제대로 처리되지 못해도 통증이 발생한다. 이때 한 가지 의문이 제기될 수 있다. 그럼 뇌로 흐르는 혈액의 양이 많아진 만큼 하수 처리를 빨리 하면 되지 않는가? 인체는 왜 이렇게 못하는 것인가? 우리가 생각하는 것만큼 우리 몸은 완벽하진 못하다. 예를 들어 음식물이 들어가는 식도와 공기가 들어가는 기도가 한 곳으로 이어지는 까닭에 우리들은 늘 음식이 기도로 들어가 사례가 들리고 질식할지도 모르는 위험 속에 살고 있다.

이와 마찬가지로 일이 많은 곳에는 혈액을 모으는 시스템이 잘 발달되어 있어 모으는 일은 잘하는 반면 노폐물을 처리하는 시스템은 덜 발달되어 있어 시간이 오래 걸리는 것이 사실이다.

다시 본론으로 돌아가 보자. 두통은 머릿속과 바깥쪽으로 흐르는 혈액의 압력이 높아지기 때문에 발생한다. 이때 두통을 뇌신경이나 혈관 분포에 따라 전두통(머리 앞쪽의 두통), 후두통(머리 뒤쪽의 두통), 편두통 등으로 구분을 할 수는 있으나 머리의 압력을 조절하고자 하는 데는 그 구분이 별로 의미가 없다. 또한 자세에 의해서도 두통이 발생할 수 있다. 이와 관련된 설이 몇 가지 있는데, 그 하나는 주로 어깨가 앞으로 둥글게 굽어 있는 사람이나 목이 앞으로 기울어진 경우 경동맥이나 추골동맥(뇌로 혈액을 공급하는 혈관)이 굽어져 꺾이게 됨으로써 뇌로의 혈액 공급이 어려운 경우에 두통이 발생한다는 것이다.

또 하나는 머리가 앞으로 기울어 있으면 머리가 앞으로 떨어지는 것을 방지하기 위해 어깨에서 머리까지의 모든 근육이 긴장을 하게 되고 이러한 근육 긴장에 의해 혈액의 압력이 높아지므로 노폐물이 증가한다는 설이다. 하지만 이러한 자세 불량도 엄밀히 따져 보면 혈액의 압력에 의한 것임을 알 수 있다.

마지막으로 자율신경의 이상을 말할 수 있다. 과도한 긴장과 스트레스에 의해 교감신경이 과항진되면 두면상지부의 혈액 흐름이 많아진다. 이로 인해 심장은 두근두근 더 뛰게 되고 얼굴은 상기되고 뇌세포의 활동량은 더욱 많아진다. 이는 곧 머리 쪽의 혈관 압력이 높아진다는 말이다. 따라서 이로 인해 두통이 발생하는 것이다. 교감신경의 과항진은 앞에서 말한 모든 원인의 기초가 되기도 한다.

두통의 치료는 바로 이러한 압력의 조절에 있다. 머리로 과다하게 흘러 들어가는 혈액의 흐름을 줄여 주고 이미 가득 찬 압력을 빼주는 것은 좀더 구체적인 방법이다. 이를 위해선 먼저 자세를 바르게 교정하여 혈액의 흐름에 방해가 되지 않도록 해야 한다. 부교감신경을 자극함으로써 복강 내의 혈액순환량을 늘려 주고 두면상지부로 올라가는 혈액의 양을 줄여 주는 것도 한 방법이다. 또한 스트레스를 줄여 두부에서 혈액을 모으는 국소 호르몬의 분비를 줄이고, 하지의 운동량을 늘려 하지 혈관을 확장시킴으로써 두부로 가는 과도한 혈액의 압력을 줄이는가 하면 올바른 호흡을 통해 림프 순환의 정체를 풀고, 감정을 조절하고 자율신경의 균형을 조절하는 것 또한 중요하다.

대개 시중에서 판매되는 두통약은 모두 진통 소염제로, 세포막에서 분비되는 국소 호르몬인 프로스타글란딘을 차단함으로써 진통하는 효과를 가진다. 따라서 비단 두통뿐만 아니라 치통, 생리통에도 모두 사용된다. 이는 이 약들이 단순히 혈관의 압력이나 흐름에만 관여하는 것이 아니라 전신의 국소 호르몬을 차단한다는 것을 의미한다. 따라서 효과가 빠를 때는 굉장히 신속한 반면 전신의 세포 기능을 억제함으로써 혈액순환에 상당히 부정적인 영향을 미친다.

또한 일부 약물은 위장 장애를 유발하고 위염과 위궤양을 일으키기도 한다. 즉 장기적인 두통약의 복용이 위장병을 일으키는 원인이 됨은 물론 면역억제에 의한 자가면역질환이나 몸이 냉해지는 원인으로 작용하기도 한다. 그래서 장기적인 복용은 삼가는 것이 좋다.

두통은 대개 두통만 나타나는 경우보다 위장병과 함께 나타나는 경우가 많은데, 이때를 가장 주의해야 한다. 위장의 기능이 나빠져 두통이 병발(함께 발생함)했을 때는 진통 소염제 종류의 두통약을 먹어서는 안 된다. 오히려 위장의 기능이 더욱 나빠지고 두통은 낫지 않기 때문이다. 심한 경우 구토를 유발하기도 한다. 이때는 근본적 치료, 즉 위장을 치료해야 한다. 위장의 기능 이상이 두통을 발생시켰기 때문이다. 체하거나 위염이 생기면 위장 내에서 많은 가스가 발생하는데, 이것이 트림의 형태로 나오기도 하지만 혈액에 흡수되어 직접 심장을 통해 머리로 전달되기도 한다. 대장에서 발생한 많은 가스 역시 혈액의 신선도에 영향을 줘 두통의 간접적인 원인이 될 수 있다. 결국 교감신경의 과항진이 두통과 위장병을 함께 일으키는 것이다. 따라서 두통 치료에 있어서 혈관의 압력과 혈액 흐름의 편중과 더불어 자율신경의 조절을 고려하는 것이 무엇보다 중요하다.

이명과 어지럼증

몇몇 환자의 경우 가만히 있어도 귀에서 기차소리, 북소리 등 여러 견딜 수 없는 소리가 들려오는데 그 정도가 매우 심해 잠을 자기 어려울 지경이라는 말을 하곤 한다. 만일 이것이 자신의 이야기라면 정말 이것만큼 성가신 일도 없을 것이다. 이러한 현상은 주로 피곤, 스트레스와 함께 찾아오는 경우가 많다.

대개 이명과 어지럼증은 함께 오는 경우가 많다. 물론 따로따로 오기도 하지만 여기서는 함께 묶어 이야기하려 한다. 이명과 어지럼증 때문에·종합 병원을 찾으면 첫째로 하는 것이 청력 테스트와 전정 기관의 균형 감각 검사 그리고 빈혈 검사이다. 심지어는 MRI를 찍기도 한다. 그런데 대부분의 환자들이 '아무 이상 없음'이란 말을 듣고 온다. 물론 기분이 좋아야 함에도 뭔가 찜찜한 뒷맛을 가지고 말이다.

실제 귀에 이상이 있는 경우는 메니에르병이나 중이염에 의한 손상

혹은 드물게 청신경의 손상에 의하기도 하지만 대부분의 경우는 원인 불명이다.

필자는 이명과 어지럼증의 원인을 혈관의 압력에서 찾고 있다. 귓속의 반고리관(평형 감각)이나 와우관(청각)은 모두 물로 가득 차 있다. 그래서 두부의 혈관 압력이 지나치게 높아지면 귀의 기능이 제대로 발휘되지 못하는 경우가 많은 것이다. 압력이 높아지니 작은 소리도 크게 증폭되어 나고, 압력에 의해 없는 소리까지 만들어진다. 또한 압력에 의해 감각기의 섬모가 섬세하게 움직이지 못하거나 아주 예민해짐으로 해서 어지럼증과 같은 균형 감각의 이상이 생기는 것이다. 압력이 증가하고 순환이 나빠지면 당연히 감각세포의 노화가 촉진되고 세포 자체의 숫자도 줄어든다. 이런 영향으로 증상은 더욱 심각해지는 악순환을 겪게 되는 것이다.

이런 까닭에 교감신경이 항진되면 모든 감각 기능이 예민해진다. 이명과 어지럼증이 생기는 가장 큰 원인은 스트레스와 과로에서 찾을 수 있다. 큰 병 후에 기력이 없을 때, 과로로 컨디션이 나쁠 때 곧잘 이명이 생긴다. 혹은 정신적인 충격을 받았거나 스트레스가 과중할 때도 이명이 생길 수 있다. 젊은 사람의 이명은 대부분 이런 스트레스가 원인이 된다. 이를테면 부도(금전 문제)나 이혼문제(이성 문제)와 함께 이명을 호소하는 경우가 가장 많은 것도 그 때문이다.

그리고 이러한 이명, 어지럼증과 함께 위장 장애를 동반하는 경우의 수도 적지 않은데, 이는 스트레스에 의한 자율신경의 실조가 그 원인이다. 교감신경이 과항진되어 두부의 혈관 압력은 증가하고 복강 내 소화기의 혈액 흐름이 나빠진 것도 한 원인이 될 수 있다. 몇몇 환자의 경우 대개 몸이 붓는 부종을 함께 수반하는 경우도 있다. 이때의 치료란 다름 아닌 자율신경을 조절하는 것이다. 두면상지부의 혈류량을 줄여 주는 반면 복강의 혈액 흐름을 늘려 주면 된다. 또한 운동을 통해 하지의 혈관을 열어 주고, 감정 조절을 통해 머리의 부하를 감소시키면 된다. 이때 귀는 전혀 손 될 필요가 없다.

탈모

　현대 사회에서 외모가 차지하는 비중이 결코 작지 않다. 따라서 그 사람의 인상을 결정하는 탈모는 모든 이의 관심이 되어가고 있다. 유전적 원인에 의한 탈모는 사실 내과적 치료 대상이 되지 못한다. 실제로 아버지가 대머리라고 해서 아들이 무조건 대머리가 되는 것은 아니지만, 그럼에도 집안 어른 중에 대머리가 있는지를 알아보면 나의 미래의 모습이 대강 예측 가능하다.

　여기서는 유전적 요인이 아닌 스트레스와 조기 노화에 의한 탈모를 다루도록 한다.

　원형탈모증이란 머리의 일정한 부분이 경계가 뚜렷하게 원형으로 빠지는 것을 말한다. 이러한 원형탈모증이 요즘은 중·고등 학생 심지어는 초등 학생한테도 생긴다. 가장 큰 원인은 스트레스이다. 또한 나이가 들어감에 따라 머리를 감으면 머리카락이 한 주먹씩 빠지는 경우도 있다. 이 경우 원형으로 빠지지는 않더라도 전체적으로 숱이 줄어들거나, 이마가 점점 넓어지거나 머리 한가운데가 점점 텅 비어 간다. 이러한 조기 탈모도 모두 스트레스가 그 원인이다.

한편 여러 가지 탈모 치료제가 시중에서 대단한 인기를 끌고 있지만 그럼에도 불구하고 이렇게 대단한 치료제마저 잘 듣지 않아 계속 탈모가 진행되는 경우가 많다. 또 여러 가지 부작용이나 지속적이지 않은 효과도 문제가 되곤 한다.

다시 이야기의 본론으로 돌아가자. 탈모가 한참 진행 중인 사람들의 두피를 한 번 살펴보자. 대부분 두피가 붉게 변해 있는 것을 발견할 수 있다. 그들은 대개 두피가 가렵다고 하거나 화끈거린다는 말을 하곤 한다. 또한 사람이 긴장하거나 스트레스를 받거나 화가 나면 '뚜껑이 열린다' '폭발 일보 직전이다' 등과 같이 열이 상부에 몰려 있다는 표현을 종종 쓰곤 하는데, 이는 모두 맞는 말이다.

사실 긴장이 지속되면 교감신경이 항진되고 교감신경이 항진되면 두면부의 충혈이 계속된다. 두면부의 충혈은 두피의 발열이나 각종 피부염을 일으키기도 하고, 가려움증, 두피 내의 뾰루지 증가 등으로 나타나기도 하고, 이와 동시에 탈모가 진행되기도 한다. 그래서 탈모가 진행 중인 사람의 두피를 살펴보면 대부분 붉게 변해 있는 것을 발견할 수 있는 것이다.

교감신경이 과항진되면 머리 쪽은 열이 나고 배 속은 차진다. 즉 교감신경의 과항진으로 인해 두통, 불면, 안구건조, 탈모가 진행되고, 복통, 위염, 장염이 함께 나타난다는 의미이다. 또 교감신경이 항진되어 과립구가 많아지면 염증 반응도 증가한다. 반대로 부교감신경이 우위에 있는 편안한 몸 상태가 유지되면 소화기와 생식기의 기능은 항진되어 왕성한 소화력과 활기찬 성생활이 가능하게 되고 머리는 맑고 시원해진다. 탈모의 치료에도 자율신경 면역요법을 이용한 혈액순환 조절과 감정 조절이 응용 가능하다.

안면홍조와 피부 미백

　모든 여성의 바람 중 하나가 희고 티없는 피부를 갖는 것이다. 그래서 일까. 실제로 많은 여성들이 피부 미백을 위해 필링과 각종 화장품에 어마어마한 돈을 쏟아 붓고 있다. 반면 지나치게 하얀 피부를 지닌 경우 보다 건강해 보이는 구릿빛 피부를 원하는 경우도 있다. 그렇다면 피부 의 색이 사람마다 각기 다른 이유는 무엇일까?

　그 첫 번째 이유는 유전적인 영향이다. 전 세계 사람들은 그 인종에 따라 피부색이 다르다. 멜라닌 색소가 아주 많은 아프리카계 흑인은 피부색이 검은 반면 멜라닌 색소가 아주 적은 유럽 인종은 피부가 백색 이다. 또한 멜라닌 색소가 적당히 분포된 아시아인들은 피부가 구릿빛 이다. 이러한 차이가 멜라닌 색소를 만드는 멜라닌 세포의 수에서 기인 하는 것은 아니다. 단지 색소를 받아들이는 수용체의 민감도가 다르기 때문이다.

인종간의 피부색은 근본적으로 유전에 의해 결정된다. 따라서 피부색을 바꾸는 일은 의학적으로 쉬운 일이 아니다.

한 예로 팝 가수 마이클 잭슨이 여러 차례의 의학적 수술 끝에 피부가 희어지긴 했지만 많은 부작용이 있음을 이미 보고 들어 알고 있을 것이다. 또한 요즘 많이 알려지고 있는 백색증(알비노 현상) 역시 이러한 예의 하나이다. 중요한 것은 원인이 아니라, 이 현상이 현대에 들어 동물뿐만 아니라 사람에게서도 점차 발견되는 경우가 늘어나고 있다는 것이다.

또한 알비노까지는 아니더라도 백반증으로 고생하는 사람도 늘고 있다. 이렇게 피부의 색을 결정하는 멜라닌 색소의 양에 의해 나타나는 증상은 대개 유전적이거나 원인이 불명확하여 아직 그 치료가 거의 이루어지지 못하고 있다고 볼 수 있다.

하지만 지금부터 이야기하는 안면홍조나 피부 미백의 경우는 이야기가 완전히 다르다. 얼굴색이 예전보다 검고 탁하다든지, 기미가 낀다든지, 얼굴이 자꾸만 붉어진다든지, 여드름과 뾰루지가 그칠 날이 없다든지 하는 것은 모두 혈액순환과 깊은 관련을 가지고 있다. 얼굴이 창백하다는 것은 얼굴 피부 아래로 흐르는 혈액의 양이 적다는 것을 말한다. 반대로 얼굴이 붉다는 것은 얼굴 피부 아래로 흐르는 혈액의 양이 아주 많다는 것을 말한다.

우리가 신경질을 내거나 화를 낼 때 얼굴이 붉어지는 이유는 스트레스를 받을 때 심장의 박동이 증가하고 두면(머리와 얼굴)으로 흐르는 혈액의 양이 증가하기 때문이다. '뚜껑이 열린다' '스팀받는다(머리에서 김이 난다)' '폭발 일보 직전이다' 등은 모두 머리와 얼굴로의 혈액순환이 증가함으로써 열이 발생하고 혈관이 확장된 상태를 표현한 말이다. 이렇게 혈액순환량이 증가하면 열이 발생한다.

우리 몸을 36.5도로 일정하게 유지하는 가장 중요한 수단은 다름 아닌 혈액의 흐름이다. 36.5도의 혈액이 보일러처럼 우리 몸을 순환함으로써 체온을 유지해 주는 것이다. 만일 이 혈액이 과도하게 많이 흐르게 되면 그곳에는 열이 발생한다.

얼굴도 마찬가지이다. 혈액의 흐름이 증가하면 얼굴에 열이 나게 되고 얼굴빛은 붉어지며(홍조), 염증(여드름이나 뾰루지)도 증가하고, 두통이나 구갈(입이 마름)은 물론, 눈이 충혈 되고 건조해지는가(안구건조) 하면, 심지어는 불면증도 생긴다.

여기서 다룰 안면홍조 치료법은 비교적 간단한데, 두면으로 흐르는 과도한 혈액의 양을 줄여 주는 것이 그것이다. 이를 위한 구체적인 방법을 열거하면 다음과 같다.

첫째, 스트레스를 줄여야 한다. 스트레스에 의한 교감신경의 항진은 두면부의 혈액순환량을 증가시키기 때문이다.

둘째, 운동량을 늘려야 한다. 특히 하체 단련은 혈액순환량을 하지에 집중시킴으로써 두면부의 혈액순환량을 줄여 준다. 즉 운동은 혈액의 정화에도 도움이 된다. 우리 몸 근육의 대부분이 하지에 있는 것도 하체 운동이 좋은 이유 중 하나이다.

셋째, 목욕(온천욕)을 즐긴다. 특히 반신욕이 도움이 된다. 반신욕을 함으로써 가슴 이하의 혈관을 확장시키고, 혈액순환량을 늘려 줌으로써 두면부의 혈액순환량을 줄여 주는 것이다. 또한 이때에 배출되는 땀으로 노폐물을 배설시킬 수도 있다.

넷째, 올바른 호흡법을 사용한다. 제대로 된 호흡을 훈련하면 흉곽부의 림프 순환을 증가시킬 수 있다. 이는 가슴 위쪽의 림프계 순환이 늘어나면 혈액의 정체를 막고 안면 피부의 안정을 꾀할 수 있기 때문이다.

다섯째, 술과 커피는 무조건 끊는다. 술과 커피는 안면홍조와 피부 미백의 가장 강력한 원인 인자이기 때문이다. 담배 역시 피부를 거칠게 하는 원인 가운데 하나인데, 담배는 혈관을 수축시키고 혈액을 탁하게 한다.

여섯째, 수분 섭취를 늘린다. 이를 위해선 과일과 채소 섭취량을 늘리는 것이 좋다.

일곱째, 인스턴트 식품을 삼간다. 특히 라면과 과자는 피한다.

여덟째, 지방 섭취를 줄인다.

아홉째, 충분한 수면을 취한다. 피부 세포의 재생은 수면과 함께 일어난다.

열째, 감정을 조절한다. 감정 조절은 자율신경을 안정시키는 가장 좋은 방법이다. 분노와 좌절과 부정적인 생각과 우울한 기분은 교감신경을 항진시키는 반면 긍정적인 생각과 행복한 기분과 기쁜 마음과 웃음은 부교감신경을 항진시키고 면역력을 길러 준다. 그래서 자율신경의 안정은 안면부의 혈액순환량을 적절히 줄여 주고 피부 재생을 도울 뿐만 아니라, 모세혈관의 과도한 확산과 증식을 억제하는 데도 도움을 주어 결과적으로 맑고 흰 피부를 유지해 준다. 따라서 천문동, 맥문동, 당귀, 황금, 금은화, 우방자 등의 약재가 안면부 혈액순환을 조절하기 위해 사용된다.

사람의 피부도 다른 신체 기관과 마찬가지로 자라는데, 약 2주의 주기로 새로운 피부가 자라난다. 즉 2주 전의 피부와 오늘의 피부는 같은 것이 아니다. 또한 피부의 색은 앞에서 말한 유전적 소인 외에도 혈관 분포와 혈액순환량에 의해서도 결정된다.

얼굴의 피하에는 많은 실핏줄이 분포해 있다. 화를 내거나 부끄러움

287

을 느끼는 등의 경우 이 실핏줄(모세혈관)에 혈액의 공급이 많아지면 얼굴이 붉어지고, 이 후 이러한 긴장 상태(교감신경의 흥분 상태)가 지속적이거나 체질적으로 굳어지면 안면홍조라는 질병으로 이어지는 것이다.

여성들이 피부 미백을 위해 흔히 이용하는 필링이라는 치료법이 있다. 이는 피부 각질의 일부분을 깎아 내어 피부색을 희게 혹은 맑게 보이고자 하는 것이다. 그런데 피부의 각질 일부를 깎아 내면 그 당시 잠시는 피부가 좋아지는 것처럼 보일지 모르지만 그 깎아내는 것 자체가 피부에 상처를 내는 행위이기 때문에 마치 상처가 났던 자리에 새살이 돋듯 그 깎여 나간 부위의 피부 역시 다시 자라나게 된다. 이때 부족해진 피부를 복구하기 위해 더 많은 백혈구가 모이고 혈관이 자라나게 된다. 흔히들 각질을 죽은 세포 이상으로 생각지 않기 때문에 깎아 내도 아무 문제가 없다고 생각하기 쉽다. 하지만 조물주가 피부에 죽은 각질을 남겨 둔 이유는 그것을 방어벽으로 사용하라는 의미이다. 각질이 얇아지거나 없어지면 피부의 방어력이 떨어진다. 이는 곧 각종 감염에 노출될 수 있고, 그만큼 상처도 쉽게 받을 수 있다는 것이다.

또한 필링을 반복하다 보면 여드름이나 뾰루지가 증가하기도 하고 혈관이 전보다 더 많이 자라게 되는 결과를 나을 수도 있다. 이 부분은 레이저를 통해 혈관을 태워 없애는 치료법도 예외는 아니다. 레이저로 얼굴 피하의 혈관을 태워 없애면 외관상으로는 얼굴을 희게 만드는 데 성공을 한 듯하다. 이는 간단히 말해 혈관이 없기 때문이다. 하지만 죽은 사람이 아닌 이상, 혈관은 항상 자란다. 그런데 없어진 혈관을 보충하기 위해 혈관이 자랄 때는 처음보다 더욱 무질서한 형태로 더 크게 나타나는 것이 문제이다. 순간의 만족을 위해 장기적으로 피부를 더욱 망치는 결과를 초래하는 것이다.

또 우리가 사용하는 여러 가지 화장품은 피부에 많은 도움이 된다. 하지만 이것도 근본적인 치료법이 되지는 못한다. 사람의 피부는 살아 있기 때문이다.

죽은 동물의 가죽은 여러 가지 영양 크림과 왁스로 칠을 하면 그 상태를 오래 보존할 수 있다. 하지만 사람의 피부는 다르다. 시시 각각 자라기 때문이다. 최상부의 각질은 떨어져 나가고 아래에서 새로운 피부 세포가 자라서 올라온다. 그래서 외부에서 영양을 아무리 공급하더라도 혈액순환에 문제가 발생하면 피부는 갈라지고 변색되고 염증을 일으킬 수밖에 없는 것이다. 또한 내부에 문제가 있을 때 지방이 함유된 화장품을 사용할 경우 혈액순환을 방해하여 상태를 악화시키기도 하는 것이다.

요컨대 피부 미백과 안면홍조는 피부 내부의 혈액순환량과 모세혈관 분포 그리고 내부 영양 순환(피하의 영양 공급과 노폐물 배설)에 의해 좌우된다. 그래서 자율신경 면역요법에서 피부 치료는 여기에 초점을 맞춘 것이다. 즉 안면홍조의 치료를 위해 모세혈관의 증식을 억제하고 피하 혈액순환량을 조절하는 것이다. 피부 미백도 마찬가지이다. 피하의 혈액순환과 노폐물 배설이 혈액을 통해 원활하게 이루어져야만 피부는 맑고 깨끗하게 유지될 수 있다. 교감신경이 항진된 상태에서 이 두 가지는 마치 이룰 수 없는 꿈과 같다. 그런 까닭에 자율신경을 조절할 필요가 바로 여기에 있는 것이다. 또한 자율신경은 감정에 의해 아주 민감하게 반응한다는 사실도 잊어서는 안 된다.

갱년기장애

갱년기장애를 겪는 여성의 가장 큰 고민 가운데 하나가 바로 안면홍조이다. 여성 호르몬인 에스트로겐의 부족이 갱년기장애의 가장 큰 원인이라는 것은 누구나 알고 있는 사실이다. 하지만 갱년기장애가 꼭 에스트로겐 하나만의 문제는 아니다. 최근 이론에 의하면 이보다 더욱 중요한 것은 바로 에스트로겐과 프로게스테론의 적절한 조화이다. 앞에서 말한 안면홍조와 갱년기장애의 안면홍조 증상은 외관상으론 열이 훅 오르고 그 열을 식히기 위해 땀이 나는 등 매우 흡사하다. 그러나 그 원인에 있어서는 완전히 다르다.

따라서 단순히 갱년기장애를 치료하기 위해 에스트로겐 호르몬요법을 사용하는 것은 큰 부작용을 유발하는 행위라 할 수 있다. 에스트로겐 호르몬요법은 유방암과 자궁암 등을 증가시킨다는 보고가 있기 때문이다. 에스트로겐의 주작용은 세포 증식이다. 체내에 프로게스테론에 비해 에스트로겐이 과잉되면 세포 증식을 자극한다. 그리고 이는 곧 자궁 내막 세포나 유방 세포의 증식을 자극하고 심지어는 암을 유발하기도 한다. 호르몬요법의 또 다른 위험 인자는 호르몬요법에 사용되는 호르몬이 합성호르몬이라는 데 있다. 합성호르몬은 인체에서 분비되는 호르몬과는 화학적 성분 구조가 다르기 때문에 그 작용 역시 다르다는 것을 반드시 알아 둘 필요가 있다.

에스트로겐과 프로게스테론은 모두 스테로이드호르몬이다. 이 두 스테로이드호르몬의 주원료는 콜레스테롤이다. 뇌하수체 전엽에서 성선자극호르몬이 분비되면 간에서 콜레스테롤이 다량 분비되고 이 콜레스테롤을 원료로 난소에서 에스트로겐과 프로게스테론을 합성한다. 그래서 갱년기장애가 나타난다는 것은 뇌하수체 - 간 - 난소의 호르몬 축에 이상이 발생했음을 의미하는 것이기도 하다. 또한 호르몬을 싣고 운반하는 혈액순환과 호르몬의 양을 조절하는 간 기능에 이상이 있음을 말하는 것이기도 하다.

폐경기가 되면 난소에서는 더 이상 배란을 하지 않는다. 배란을 하지 않으면 프로게스테론의 합성이 줄고 에스트로겐이 우세한 상황에 놓이게 된다. 이렇듯 에스트로겐의 우세는 세포 증식을 자극하고 갱년기장애를 촉발한다.

사람의 몸은 자동 조절 장치가 아주 잘 발달되어 있다. 실제로 의사가 환자의 질병을 치료하기 위해 많은 약물을 사용하고 있지만 사실 정확한 기전을 가지고 딱 맞는 치료를 해내는 경우는 드물다. 오히려 시간을 충분히 가지고 기다려 주기만 하면 우리 몸이 저절로 자신의 생명력을 정상으로 돌려놓는 경우가 더 많다.

자율신경 면역요법의 치료는 이 자연 치유력을 극대화하는 데 초점을 맞춘 것이다. 간에서의 콜레스테롤 대사를 원활히 하기 위해 이담 작용을 촉진한다든지 부교감신경을 활성화함으로써 난소와 자궁의 기능을 정상화한다든지 혈액순환을 원활히 하기 위해 이뇨 작용을 촉진한다든지 하는 인체의 정상적인 기능을 보완하는 치료법을 시행한 후 몸이 제자리로 돌아갈 때까지 기다리는 것이다. 종종 갱년기장애의 여러 증상이 자율신경실조 상태의 교감신경 과흥분과 유사함을 보이는 경우가 있다. 불안·초조해지며 불면증이 생긴다든지 안면홍조와 소화불량, 만성피로 등을 그 예로 들 수 있다. 이때는 자율신경의 조절이 특히 더 중요하다.

전립선염

　A씨(40세, 남, 2005년 10월 필자를 찾아옴)는 전립선염으로 수년간 고생하면서 치료를 위해 전국의 유명하다는 비뇨기과와 한의원을 거의 모두 찾아다녔다고 한다. 그러던 중 어느 전립선 전문 한의원에서 치료를 받고 전립선염이 거의 완치되었다고 한다. 그런데 문제는 전립선은 좋아졌으나 과민성대장증후군은 여전하거나 더욱 심해진 느낌이 든다는 것이다. 그의 말을 빌리면 '하루 4~5회의 묽은 변과 항상 가스가 찬 듯 불러 있는 배 그리고 늘 변을 덜 본 듯한 불쾌감이 나를 괴롭힌다'라는 것이다.

　A씨의 경우처럼 전립선염을 앓고 있는 사람 가운데 많은 수가 위장병, 과민성대장증후군, 염증성 장질환 같은 대장병을 함께 가지고 있는 것 같다. 이는 염증을 치료하기 위해 소염제를 장기 복용했기 때문에 위장관이 망가진 이유도 있겠지만, 전립선이 분비선의 일부로 부교감신경의

지배를 받기 때문에 위장관의 상태에 따라 그 기능이 영향을 받기 때문이다. 부교감신경이 약화된 상태, 즉 교감신경이 항진된 상태에서는 간의 해독 작용이 약해지고, 위장관의 혈액순환도 나빠지고 위장관의 점막은 부종 상태에 빠진다. 이때 전립선도 함께 부어오른다.

또한 간에서 담즙 배설이 잘 안 되고, 위염이 있거나 과민성대장 증상(변이 묽어지고 잔변감이 생기고 배변 횟수가 증가)이 있는 경우에는 어김없이 빈뇨나 잔뇨 혹은 전립선 이상이 동반된다. 그런데 A씨의 경우 그리도 나을 것 같지 않던 과민성대장 증상이 자율신경 면역요법에 따라 치료를 한 결과 한 달만에 좋아졌다. 이렇게 과민성대장을 치료하다 전립선이 좋아지는 경우와 전립선을 치료하다 과민성대장이 좋아지는 경우는 비교적 흔한 편이다. 이는 이 두 부위가 모두 부교감신경의 지배를 받기 때문이다.

몸에 이상이 생기면 그 부위엔 모두 염증과 부종이 발생한다. 과민성대장인 경우 대장의 점막이 부어오른다. 전립선염의 경우도 마찬가지로 선조직이 부어오른다. 다만 정도의 차이가 있어 전립선 전체가 부어오르기도 하고 일부 요도 주위 점막만 부어오르기도 한다.

그런데 자율신경 면역요법의 치료 목표는 부종을 제거하는 것이다. 부교감신경이 정상적으로 작용하지 않는다는 것은 모든 선조직(분비조직, 점액이나 기타 체액의 분비를 위해 세포가 모인 조직체)이 제대로 작동하지 않음을 의미한다. 선조직은 처음 이상이 발생하면 부어오른다. 이것이 만성화되어 분비선이 위축되면 선의 분비량이 줄어들기 시작한다. 부종을 제거하기 위해서도 혈액순환이 개선되어야 하고 선조직의 분비를 정상화하기 위해서도 혈액순환이 필요하다. 자율신경의 조절은 혈액순환을 조절하기 위한 것이다.

비아그라와 시알리스가 공전의 히트를 치면서 다국적 제약회사들이 세계의 고개 숙인 남자들로부터 돈을 끌어 모으고 있다. 두 약이 대단한 것만은 사실이지만 전립선염 환자들에게는 그 역시 남의 이야기에 불과하다. 약효가 남들 같지 않기 때문이다.

발기는 부교감신경의 지배를 받는다. 부교감신경이 약화된 상태에서 전립선염 환자의 발기력이 좋지 않은 이유가 여기에 있다. 반면 사정은 교감신경의 지배를 받는다. 따라서 충분히 흥분되어 교감신경의 스위치가 켜지면 사정이 이루어지는 것이다. 하지만 부교감신경이 약화된 전립선염 환자의 경우 몸은 늘 긴장 상태에 있기 마련이다. 그래서 발기와 동시에 그만 사정이 이루어져 버리는 것이다.

하지만 일단 전립선과 방광 주변 점막의 부종이 빠지고 나면 사정은 달라진다. 부교감신경이 우위에 놓이게 된 생식기관은 그 정상적 기능을 발휘하기 시작한다. 아무리 좋은 약도 주변 환경이 받쳐 주어야 그 효력이 배가 되는 법이다.

발기 불능과 조루 치료에 가장 도움이 되는 또 다른 한 가지는 운동이다. 운동만큼 실험적으로 성기능을 향상시킨다는 꾸준한 데이터를 가진 것도 드물다. 충분한 하지 운동은 발기력을 향상시키고 조루를 치료하는 기본 중의 기본이다.

불면

잠을 자지 못하는 사람이 점점 늘어나고 있다. 해야 할 일이 많은 탓일까? 아니면 다른 이유 때문일까? 원인이 무엇이든 잠을 자지 못한다는 것은 뇌가 깨어 있다는 것을 말한다. 밤이 되면 낮 동안 지치고 손상된 신체를 수리하기 위해 몸은 휴식에 들어간다. 이때 뇌도 쉬어야 한다. 그러나 자의가 아님에도 불구하고 뇌가 도무지 쉴 수 없는 상태가 있다. 이것이 불면이다.

겉으로 보기에 요즘은 수면제나 신경안정제란 것이 있어 억지로 잠을 자는 데는 별로 어려움이 없다. 수면제에 의존한 잠이 인체에 썩 좋은 것은 아니지만 못 자는 것보다는 나으리라는 생각 때문에 많은 이들이 이를 찾는 것 또한 사실이다. 잠을 못 자는 사람들의 두 가지 특징은 늘 피곤하고 눈이 충혈 되어 있다는 것이다. 손상된 신체를 수리할 시간을 가지지 못하니 피곤한 것은 당연하다. 또한 뇌가 쉬지 않으니 늘

머릿속에 혈류량이 많다. 이때 뇌 속의 혈류량을 밖으로 보여주는 창이 눈이다. 이 밖에 다른 신호로 귀에서 소리가 많이 나거나 비염, 입마름증〔구건(口乾)〕 등을 들 수 있다.

뇌가 늘 각성 상태에 있다는 것은 교감신경이 과항진되어 있다는 것을 말한다. 따라서 교감신경이 항진된 상태에서는 뇌로 흐르는 혈류량이 증가하기 때문에 뇌가 쉴 수 없다. 이를 교정하기 위해 자율신경 면역요법을 응용해 볼 수 있다. 의도적으로 부교감신경을 자극하여 복강 내로 흐르는 혈류량을 늘려 주는 것이다. 그렇게 되면 혈액의 흐름은 위에서 아래로 그 물꼬를 트고, 머릿속에 가득 차 있던 긴장의 끈이 조금씩 풀린다. 불면증 환자의 위장이나 대장 기능이 좋은 경우가 별로 없는 것을 보면 이 치료법이 비교적 일리가 있는 방법임을 짐작해 볼 수 있다.

불면증은 대개 정신적 충격에서 유래되는 경우가 많다. 사업이 망했다든지 사랑하던 사람과의 이별이라든지 하는 어쩔 수 없는 상황을 이겨내지 못하면 몸은 극도의 긴장 상태에 빠지게 되고, 이로 인해 교감신경이 우위에 있는 상황에 처하게 된다. 사람을 괴롭히는 대표적 어려움을 두 가지 들라면 금전 문제와 이성 문제를 들 수 있다. 이 두 가지가 원인이 된 질환은 보통 난치에 속한다.

또한 지나친 약물 복용이 원인이 되는 경우도 있다. 소염제나 항생제, 진통제의 장기 복용은 교감신경을 항진시키는 작용을 하기 때문이다. 그리고 빼놓을 수 없는 것이 있다. 바로 커피이다. 얼마 전 할인점 매출 1위 품목을 라면을 제치고 커피가 차지했다는 뉴스를 듣고 참으로 안타까움을 금할 수가 없었다. 그 이유는 그만큼 환자가 늘어날 것이기 때문이다. 커피에 중독성이 있음은 누구든 인정하지 않을 수 없는 사실이다.

297

커피와 녹차, 드링크류에 들어 있는 카페인은 잠시 정신을 맑게 하여 일의 능률을 올리는 데에 도움이 된다 하더라도 교감신경을 과도하게 항진시켜 심장에 부담을 주고 인체의 노화를 촉진하는 부작용 역시 지니고 있음을 잊지 않았으면 한다.

조금 극단적인 말인지 모르지만 커피는 현재 보이지 않는 심장병과 정신 질환의 가장 큰 원인 물질이라 할 수 있다. 커피의 카페인은 각성 효과가 지나쳐 모든 사람을 슈퍼맨으로 만드는가 하면 우울증 환자로 만들기도 한다. 심장병이 있거나 천식, 기관지염 그리고 불면 혹은 불안, 초조증이 있는 사람은 자신이 커피를 얼마나 마시는지 한 번 체크해 볼 필요가 있다.

얼마 전 언론에서 커피가 간암을 예방한다고 대대적으로 떠들어댄 적이 있다. 물론 커피에 이담 작용이 있어 간 기능을 개선시킬 수는 있다. 하지만 대부분의 약물이나 건강 식품이 그렇듯이 커피도 양날의 칼을 가지고 있다. 커피의 다른 칼날은 바로 심장병을 악화시키는 부작용이다. 나이 든 어른 중에 의외로 커피를 즐기는 경우가 많다. 이는 커피를 한 잔 마시면 마치 기운이 나는 듯한 느낌을 받을 수 있기 때문이다. 하지만 고혈압이나 심장질환이나 불면증 같은 신경과 질환이 있는 경우, 특히 커피를 멀리하는 것이 좋다. 보이지 않게 모르는 사이 건강을 갉아먹는 주범으로 작용하기 때문이다.

최근 보고에 의하면 수면 인자란 것이 있는데, 이것은 장내 박테리아에서만 발견되는 아미노산으로 구성되어 있다. 중요한 것은 장내의 대식세포가 끊임없이 이 박테리아를 부수고 여기서 나오는 작은 단백질이 수면 인자로서의 역할을 한다는 것이다. 그 예로 아기들은 생후 약 한 달 동안 장내 세균이 충분히 없기 때문에 깊이 잠들 수가 없다. 결국 장내 세균이 잘 보존되어 있을수록 이러한 수면 인자를 얻는 것이 유리하다는 내용이다. 이는 다시 말해 자율신경을 조절하고 부교감신경을 자극함으로써 장의 건강을 꾀하는 것 역시 불면증 치료에 있어 중요한 부분 가운데 하나임을 잘 설명해 주고 있는 것이다.

만성 불면증에는 여러 원인이 있지만 특히 세로토닌이라는 뇌신경 전달물질의 분비가 적을 때 잘 발생한다. 그런데 세로토닌은 멜라토닌의 주요 구성 물질이고, 이것이 합성되려면 트립토판이라는 전구 물질이 충분히 있어야 한다. 이 트립토판은 주로 우유와 칠면조 고기에 많이 들어 있다. 그런 의미에서 잠이 안 올 때 '따뜻한 우유를 한 잔 마셔라'는 말은 충분히 설득력이 있다. 이 세르토닌은 대표적인 행복 호르몬으로 장에서도 분비된다. 장분비가 나빠지면 수면에도 영향을 줄 수 있다. 그래서 장을 제2의 뇌라고 했나 보다. 그러나 무엇보다도 숙면에 큰 영향을 미치는 것은 본인의 마음가짐이다. 늘 행복하고 즐겁게 생활하는 사람은 잠도 잘 잔다. 어쩌면 그들에게 불면이라는 것은 남의 나라 이야기에 불과할지도 모른다. 하지만 걱정거리가 많을수록 불면이라는 단어는 뇌 속에 더욱 또렷하게 각인되기 시작한다. 사업상의 괴로움, 부부 관계, 가족 관계, 시댁 문제, 건강 문제, 돈 문제, 이문제 저문제 등 문제가 하나 늘어날 때마다 불면이란 단어는 더 커지고 뚜렷해진다.

잠자리까지 문제를 가져간다고 해서 문제가 해결되는 것은 없다. 우울하거나 좌절하는 대신 어떻게 하면 그 문제를 해결할 것인가를 생각해 보거나, 과거의 즐거웠던 기억 혹은 현재 나를 가장 활력 있게 하는 무엇, 미래에 내가 이루어야 할 것들을 생각해 보라. 즐겁고 기쁜 기억을 머릿속에 채우기 시작하는 바로 그때 불면은 사라지고 숙면이 찾아올 것이다. 자, 이제 결정하자. 어느 편을 선택할 것인지.

불임

　얼마 전 신문에서 한국 여성의 출산율이 1.1명으로 저출산율 세계 1위라는 기사를 보았다. 이는 한 여성이 평생 동안 1.1명의 아이를 낳는 다는 말이다. 그 중에는 2명 내지 3명의 아이를 낳는 사람도 포함되어 있음을 생각해 보면 실제로 한 명도 낳지 않는 여성의 수가 상당함을 알 수 있다. 심지어 결혼을 하고도 의도적으로 아이를 낳지 않는 DINK 족까지 등장했다.

　이렇게 아이 낳는 일이 인기가 없어졌음에도 불구하고 아이를 간절히 원하는 사람은 여전히 많다. 또한 그와 더불어 아이를 갖고 싶음에도 아이가 생기지 않는 불임 부부 역시 늘어만 가고 있다. 최근에는 출산율 저하에 불임이 한몫하고 있는 것으로 보일 정도로 불임 부부가 증가하고 있다. 인공 수정이나 시험관 아기를 통한 출산이 증가하고는 있으나 비용이 많이 들고 그 성공률도 20~30퍼센트에 머물고 있어 불임 부부의 고통은 여전히 현재 진행형이다.

불임은 남성과 여성 모두에게 책임이 있다. 단적인 예로 남성의 정자 수가 날로 줄어들고, 각종 환경 호르몬이나 경쟁 사회에서 살아남고자 열심히 일하는 남성들의 건강 상태가 나빠지고 있는 것은 분명 남성 불임의 주된 원인이다. 반면 여성의 경우 직장과 가정을 모두 책임져야 하는 경제적·사회적 부담으로 인해 임신을 위한 편안한 몸 상태의 유지가 어려워지고 있다. 또한 스트레스 증가, 커피와 같은 카페인 음료 의 범람 그리고 무리한 다이어트에 의한 지방 대사 문제 역시 오늘날 점차 심각해져 가는 원인들 가운데 하나이다. 이러한 현상은 결국 교감 신경 우위의 긴장된 몸 상태를 야기하게 된다.

자궁은 평활근으로 이루어져 있으며, 자궁의 표면은 점막 구조로서 한 달에 한 번씩 자라고 탈락함을 반복한다. 교감신경이 우위에 있게 되면 자궁의 평활근은 부드러움을 잃고 경직되게 마련이고, 이로 인해 자궁 표면의 분비 기능은 장애를 받는다. 또한 과립구의 증가로 인하여 염증 반응이 증가하거나 외부 물질에 대한 감시 기능이 과항진되어 정 자의 활동과 착상을 방해한다.

운동요법, 감정요법, 약물요법 등을 통해 자율신경을 조절하는 방법 은 불임을 위한 치료에도 효과가 있다. 부교감신경을 자극하고 교감신 경의 과잉 흥분을 줄여 줌으로써 자궁근의 과긴장을 풀고 전신의 교감 항진 상태를 이완시키는 방법은 의외로 효과가 좋다. 별다른 질병이 없고 기능상의 문제없이 불임이 수년간 지속되다가도 치료 한 달만에 임신이 되는 경우도 종종 있기 때문이다. 물론 다낭성난포나 자궁내막 증과 같이 기질적 이상이 있는 경우에는 치료가 상당 기간 지속되기도 하고 실패하는 경우도 많으므로 모두 그렇다고 말할 수는 없지만 불임의 치료를 위한 기본 수칙으로서 자율신경의 조절은 반드시 필요하다.

필자는 불임 부부들에게 두 가지를 항상 당부한다. 여행을 자주 다니고 운동을 열심히 하라는 것이다. 신혼 부부가 산 좋고 물 좋은 외딴 휴양지로 신혼 여행을 가는 이유는 온몸의 긴장을 풀고 서로를 받아들이도록 하기 위함이다. 또한 결혼 후에도 서로의 사랑을 확인하는 주말 여행은 부부간의 금실뿐만 아니라 불임을 치료하는 좋은 약이 될 수 있다.

운동 역시 성장호르몬의 분비뿐만 아니라 성호르몬의 분비를 촉진하여 임신을 돕고 임신에 대비한 신체를 만드는 데 도움을 준다. 이때 적당한 운동은 온몸의 혈액을 강제 순환시켜 꼭꼭 숨어 있던 노폐물을 제거해 주는 대청소 역할을 겸한다. 따라서 자고이래로 건강한 몸에서 건강한 아기가 태어난다는 말은 틀린 말이 아니다.

염증과 부종

　질병이 있는 곳에는 항상 염증과 부종이 있다. 크고 작은 손상에 의하여 세포가 파괴되면 손상된 조직에는 염증 반응이 일어나고 또한 부종이 생긴다. 이를테면 망치질을 하다 손가락을 치면 손가락은 부어오르고 통증이 생긴다. 이때 손가락 내부에서는 손상된 세포가 염증 반응과 함께 탈락하고 새로운 세포가 분열을 시작한다. 염증하면 일반적으로 사람들은 고름을 연상한다. 고름의 형성은 백혈구가 대량 동원되면서 전투가 일어나고 전투가 끝난 후 백혈구의 시체가 쌓이게 되는 과정에서 이루어진다. 따라서 고름은 주로 감염과 관련이 있다. 이렇게 염증 반응이 눈에 보이는 경우도 있지만 반면 경미한 손상인 경우 눈에 보이지 않게 염증 반응이 나타났다 사라지기도 한다.

　세균 감염이나 바이러스 감염에 의해 세포 손상이 일어나면 먼저 세포막에서 손상이 일어난다. 바로 이 세포막의 손상을 치료하는 과정에서 일어나는 염증반응 중 백혈구에 의해 고장난 세포는 파괴되고 새로운 세포가 자라날 공간이 마련되는 것이다. 또한 손상된 세포에서는 백혈구를 불러모으기 위해 혈관의 투과성을 증가시키는 호르몬을 분비한다. 이 호르몬에 의해서 주위의 혈액이 모이게 되고 백혈구와 영양 물질의 공급이 증가하게 된다. 이때 나타나는 것이 부종이다. 이 부종은 동맥을 통해 공급된 혈액이 정맥과 림프관으로 회수되지 못하고 조직 내에 남을 때 야기될 수 있다.

인체의 생리 · 병리적 반응은 항상 조금 지나치게 나타나는 경향이 있다. 우리 생각으론 어느 정도에서 그치면 될 것 같지만 막상 우리 몸은 그 상태를 보다 길게 유지한다. 이로 인해 부종이 과잉되고 면역 반응이 과잉되는 것이다. 부종이 과잉되면 새로운 영양 물질을 공급받기 어려워지고 새로운 백혈구의 공급이 어려워진다. 백혈구의 교체가 어려워지면 백혈구의 면역 반응이 과항진되기도 한다. 따라서 염증을 치료하기 위해 부종 해소에 많은 역량을 기울이는 이유가 여기에 있다.

염증이 만성적인 상황에 빠지게 되면 국소 부종뿐만 아니라 전신적인 혈액순환 장애까지 유발한다. 장기적인 염증이 몸을 긴장 상태로 몰고 가고 교감신경이 우위에 있는 몸 상태는 혈관을 수축시켜 혈액순환을 방해하고 온몸의 부종을 유발하기도 한다. 이렇게 인체의 혈액순환에 문제가 발생하고 부종이 발생하면 전신의 영양 공급에 문제가 발생하고 세포 기능이 저하되어 활력을 잃는 악순환이 반복되게 된다. 이때 가장 먼저 해야 할 것은 순환을 살리기 위해 부종을 해소하는 것이다. 부종을 해소하는 것이야말로 모든 질병을 치료하는 기본이 된다.

따라서 개개의 질병을 치료하기 위한 특별한 약재와 더불어 청열약을 사용하여 과잉된 면역 반응을 억제하고, 이담제를 사용하여 간의 압력을 제거하고, 이뇨제를 사용하여 체액의 흐름을 촉진하여 몸속 순환의 물꼬를 터 줌으로써 순환을 다시 살릴 수 있다. 또한 부종의 제거 역시 치료를 위한 영양 공급과 전투를 위한 백혈구의 공급을 다시 시작할 수 있게 하는 원동력이 된다.

방귀와 복부팽만감

　방귀는 우리가 음식물을 먹고 소화시킬 때 여러 가지 소화액을 통해 음식물을 녹이고 분해하는 과정 중에 일어난 화학 작용에 의해 발생하는 가스, 혹은 우리가 음식을 먹으면서 함께 삼킨 공기가 대장까지 내려오는 가운데 흡수가 잘 되지 않아 정체되어 있는 공기를 말한다. 즉 음식물을 분해할 때 많은 장내균이 작용을 하는데, 이 균들이 음식물을 분해하면서 나오는 부산물이 바로 가스인 것이다.

　가스의 주성분은 수소 가스와 이산화탄소이다. 단백질을 분해할 때 나오는 암모니아는 두통이나 간성 혼수의 원인이 되기도 한다. 또 질소 산화물인 인돌과 스카톨은 지독한 방귀 냄새의 원인이 되기도 한다.

　성인의 경우 하루 보통 10리터 정도의 가스가 발생하는데, 이 가운데 약 90퍼센트 정도가 장표면을 덮고 있는 혈관을 통해 흡수되고, 간에서 분해되거나 폐에서 호흡을 통해 빠져나가거나 물에 녹아 소변으로 빠져 나간다. 결국 나머지 10퍼센트 이하만이 항문을 통해 방귀로 나오게 되는 것이다.

정상적인 상황에서 가스가 발생하는 것은 병이 아니다. 그러나 만일 상황이 그 반대라면 이야기는 달라진다. 장 기능이 나빠져 가스를 흡수하지 못하게 되면 불편함이 나타나기 시작한다. 장에서 가스를 흡수하지 못하므로 배에 가스가 많이 차게 되고 복부팽만감이 생기게 되는 것이다. 또한 장 운동이 좋지 못하면 가스를 배출하기도 힘들어진다.

간에서 소장으로 흘려보내는 담즙은 지방의 소화를 돕는다. 그런데 간혹 이 담즙이 잘 나오지 못하는 경우가 있다. 지방간이나 간염이 있는 경우, 스트레스가 많은 경우, 양약을 많이 먹는 경우 등이 대표적인 예이다. 그런데 이렇게 되면 장내로 분비되는 담즙산의 양이 줄어들게 되고, 그로 인해 유해균에 대한 억제력이 약해진다. 그 결과 유해균에 의한 가스 발생이 증가하게 된다. 따라서 소화 기능이 나쁘거나 장내에 유해균이 증가하면 냄새가 지독한 가스의 발생량이 증가하게 되는 것이다.

가스 때문에 생기는 불편함을 줄이기 위한 치료는 장내 혈액순환을 빠르게 해 주는 것이 첫 번째 과정이다. 장내를 흐르는 혈액이 빠르게 흐르면 위장, 소장, 대장을 거친 혈액이 간으로 잘 들어가고 간으로 들어간 혈액은 심장으로 돌아가는데, 이 가운데 혈액은 많은 양의 영양분과 가스를 흡수해 나간다. 즉 그로 인해 장내에 가스의 정체가 일어나지 않게 된다. 또한 혈액이 따뜻하게 잘 흐르고 담즙산이 충분히 분비되면 유해균의 작용이 억제되므로 가스의 발생이 줄어들 뿐만 아니라 냄새나는 방귀의 발생도 줄게 된다.

방귀 발생을 줄이는 한방 치료는 바로 다음의 과정을 이용한다.

첫째, 부교감신경을 자극하여 장의 혈액순환량을 늘리고 장점막의 분비를 늘려 가스 발생량을 줄인다. 혈액순환량이 늘어나면 장내 온도가 적정하게 유지되어 유산균의 증식이 활발해진다. 반면 유산균이 증식되면 유해균은 억제된다. 그러면 가스의 발생량도 줄어든다. 이를 위해 약물을 통해 직접 유해균의 증식을 억제하기도 한다.

둘째, 간순환을 도와 담즙의 분비를 촉진한다. 말하자면 이담제를 사용하여 담즙 분비량을 늘림과 동시에 간문맥을 통과한 혈액이 빠르게 심장으로 회귀할 수 있도록 도와주는 것이다. 그럼으로써 가스 발생량은 줄이고 혈액을 통한 가스 처리량은 늘려주는 것이다.

셋째, 변비와 같이 장내 분변의 흐름이 막힌 경우 장의 연동운동을 촉진시키고 장분비를 늘려주는 방법으로 첫 번째와 두 번째의 것과 병행하여 가스의 발생량을 줄이거나 배출을 원활하게 한다.

고혈압과 당뇨

집안에 나이 든 어른이 있는 경우 한집 건너 한집 꼴로 고혈압이나 당뇨 환자를 찾아볼 수 있을 것이다. 이렇게 고혈압과 당뇨 환자가 늘어난 이유가 무엇일까. 스트레스의 증가? 음식의 변화? 운동 부족? 모두 맞는 말이다. 그러나 여기에 의료계의 기준 완화도 한몫하고 있다는 것을 우리는 알아야 한다. 근래에 들어 예전보다 고혈압의 기준이 아주 많이 낮아졌다. 일반적으로 의학계에선 120에 80이라는 절대적 숫자를 두고 조금이라도 올라가면 고혈압약을 안긴다.

사람의 혈압은 항상 변동하게 마련이다. 화가 나면 올라가고 기분이 좋으면 떨어진다. 심지어 운동할 때는 올라가고 쉴 때는 떨어지기도 한다. 이렇듯 혈압을 조절하는 것은 인체의 에너지 대사량을 조절하기 위해서이다. 때론 긴장을 해도 혈압이 올라가는데, 이는 대사량을 높여 앞으로 닥칠 문제에 대비하기 위해서이다. 맹수를 피해 도망을 가려면 에너지가 필요한데, 이때 대량의 에너지를 사용하려면 혈압을 높여야 한다.

또한 주어진 프로젝트를 시간 안에 끝내고 참신한 아이디어를 짜내기 위해서는 젖 먹던 힘까지 끌어내야 한다. 바로 에너지가 필요한 것이다. 에너지를 더 만들어 내기 위해서는 혈압을 올려야 할 필요성이 있다. 이렇게 혈압이란 우리 몸을 고 에너지 상태로 만들기도 하고 저 에너지 상태로 만들기도 하는 조절자이다.

혈당도 마찬가지이다. 혈압이 올라가는 모든 상황에서는 혈당도 따라 올라간다. 에너지는 포도당에서 나오기 때문이다. 그런데 문제는 대부분 사람들의 경우 병원을 가면 긴장을 하게 되어 혈압이나 혈당이 올라가는 데 있다. 그리고 이때 병원에서 잰 한 번의 기록으로 대부분의 사람은 자신이 혈압이나 혈당이 정상이 아니라는 생각에 불안감을 느끼게 된다. 이때의 불안감은 보다 높은 혈압, 혹은 혈당 상승을 유도한다.

혈압이 올라가는 것은 몸이 긴장해 있거나 혹은 동맥경화나 혈액이 탁해짐으로 인해 순환이 좋지 않음을 말한다. 순환이 어려워지면 심장은 '내가 힘이 약해서 피가 잘 돌지 않나 보다, 힘을 좀 내 볼까' 하고 생각하게 되고, 곧 힘을 내어 혈압을 올린다.

혈압이 상승했을 때 가장 조심해야 할 것은 뇌혈관이 터지거나 막히는 뇌졸중이다. 이를 예방하기 위해 우리는 혈압을 내리는 약을 먹는다.

20층짜리 아파트에서의 수돗물을 생각해 보자. 이 아파트의 20층에서도 수돗물이 나오려면 100이란 수압이 필요하다. 하지만 낡은 수도관으로 인해 20층까지 물을 올리는 것이 정상 수압으로는 어렵다. 따라서 아파트 자동 수압 조절 시스템을 작동시켜 수압을 120으로 올려주는 수밖에 없다. 그런데 억지로 수압을 올리다 보니 여기저기서 물이 새려는 징후가 보인다. 하지만 자동 수압 조절 시스템은 오로지 수압에만 관심이 있다. 때문에 이를 본 배관공이 배관이 터지는 것을 방지하기 위해 수압을 다시 100으로 내려 물이 새는 것은 막았다. 하지만 수압이 약해져 19층과 20층에서는 물이 나오지 않았다.

이는 현재 고혈압 환자의 상태를 잘 설명해 주는 예이다. 그럼 어떻게 해야 물이 새지 않으면서 20층에도 물이 잘 나오게 할까? 수압을 계속 내리는 데는 한계가 있다. 수압을 내리면 물이 나오지 않는 곳이 계속 증가한다. 그렇다. 배관을 교체하면 된다. 낡고 좁아진 배관을 교체하고 구부러진 부분을 펴 주면 된다.

사람의 혈압도 마찬가지이다. 우리 몸에는 혈압을 조절하는 자동 기관이 있다. 그렇기 때문에 기본적으로 혈압을 인위적으로 떨어뜨려 주는 혈압약은 자동 조절 기관의 기능과 계속 부딪힐 수밖에 없는 것이다. 또한 약물의 힘이 강할 때 몸의 자동 조절 기능이 제대로 발휘되지 못해 우리 몸의 자동 조절 기능은 호시탐탐 기회를 엿보며 혈압을 올리려 하는 것이다.

하지만 혈압을 인위적으로 떨어뜨리다 보니 늘 기운이 없다. 이는 앞의 아파트 예에서처럼 19층과 20층에는 물이 나오지 않는 것과도 같다. 혈압이 낮아짐으로써 구석구석 혈액을 공급하는 것이 어려워지기 때문이다. 혈압약에는 거의 이뇨 작용이 있다. 체액을 줄여 압력을 빼기 때문이다. 따라서 이로 인해 이뇨가 계속되다 보니 소변에도 문제가 조금씩 발생한다. 소변 줄기에 힘이 없고 소변을 자주 보게 된다.

고혈압을 치료하는 가장 근본적인 방법은 혈압약에만 의존할 것이 아니라 혈관(배관)을 청소하고 굽거나 좁아진 혈관(배관)을 수리하는 것에 있다. 그래야만 근본적인 치료가 될 수 있다. 혈압약의 장기 복용은 또 다른 고장을 불러오기 마련이다. 혈관을 수리하는 방법은 거듭 이야기하듯, 운동, 호흡, 음식 조절, 감정 조절 등으로 요약될 수 있다.

나만의 혈관 수리법을 구체적으로 지금 노트에 적어 보고 그에 따른 계획을 한 번 세워 보라. 이러한 습관이 생각 외로 엄청난 효과를 가져올 수 있다. 특별한 수리법이 따로 존재하는 것이 아니라 우리 모두가 늘 알고 있는 것들이기 때문이다.

당뇨병도 마찬가지이다. 우리 신체는 핏속에 포도당이 많아지면 인슐린을 분비하여 포도당을 몸속에 저장한다. 이때의 저장 기관은 주로 간이나 근육이다. 그런데 이 저장 기능은 무한하지 않다. 포도당은 저장형 에너지가 아니기 때문이다. 따라서 이때 과잉 저장된 탄수화물은 지방으로 전환되어 저장되고, 곧 살로 간다.

이러한 당뇨병은 주로 정신적 충격이 있은 후에 많이 발생한다. 이를테면 사업에 실패하거나, 사랑에 실패하거나, 가족 간의 반목이나 혹은 여러 가지 분노와 좌절 그리고 지속적인 스트레스를 받는 경우가 그것이다. 물론 음식에 의해 오기도 하지만 이는 극소수에 불과하고 정신적 충격과 음식의 혼란이 겹쳐져 오는 경우가 대부분이다.

반면 우리 몸이 제아무리 당을 저장하더라도 호시탐탐 기회를 엿보다 다시 당은 혈액 속으로 흘러나오곤 한다. 때문에 이 혈당을 내리기 위해 약을 먹게 되는 것이다. 이 약은 인슐린 분비량을 늘리고, 다시 당은 저장되며, 이 저장된 당은 다시 혈관 속으로 나와 약을 먹는, 반복된 숨바꼭질의 결과로 결국 췌장의 베타세포는 지쳐버리고 더 이상 인슐린을 만들 수 없는 지경에 이르게 된다. 그때부터는 인슐린 주사를 통해 직접 인슐린을 혈관 속으로 넣고 다시 포도당을 저장하는 일을 반복한다(이 과정을 예전에는 신드롬 X라고 했는데, 요즘은 대사증후군이란 근사한 이름이 붙어 있다).

　중요한 것은 이래서는 병이 나을 수 없다. 병의 치료를 위해서는 포도
당을 소모시켜야 한다. 포도당을 소모시킬 수 있는 방법은 운동밖에
없다. 꾸준한 운동을 통해 지속적으로 당을 소모시키고 각 세포와 조직
의 효율을 높여야 한다. 또 혈당을 올리는 원인인 음식과 감정적 요인
역시 간과하지 말아야 한다. 화 나고 불안하고 짜증을 내면 혈당은 상승
한다. 반면 즐겁고 기쁘고 행복하면 혈당은 내려간다.

갑상선호르몬

　갑상선이란 기관은 목의 한가운데에 위치하여 앞으로 튀어나온 물렁
뼈〔갑상연골(甲狀軟骨)〕의 아래쪽 기도 주위를 감싸고 있는 내분비선으
로, 이곳에서 갑상선호르몬을 분비한다.

　갑상선호르몬은 전신에 영향을 미친다. 갑상선호르몬이 없으면 인체
는 에너지대사(양화기)를 수행할 수 없다. 즉 아무리 혈액 중에 포도당이
넘치고 아드레날린이 넘친다고 해도 동시에 갑상선호르몬이 작용하지
않으면 제대로 된 작용을 할 수 없다. 이는 모든 에너지 대사에 갑상선호
르몬이 열쇠와도 같은 작용을 하기 때문이다. 요컨대 키가 꽂혀 있지
않으면 세포는 작동을 하지 않는다.

　갑상선호르몬으로 가는 혈관은 경동맥에서 나누어진다. 심장에서 나
와 머리로 가는 혈관에서 가지를 치고 갑상선에 혈액을 공급한다. 그런
데 이때 50그램 정도밖에 되지 않는 곳으로 뻗은 혈관의 크기는 상당히

커서 거의 경동맥과 맞먹을 정도이다. 공급되는 혈관의 크기가 크다는 것은 그만큼 일이 많다는 것을 말해 준다. 즉 갑상선에서 공급되는 갑상선호르몬이 없으면 사람은 살 수 없다.

갑상선에 고장이 나면 제일 먼저 부종과 염증이 나타난다. 이를 흔히 갑상선염이라고 한다. 갑상선의 크기가 커지면 육안으로도 구별이 가능해진다. 이때의 원인은 바이러스 감염에 의한 경우도 있고 스트레스와 과로에 의한 경우도 있다. 이에 대한 치료법으로는 분비물을 생산하는 선조직에 나타나는 일반적인 염증 치료에 준하는 치료법이 사용된다. 그러나 일반적으로 휴식에 의해 저절로 해소되는 경우가 많다. 반면 자연 치유가 되지 않을 때 소염제나 스테로이드제제 등이 사용되곤 한다. 부종과 염증이 치료되면 다시 정상으로 돌아온다.

갑상선에 나타나는 대표적인 질환은 갑상선호르몬의 분비 장애인데, 갑상선호르몬이 아주 많이 분비되는 갑상선기능항진증과 갑상선호르몬의 분비가 줄어드는 갑상선기능저하증이 그것이다.

갑상선호르몬은 인체의 모든 에너지대사에 관여한다. 따라서 갑상선호르몬의 양이 증가하면 인체의 대사량이 증가한다. 이로 인해 우리 몸의 열생산이 많아지고 몸이 따뜻해지는 것인데, 이때 높아진 열을 식히기 위해 땀이 나는 것이다. 이와 더불어 마음은 급하고 분주해지고, 식욕은 증가하지만 체중은 줄어든다. 심한 경우 한 달 사이에 3～4킬로그램 이상까지 빠지기도 한다. 심장은 더욱 빨리 뛰어 맥박이 빨라지고 가슴이 두근거리며 부정맥이 생겨 맥이 불규칙해지기도 한다.

또한 피부는 따뜻하고 습해지며, 목은 이물감이나 통증을 느끼기도 한다. 그래서 신경이 예민해지고 불안해지며 늘 피로를 느낀다. 심하면 잠을 잘 못 자고, 손이 떨리며, 팔다리의 힘이 약해지고 나아가 마비

증세가 나타나기도 한다. 여성의 경우 생리 주기가 불규칙해지며, 양이 감소하거나 생리가 중단되기도 한다. 갑상선이 있는 목 앞쪽이 튀어나오거나 심한 경우 눈이 튀어나오는 수도 있다.

사실 이러한 증상을 자세히 살펴보면 교감신경의 과항진된 상황에서의 증상과 똑같이 나타나는 것을 알 수 있다. 교감신경이 자극되면 갑상선호르몬의 분비 역시 증가하기 때문에 결과가 같이 나타나는 것이다. 대개 치료는 항갑상선제를 사용하거나 갑상선을 제거하는 수술요법을 사용한다.

일반적으로 갑상선기능항진증의 경우 당뇨병과 같이 갑자기 발병하는 것은 아니다. 어느 날 아주 심각한 스트레스에 직면하고부터 혹은 장기적인 스트레스 상황에서 노심초사하고부터 이런 갑상선에 이상이 오는 경우가 많다. 우리 몸 내의 선조직(분비조직)은 대부분 스트레스에 취약하기 때문이다. 그러므로 약물의 사용과 별도로 무엇보다 마음의 상태를 안정시키는 감정 조절이 가장 필요하다. 또한 교감신경의 자극 감소와 더불어 부교감신경의 자극을 늘려 줄 필요를 항상 염두에 두어야 한다.

갑상선기능저하증은 대부분 갑상선기능항진증 후에 나타나는데, 이 역시 당뇨병과 거의 같은 수순을 밟는다. 처음에는 엄청나게 많은 갑상선호르몬이 계속 생산되어 분비되지만 시간이 흐를수록 갑상선도 지치게 되어 더 이상 갑상선호르몬을 만들어 내지 못하게 된다. 갑상선호르몬이 분비되지 않으면 사람의 몸은 기능 저하에 빠져, 기능이 항진되었을 때의 정반대 현상이 나타난다. 몸도 차가워지고 기운도 없어지고 혈액이 순환할 힘조차 없어져 부종이 오는 것이 그것이다. 이는 한증(寒症)의 전형적인 양상이라고 할 수 있다.

일반적인 증상으로 기력이 감퇴하고 추위를 몹시 타며 탈모 증세도 나타나는데, 남성은 성욕 감퇴, 여성은 월경불순이 많다. 또한 피로 및 허약감, 권태감, 체중 증가, 변비, 식욕 감퇴, 감각 이상, 목쉼, 탈모, 빈혈, 피부가 거칠어지거나 노란색을 띠며, 목 부위가 부어오른다.

요즘은 갑상선호르몬이 약물로 나와 있으므로 갑상선호르몬을 복용하면 어느 정도 선까지의 회복은 가능하다. 하지만 이 역시 순환이 살아 있을 경우의 이야기이다. 순환이 살아 있지 못한 상황에서는 아무리 좋은 약을 사용하더라도 소기의 목적을 달성하기가 힘들다. 약물 복용 이전에 순환을 살리기 위해 꾸준한 운동과 온천욕, 반신욕과 같은 온열 요법 등이 반드시 필요한 이유가 바로 여기에 있다. 더불어 즐겁고 기쁘고 행복한 감정, 긍정적인 생각, 웃음 등이 이 순환을 완성한다는 것을 잊어서는 안 된다.

통증 혁명

　존 사노 박사의 『통증혁명』을 보고 있노라면 사람에게 과연 통증이
무엇인가 하는 생각이 절로 든다. 사노 박사는 그 책에서 "모든 통증은
자신 속의 분노와 좌절, 우울, 스트레스 등이 외부적 자극에 의해 몸의
통증으로 표현된 것이다"라고 밝히고 있다. 즉 몸속에 쌓여 있던 이런
부정적인 에너지가 어느 날 무거운 물건을 들다가 혹은 운동을 하다가
발생한 부하에 의해 촉발되어 나타난다는 것이다.
　'아침에 세수하다 허리에서 뚝 소리가 난 후 움직일 수 없이 허리가
아파요' '어제 물건을 좀 옮긴 후 어깨가 움직일 수 없이 아픕니다' '교통
사고를 당한 적이 있는데 매년 그맘때만 되면 그때 부딪혔던 목이 아파
요' 등 관절이나 근육을 다친 원인이나 상황은 모두 다르지만 사노 박사
의 설명에 의하면 '이 모든 통증은 관절이나 근육의 변성에 의해 생기는
것이 아니다'라는 것이다. 비록 그것이 아주 오래된 것이든 최근 생긴

것이든 말이다.

그에 의하면 그렇게 몸속에 잠재되어 있던 분노와 좌절, 억압, 스트레스 등이 어떠한 외부적 자극, 즉 촉발 인자에 의해 몸의 통증으로 바뀌어 나타난다는 것이다. 그래서 그는 통증 치료에 세미나와 교육요법을 사용한다. 이는 통증을 가진 사람에게 현재 가지고 있는 마음속의 분노와 억압 그리고 스트레스가 통증의 원인이라는 것을 알려 주고 그것을 환자가 스스로 받아들이게 해 통증을 없애는 방법이다.

이를 실제로 환자에게 적용해 보면, 어깨 통증으로 찾아오는 거의 대부분의 회사원이 자신의 통증을 대개 과중한 컴퓨터 작업 때문에 생긴 것이라고 생각하고 있었다. 그러나 그럼에도 불구하고 필자는 많은 사람들이 모두 같은 컴퓨터 작업을 하고 있지만 사람마다 통증의 정도가 다른 이유를 잘 설명할 수 없었다.

그런데 그들에게는 업무의 정도 외에도 사노 박사의 말처럼 마음속에 분노나 억압이 있었거나, 최근의 업무에 대한 스트레스가 있었고 혹은 각각 개인적인 감정적 문제가 하나씩은 감추어져 있었다. 즉 어제 일어난 부부 싸움이 오늘 어깨 통증의 원인이 될 수도 있다는 것이다.

주위에서 방금 전까지 멀쩡하던 사람이 부정적인 자극이나 스트레스로 인해 갑자기 통증을 호소하는 경우를 접한 적이 있을 것이다. 사업에 실패하고 우울증에 걸린 아들의 집에서 손자를 봐 주고 있는 할머니의 통증은 단순히 진통제나 침으로 치료될 수 있는 것이 아니다. 여기에는 분명 뭔가 다른 대책이 필요하다.

마음속의 분노와 좌절, 억압 그리고 스트레스는 몸을 극도의 긴장 상태로 몰고 간다. 긴장은 교감신경의 흥분 상태를 촉발하고 이로 인해 혈관은 수축되고 염증과 통증이 발생한다. 결과적으로 자율신경실조

상태와 같은 상황이 되는 것이다. 이는 마치 마음의 현재 상태를 신체의 언어로 말하고 있는 것과도 같다. 이때는 치료에 있어 외부적·신체적으로 교감신경을 억제하고 부교감신경을 자극하는 약물요법을 시행하면 어느 정도까지 효과를 볼 수 있다.

또한 사노 박사가 주장하는 것처럼 현재 자신이 처한 분노나 억압, 우울 그리고 스트레스의 원인을 찾고 이를 인정하게 해 주는 방법으로도 통증이 경감될 수 있다. 하지만 마음속의 분노와 스트레스를 인정하기만 해서는 문제가 해결되지 않는다. 우리의 마음속의 상태는 내가 만들어 내는 것이다. 이는 다시 말해 내 마음은 내가 조절할 수 있다는 말과도 같다.

우리는 우리의 의지에 의해 우리의 감정을 우울한 상태, 좌절감, 스트레스 상태에서 행복감에 취한 상태로 바꿀 수 있다. 자, 지금 크게 소리 내어 웃어 보자. 혹은 과거의 좋았던 기뻤던 행복했던 순간을 상기시켜 보자. 그리고 그때의 에너지 상태로 몸을 되돌려 보자. 사람의 뇌는 실제와 상상을 구별하지 못한다는 것을 항상 명심하자.

더욱이 몸이 아프고 괴로운데 여기에 마음마저 우울하여 좋을 것이 없다. 진정으로 통증에서 해방되고자 하는 마음이 있다면 스스로 그 통증을 없애 보도록 하자. 웃고, 기뻐하고, 즐거운 생각을 불러내고, 긍정적인 에너지로 몸을 채우자. 그리고 스스로 행복해지자.

행복과 통증은 결코 한 집에 살 수 없다.

사람은 변온동물이다

'없는 사람 살기에는 겨울보다 여름이 낫다'라는 말이 있다. 추운 날씨에 체온을 유지하기 위해서는 엄청난 에너지가 필요하기 때문이다. 사람의 피부에 있는 감각기 중 냉각 수용기가 가장 발달한 것을 보아도 인간이 추위에 얼마나 민감한지를 잘 알 수 있다.

36.5도라는 체온을 유지하기 위해 인간은 끊임없이 에너지를 생산한다. 찬바람이 불면 우리는 몸을 떨고 오한을 느낀다. 이는 근육을 떨어 열을 내는 과정 중의 하나이다. 더운 날씨일 때도 체온을 유지하려는 메커니즘은 어김없이 작용한다. 땀샘을 활짝 열고 땀을 흘림으로써 땀이 기화되면서 열을 식히도록 만드는 것이다. 그야말로 인체의 신비를 잘 보여주는 부분 가운데 하나이다.

그렇다면 사람은 늘 36.5도를 유지하면서 살까? 결론부터 이야기하면 반드시 그렇지는 않다. 일반적으로 아이들은 어른보다 체온이 조금 더

높다. 그리고 성인의 경우 몸의 부위에 따라 온도가 조금씩 다르다. 항문, 구강, 겨드랑이는 보온이 잘 되므로 온도가 조금 더 높고 팔이나 다리의 피부는 외부로 노출된 데다가 동맥이 깊이 묻혀 있으므로 표면 온도가 조금 낮은 편이다. 이렇듯 인생은 열에서 한으로의 여행인 것이다.

또한 혈액순환이 잘되는 사람이 비교적 36.5도를 일정하게 유지하는 반면, 감염이나 질병에 의해 열이 나는 사람의 체온은 그 이상에 머문다. 반면 순환 장애가 있는 사람의 체온은 조금 낮은 편인데, 이는 심장의 박동력이 약해 구석구석까지 에너지를 전달할 수 없기 때문이다.

아무리 추운 겨울날이라도 따뜻한 국물과 함께 음식을 먹고 나면 온몸에 열이 후끈 나면서 생기가 돈다. 하지만 추운 겨울날 쫄쫄 굶고 있는 모습을 상상해 보라. 몸은 오들오들 떨리고 견디기 힘든 모습일 것이다. 그래서 사람은 체온을 일정하게 유지하기 위해 여러 가지 노력을 한다. 만일 체온 조절에 실패하여 체온이 올라가거나 내려가면 몸에 질병이 있음을 의미한다.

흔히 개구리나 뱀을 변온동물이라고 한다. 변온동물이란 체온을 일정하게 유지하지 못하고 주위의 온도에 따라 체온이 변하는 동물을 일컫는다. 예를 들면 아침이면 도롱뇽 무리가 돌 위로 올라가 해바라기하는 모습을 볼 수 있다. 이는 햇볕으로 체온을 올리기 위함이다. 반면 날이 추워질 경우 이들은 겨울잠을 자러 들어가는데, 이는 체온을 유지할 수 없기 때문이다.

그런데 항온동물인 사람의 체온도 때론 변하기 마련이다. 물론 이 변화의 양이 큰 것은 아니지만 하루를 주기로 혹은 계절에 따라 변한다는 것은 엄연한 사실이다. 낮 동안 활동을 할 때는 아드레날린이나 갑상선호르몬 등 호르몬이 분비되면서 에너지 대사량이 늘어나 혈액순환의 양이 늘어난다. 이때는 평소보다 체온이 조금 상승한다. 반면 밤이 되어 수면에 들어가면 낮에 나오던 호르몬은 줄어들고 성장호르몬이 분비되면서 아드레날린과 갑상선호르몬의 분비가 줄어들고 인체는 휴식에 들어간다. 이때 우리 몸의 혈액의 흐름은 느려지고 체온은 조금 떨어진다. 밤에 바람을 맞으면 감기에 쉽게 걸리는 것도 이 때문이다.

대부분의 사람들의 경우 자고 일어나면 아침엔 몸이 뻣뻣하다. 이때 가벼이 스트레칭을 하고 따뜻한 물로 샤워를 하거나 아침밥을 먹고 나면 굳었던 몸의 관절이 어느새 풀리고, 또 무거운 몸을 창가로 옮겨 아침 햇살을 받아도 체온이 올라가고 한결 가벼워지기 마련이다.

요즘은 여름에도 사람들이 더위가 아닌 추위와 싸우는 진풍경이 벌어지곤 하는데, 이는 바로 에어컨 때문이다. 추위는 몸의 에너지를 소모시키는 가장 큰 요인이자 순환을 방해하는 가장 큰 적이다. 만성병을 앓고 있는 사람의 경우 이러한 현상은 보다 심각하다. 이는 질병에 의해 에너지 소모가 많거나 각종 약물에 의해 간 기능이 떨어지고 염증과 부종에 의해 혈액순환 장애가 일어나기 때문이다. 그런 탓에 이들은 늘 몸이 아침잠에서 금방 깬 사람처럼 무겁고 비거덕거린다. 바로 이러한 틈새를 공략하여 유행하는 것이 온열요법이다.

온열요법이란 뜨거운 팩으로 찜질을 하고 옥장판으로 등을 지지고 온천욕을 하고 반신욕을 하는 것을 말하는데, 이는 모두 몸의 온도, 즉 체온을 올려 순환을 활성화하기 위한 방법이다. 물론 때로는 햇빛을 충분히 받는 일광욕만으로도 충분히 몸을 보다 가볍게 할 수 있다. 이 때문에 살고 있는 집의 채광이 매우 중요하다고 하는 것이다. 실제로 남향으로 창이 나 있는 집과 그렇지 않은 집의 에너지량에는 엄청난 차이가 난다. 이렇게 다른 에너지의 양은 고스란히 나의 에너지량에 반영된다. 뿐만 아니라 햇빛은 사람의 기분에도 많은 영향을 미친다는 점을 생각해 볼 때 집의 채광은 그야말로 중요한 부분이 아닐 수 없다.

한겨울 야외에서 한기(차가운 공기)에 상해 저체온증이 되는 극한 상황이 아니더라도 일상 생활에서 우리 몸의 에너지 손실을 막을 수 있는 방한법이나 외부에서 열 에너지를 공급해 주는 모든 방법은 순환은 물론 삶에 활력을 줄 수 있다.

이제 사람이 반드시 항온동물이라는 선입견에서 조금 벗어나 보자. 그리고 소중한 나의 에너지를 보충해 줄 수 있는 모든 것과 에너지 손실을 막아줄 모든 것은 나의 순환을 도와줄 수 있다는 것을 명심하자.

사람의 체취 - 악취와 향기

사람의 체취는 유전적·환경적 영향을 받는다. 실제로 한국 사람, 미국 사람, 인도 사람, 유럽 사람의 체취가 모두 다르다는 것은 널리 알려진 사실이다. 이는 이들 개개의 민족들의 유전적인 단백질 구조가 다르기 때문이다. 이를 입증하듯 인간은 먹는 음식의 종류에 따라 몸의 체취가 바뀌기도 한다.

말하자면 우리 몸을 이루고 있는 단백질 구조에 따라 체취도 변하고 분비선의 성상도 변할 수 있는 것이다. 따라서 만일 우리가 자신의 체취를 순하게 변화시키고 싶다면, 가장 먼저 해야 할 일은 음식 조절이다. 방법은 육류나 단백질, 유제품의 섭취를 제한하고 장에 무리가 가지 않는 범위 내에서 과일과 채소, 발효 식품을 섭취하는 것이 좋다.

두 번째는 혈액의 신선도를 유지하는 것이다. 장내에 발생한 가스는 혈액에 의해 흡수되고 수송되고 분해되고 배출되므로 혈액의 중요성은 이루 말할 수 없다. 혈액을 깨끗하게 하는 가장 좋은 방법 중 하나는 운동이다. 이때는 한꺼번에 많은 운동을 하기보다는 주기적인 유산소운동이 도움이 된다. 이러한 운동과 더불어 장내 환경을 개선하는 방법이 병행되어야 한다.

간문맥순환을 살리는 것도 중요하다. 장내의 혈액은 모두 간으로 빠져나간다. 이 문맥순환에 장애가 생기면 복강 내의 혈액 흐름이 느려지거나 정체되게 된다. 이로 인해 항문 주위에 울혈이 생긴다. 또는 직장염이나 치질의 원인이 되기도 하는데, 이때 분비물이 증가할 수도 있고 체취에도 영향을 미친다.

참고로 유선(젖의 분비선), 겨드랑이선, 항문주위선, 생식기선은 모두 아포크린선(분비선의 일종)으로 이루어져 있다. 이는 분비물을 만드는 세포의 일부가 떨어져 나오면서 분비물을 만드는 구조로 되어 있다. 반면 땀샘에서는 세포 조각이 떨어져 나오지 않는다. 다만 세포에서 만든 분비물을 세포 밖으로 흘려보낼 뿐이다. 따라서 비교적 땀은 체취가 약하고 앞에서 말한 분비선(아포크린선)은 세포가 파괴된 조각을 모두 가지고 있어 체취가 강하게 나타나는 것이다.

세 번째는 치료 도구로서의 마음이다. 사람의 몸과 마음은 서로 연결되어 있다. 그 결과 몸의 질환이 마음을 병들게 하고 마음의 병이 몸으로 나타난다. 과거 병의 원인과 관계없이 현재 내 몸을 치료하기 위한 수단으로 마음을 이용할 수 있다. 사람의 뇌는 상상과 실제를 구별하지 못한다. 따라서 내가 마음으로 뭔가를 결정하고 계획하고 실행하면 내 몸은 그에 따라 움직이고 조절될 수 있다.

아이를 키우는 엄마는 자기 아이의 똥을 치우면서 냄새난다고 아이의 똥을 싫어하지 않는다. 이는 정말로 그 아이의 똥 냄새가 향기로워서가 아니다. 다만 이때 엄마의 마음속에는 사랑이라는 화학 분자가 하나 더 붙어 있기 때문에 그 냄새를 마다하지 않고 오히려 향기롭게 느끼게 되는 것이다.

신체 가운데 코는 굉장히 민감한 감각 기관이다. 코의 후각 신경은 제 1번 뇌신경이다. 실제로 뇌에서 직접 분지한 신경이 코에 붙어 있고 뇌에서도 아주 가깝다. 그래서 단 몇 개의 냄새 분자만으로도 냄새를 맡을 수 있고 구별할 수 있는 것이다.

또한 냄새는 인간이 가장 빨리 적응하는 감각 중 하나이다. 심한 악취가 나는 화장실에 앉아 있던 기억을 떠올려 보자. 처음에는 정말 기절할 것만 같았지만 어느새 냄새가 희미하게 느껴지고, 더욱이 신문이라도 읽게 되면 금세 냄새를 잊게 된다. 이는 아무리 심한 냄새에도 금방 적응하는 인간의 후각 덕이다.

사실 마음이 동하는 것만으로도 우리의 뇌는 더 이상 그 냄새를 지각하지 않는다. 이 마음을 바꾸기 위해 사용되는 방법 중의 하나가 스위시 패턴이다. 스위시 패턴이란 냄새가 날 때마다 그 냄새를 모두 병에 담아 하늘 높이 해를 향해 던져버리는 상상을 하는 것이다. 그 다음으로 냄새가 없어진 나의 몸에 장미향을 입히는 상상을 한다. 이것을 반복적으로 시행하면서 냄새를 병에 담아 해를 향해 던져버리는 작업을 점점 빨리 한다. 반면 몸에 장미향을 바르고 그 냄새를 즐기는 상상은 되도록 천천히 한다. 이를 매번 약 일곱 번씩 반복한다. 이렇게 뇌구조(생각의 구조)를 바꾸어 주는 훈련을 하게 되면 내 몸의 기능도 생각을 따라가게 된다. 즉 생각이 바뀌면 몸의 구조와 기능도 달라진다는 말이다. 기능이 달라지면 분비물의 화학적 조성 역시 달라진다. 바로 이것이 악취가 향기로 바뀔 수 있는 이유이다.

마지막으로 내 몸의 향기를 바꾸는 것은 바로 다름 아닌 사랑과 행복과 존중이다. 사랑하는 사람에게서는 악취가 나지 않는다. 오히려 여러 사람으로부터 존중 혹은 사랑 받는 그 상대에게서는 마치 향기가 나는 듯하다. 냄새는 뇌의 정보 처리 과정 가운데 본인 스스로가 인지하는 것이다. 따라서 이때는 뇌 속에 구성된 나의 정보처리 프로그램이 무엇인가가 매우 중요한데, 한 가지 확실한 것은 사랑과 행복 그리고 존중이라는 단어가 입력되면 아무리 나쁜 악취라 하더라도 곧바로 달콤한 향기로 바뀔 수 있다는 것이다.

　체취는 사실 사람마다 다른 하나의 개성이다. 나의 얼굴 모양이 남과 다른 것처럼 나의 단백질 체계가 남과 다르고 분비물의 화학적 조성이 남과 다르다. 약을 통한 치료는 이 화학적 조성을 일부 바꾸어 줄 수 있다. 하지만 마음속, 뇌 속의 내부 프로그램을 수정하는 것은 전적으로 나 자신의 손에 달려 있다. 즉 나의 결정에 의해 프로그램은 수정되고 나의 단백질 체계가 바뀔 수 있는 것이다.

민음이 결과를 만든다

궤양성대장염이나 크론병 혹은 만성위염, 장상피화생 등의 난치병을 앓고 있는 환자들에게서 종종 듣는 이야기가 있다. 바로 병원을 갈 때마다 '이 병은 낫지 않으니 평생 약을 먹으라'는 말이 그것이다. 이는 감기, 고혈압, 당뇨병을 지닌 환자들의 경우 역시 예외는 아니다. 이렇게 환자에게 치료도 하기 전에 '이 병은 낫지 않는다'라고 선언하고 치료에 임하면 과연 치료가 될 수 있을까?

오늘날은 의학이 매우 발전하여 예전 같으면 손도 쓰지 못할 질병이 많이 치료되고 있다. 반면 치료가 불가능한 질병도 그에 비례하여 늘어나고 있다. 그렇다면 이는 과연 무슨 이유일까. 그야말로 아이러니컬한 일이 아닐 수 없다. 혹시 질병이 사람의 삶에 필요한 요소는 아닐까? 고통의 인생을 피하기 위한 도피처가 혹시 질병은 아닐까?

질병은 세균이나 바이러스에 의해서만 생기는 것은 아니다. 자신의 심리 상태가 몸의 방어력을 변화시키고 그 틈을 타 세균이나 바이러스의 침입의 빌미를 제공하고 또 자기 감시 기능이 떨어져 자가면역질환이나 암이 발생하기도 한다. 환자의 정서적 환경과 상태가 질병 발생의 토대가 될 수 있다는 말이다.

그래서 질병 치료가 전적으로 의사와 약만으로 이루어지지 않는 것이다. 약을 먹고 치료를 받는 것은 환자 자신이다. 환자가 나을 수 있다는 믿음이 강하면 강할수록 병이 나을 확률은 높아진다. 3개월밖에 살지 못한다는 암 선고를 받고 포기한 사람은 진짜 3개월밖에 살지 못한다. 이는 생체 시계가 그렇게 작동하기 때문이다. 그러나 꼭 살아야겠다는 의지로 노력한 사람이 기적적으로 생명을 연장했다는 뉴스는 종종 TV를 통해 볼 수 있는 모습 중의 하나이다. 이는 믿음이 결과를 만든 보기 좋은 사례이다. 말하자면 내가 믿는 데로 몸 상태도 변하는 것이다.

'아직 잘 모르는 것'과 '불가능한 것'의 차이는 크다. 아직 잘 모르는 것은 언젠가 알 수 있다는 희망이 있다. 그러나 불가능하다고 믿기 시작하는 순간, 이미 모든 것은 끝난 것과 다름이 없다.

노화와 청춘의 샘

예나 지금이나 인간의 한계 수명은 약 백 살 전후로 짐작된다. 잠시
『황제내경』의 〈상고천진론〉편에 기록되어 있는 황제와 기백의 이야기
에 귀 기울여 보자.

"제가 듣기에 상고 시대 사람들은 나이가 모두 백 살이 넘어서
도 동작에 노쇠함이 없었다고 하였습니다. 그러나 지금 사람들은
쉰 살만 되어도 동작이 모두 노쇠해지는데, 이는 시대가 다르기
때문입니까? 아니면 사람들이 양생의 법도를 잃었기 때문입니
까?"

기백이 대답한다.

"상고 시대 사람들은 양생의 법도를 아는 사람으로서 음양을
본 받고 양생의 방법에 화합하였으며 음식물의 섭취에 절제가 있
었고 기거에도 일정함이 있었으며 함부로 과로하지 않았으므로

신체와 정신이 고루 갖추어져 천수를 모두 누릴 수 있었고, 백 살이 넘어서야 세상을 떠났던 것입니다. 그러나 지금의 사람들은 그렇지 못하여 술을 물처럼 마시고, 망령됨을 일상으로 삼으며, 술에 취하여도 입방(성교)하여 욕정으로써 정기를 고갈시키고, 좋아하는 것으로써 진기를 흩뜨리니, 정기를 충만하게 유지할 줄 모르고 정신을 잘 다스리지 못하며, 그 마음을 유쾌하도록 하는 데만 힘써서 양생의 즐거움에 거스르고 기거에 절도가 없습니다. 그러므로 쉰 살만 되어도 노쇠합니다."

이렇듯 일부 양생을 충실히 실천하고 영양 섭취에 부족함이 없으며 생활이 난잡하지 않았던 사람이 백 살 이상까지 살았다는 이야기가 무려 천 년이 넘은 의서에도 나오는 것으로 보아 그 당시에도 백 살까지 산다는 것은 축복받은 개인이나 누릴 수 있었던 특권 아닌 특권이었으리라. 더욱이 실제로 1900년 초의 조선시대 사람들의 평균 연령이 마흔 살 전후라는 기록이 있는 것으로 보아 천 년 전의 평균 수명은 아마도 이에 훨씬 못 미치지 않았나 한다.

현재 지구상의 인구는 60억 이상이다. 초기 원시 인류가 아프리카에서 세상을 향해 이동을 시작할 때 약 12만 명 정도이었던 것이 세 번의 인구 급증기를 거치면서 현재의 인구를 이루게 된 것이다. 세 번의 인구 급증기 중 첫 번째는 약 일만 년 전 석기를 제작하면서 수렵 채취 생활을 시작함으로써 시작되었다. 이때 인구를 약 500만 명으로 추정한다. 두 번째 인구 급증기는 농사와 목축을 시작하면서인데, 서기 원년을 기점으로 1억 3300만 명, 1650년에는 5억 정도로 추정하고 있다. 세 번째 급증기는 산업 혁명과 관련이 있다. 이 시기의 인구는 이전과는 비교할 수도 없는 속도로 증가해 1850년에 10억(200년 만에 2배), 1930년에 20억(80

년 만에 2배), 1975년에 40억(45년 만에 2배), 2000년에 60억으로 증가했다.

이처럼 산업 혁명 이후 인구가 폭발적으로 늘어난 이유를 안전한 생활 환경과 식량의 대량 생산에서 찾아볼 수 있다.

산업 혁명 이전의 인간 생활은 현재와 비교할 때 거의 야생 생활과 다를 바가 없었다. 오히려 야생 생활보다 각종 전염병에 더욱 취약한 상황이었다. 무리 생활로 인해 전염병은 숙주를 통해 퍼지기 한결 좋은 환경이었다. 또한 전쟁과 기아가 끊이지 않았으며, 질병 치료율은 지극히 낮았다. 야생 동물의 습격을 당하는 경우도 빈번했다. 실제로 조선시대 말까지 호환을 당하는 일이 있었다.

하지만 산업 혁명 이후 인간의 삶이 보다 극적으로 변하기 시작했다. 주거 환경이 개선되면서 각종 전염병도 줄었고, 영아 사망률도 줄었다. 또한 문명이 발달하면서 전쟁과 같은 인간에 의한 재앙을 제외하고, 자연 재해로 인한 인간의 사망은 점차 줄었다. 그리고 마침내 두 번의 세계 대전을 겪으면서 페니실린이 발명되고, 이후 항생제의 시대가 도래하며 어지간한 감염증으로 사람이 죽는 일은 사라졌다. 실제로 1918년 약 2000만 명 이상의 생명을 앗아간 스페인독감 이후로 크고 작은 전염병이 돌았지만 희생자 수는 점점 줄어들고 있는 추세이다.

현재 선진국 사람들의 평균 수명은 여든 살을 넘기고 있다. 우리 나라 사람들의 평균 수명도 1970년에 남자 예순 살, 여자 예순일곱 살이던 것이 2000년에는 남자 일흔한 살, 여자 일흔아홉 살에 이르렀다. 이렇게 평균 수명이 늘어난 데는 유아 사망률의 감소가 가장 크게 작용했다.

요즘 주위를 살펴보면 출산시 치명적인 질병으로 사망한 경우를 제외하고 특별한 유전적 이상이 없는 한 유아가 사망하는 경우는 거의 없다. 또 분쟁 지역이 아닌 지역에서 사고사나 치명적 질병에 의한 사망이 아니면 천수를 누리지 못하고 사망하는 경우도 별로 없다. 이렇게 외부적 요인에 의해 인간의 생명이 사라지는 일이 거의 없는 안전한 사회가 현대 사회이다 보니 인간의 평균 수명도 점점 늘어나고 있다.

평균 수명이 이렇듯 늘어나고 있는 반면, 한계 수명은 어떨까? 실제로 늘어난 평균 수명에도 불구하고 인간이 얼마만큼 오래 살 수 있는지를 말하는 한계 수명에는 큰 변화가 없다.

프랑스 아를에서 태어난 잔 루이즈 칼망이라는 여성이 1995년 2월 22일 인류 역사상 최초로 백스무 살을 넘기고, 1997년 백스무두 살 164일을 일기로 사망한 것이 현재 공식적으로 가장 오래 산 인간의 기록이다.

한편 최근에는 출생 일시의 부정확한 기록 때문에 공식적으로 백 살을 넘긴 사람들의 진위 여부가 의심을 받기도 했다.

그렇다면 이렇게 평균 수명이 한계 수명을 거의 육박하고 있음에도 불구하고 한계 수명이 획기적으로 늘어나지 않는 이유는 무엇일까? 그것은 노화에 해답이 있다. 삶을 위협하는 여러 가지 요소가 줄어들어 천수를 누릴 수 있는 기회는 많아졌으나 여전히 천수는 천수이다. 결국 제아무리 갖가지 방법을 동원해 봐도 인간은 늙어 한 줌의 재로 돌아갈 운명인 것이다.

그런데 왜 인간은 노화 과정을 겪고 결국 죽어야 할까? 어떤 이는 오히려 죽음을 재앙이 아닌 축복이라 말하기도 한다. 이를 반영하듯 영화 〈죽어야 사는 여자〉에서는 마법의 약을 마신 주인공이 비록 젊어졌지만 결국 죽지 못하는 현실에 괴로워하는 모습이 영생과 젊음을 조롱하며 희화화하여 그려진다. 하지만 그럼에도 불구하고 일찍 죽고 싶은 사람은 아무도 없다. 정말 모순된 일이지만 불가능한 것임을 알고 있음에도 불구하고 모든 인간은 여전히 영원한 생명을 꿈꾸고 있는 것이다.

비록 평균 수명은 늘어났지만 인간의 한계 수명은 여전히 유한하고, 노화와 더불어 죽을 날을 향해 가고 있는 인간의 모습이 어떠한 면에서는 왠지 측은해 보이기도 한다. 실제로 평균 수명이 늘어남에 따라 우리나라도 선진국의 경우처럼 고령화 사회로 급속하게 접어들고 있다. 이렇듯 점차 고령자가 늘어남에 따라 피라미드 구조를 이루고 있던 인구 분포가 종 모양을 넘어서서 그 어느 종에도 없는 직사각형의 모양을 향해 가고 있는 것이다.

그렇다면 이렇게 수명이 늘어나는 것이 마냥 좋은 일일까? 현재의 상황은 그렇게 낙관적이지만은 않다. 생명을 위협하는 외부 요소가 줄어들어 평균 수명이 늘어나고 있다지만 한계 수명을 결정하는 중요한 요인인 노화 자체를 막을 수 없기 때문이다. 이러한 시대적 상황과 맞물려 오늘날은 인류 역사상 그 어느 때보다 노인성 질환이 증가하고 있다 (그에 따라 이에 관련된 분야는 의학에서 점차 중요한 위치를 차지하고 있다). 이렇듯 시대에 편승하여 고령화 사회로 접어들면서 나이든 사람의 수가 증가하고 있는 반면 건강한 노인의 수는 적다. 이는 대부분의 노인이 노화로 인한 여러 가지 질환을 가지고 있기 때문이다.

현재 서양의학에서는 노화를 질병으로 간주하는 경향이 있다. 이에 따라 각 학계에서는 노화를 유발하는 인자를 찾아 그것을 없애 주기만 하면 영생을 누릴 수 있을 것이라고 말하는 분위기이다. 수많은 과학자가 노화의 비밀을 풀기 위해 연구실에서 밤을 새우고, 제약회사 또한 청춘의 샘을 찾기 위해 노력 중이다. 그도 그럴 것이 21세기의 화두는 이미 웰빙을 지나 노화 방지와 영생을 추구하는 트렌드로 바뀌었기 때문이다.

사람은 누구나 죽음을 두려워한다. 죽음을 감수하는 것만큼 큰 용기를 필요로 하는 것은 없다. 그래서일까. 역사상 영생을 꿈꾸는 전설이 동서양을 막론하고 꼭 하나씩은 비슷하게 전해져 내려온다. 이는 크게 세 가지의 전설로 나눌 수 있는데, 그 첫 번째가 샘 전설이다.

어느 날 가난하지만 착한 늙은 나무꾼이 나무를 하러 산으로 갔다가 길을 잃고 헤맨다. 길을 잃고 헤매던 나무꾼은 우연히 옹달샘을 만나 그 물을 마시고 젊은이가 된다. 그리고 그것을 부러워한 욕심쟁이 노인이 옹달샘을 찾아가 한꺼번에 많은 양의 물을 마셔버리는 바람에 갓난 아기가 되었다는 동화를 누구나 한 번은 들어본 기억이 있을 것이다. 이와 유사한 이야기가 거의 모든 나라에 하나씩은 전해져 온다.

미야자키하야오 감독의 〈원령공주〉에도 상처 난 몸을 담그면 상처가 치유되는 신비의 연못이 나온다. 이 청춘의 샘 전설의 완성판은 연금술과 의학이다. 고대로부터 시작된 수명 연장을 위한 신비의 물이나 음식과 약을 만들기 위한 인류의 노력은 지금도 계속되고 있기 때문이다.

두 번째는 북방 정토인 전설이다. 이는 북쪽 어딘가 깊은 숲속에 오래 사는 사람들이 있다는 이야기이다. 코카서스 지방의 사람들이 요구르트를 많이 먹고 오래 산다는 이야기 등 어딘가에 신비한 방법으로 예외적으로 오래 사는 사람들이 틀림없이 있다는 믿음을 자고이래로 누구나 가져왔는데, 이것이 북방 정토인 전설이다.

세 번째는 대홍수 이전에 살던 사람들에 대한 전설로 고대인들이 현대인보다 훨씬 오래 살았다는 믿음이다. 황제가 기백에게 물었다는 '예전에는 백 살 이상 산 사람들이 있었다는데 요즘은 왜 없느냐'는 구절은 이를 잘 보여주는 예이다. 또한 유대인의 전설에 따르면, 성서에 적혀 있는 이스라엘 민족의 많은 조상들은 수명이 대단히 길었다고 한다. 이렇게 오래 살고 싶은 욕망은 갖가지 전설을 만들어 냈고, 사람들은 그 전설 속의 사람들처럼 되기 위해 노력하고 있다. 그럼에도 불구하고 사람들의 생명은 여전히 한계를 가지고 있고 유한하다.

한편 평균 수명이 획기적으로 늘어남으로써 사회가 급속히 고령화되고, 그에 따라 실버산업이 새로운 트렌드로 등장했다. 이 실버산업이야말로 인간의 가장 원초적인 더 살고 싶은 욕망을 이용한 산업이다. 하지만 현재의 고령화 사회의 문제점은 평균 생존 연령만 늘었을 뿐 노화 자체를 막지 못하고 있다는 데에 있다. 때문에 대부분의 노인이 질병을 앓고 있고, 건강하지 못한 노령을 살고 있다고 해도 과언이 아니다. 그리고 예전에 없던 질병이 생겨 환자 아닌 노인이 없고, 약물에 절어 있지 않은 노인이 없다. 진정 건강한 노인은 그 옛날 현재와 같은 안전한 환경 없이도 백 살까지 살았던 선택된 사람들처럼 그 수가 얼마 되지 않는다. 따라서 보통의 노인들은 대부분 질병과 함께 노령을 보내고 있는 것이다.

의료 산업도 이러한 노령화 사회에 빠르게 발맞춰 나가고 있다. 수명 제조와 수명 판매가 그것이다. 이외에도 노화 방지를 위한 여러 가지 약품과 기술이 홍수처럼 쏟아지고 있다. 예전에는 질병의 범주에 들지 않던 것이 오히려 현재는 질병의 범주에 포함되고 있는 시대를 배경 삼아 거대한 산업이 형성되고 있다.

비아그라는 마흔 살 이상 인구의 절반 가량을 발기부전 환자로 만들었고, 여성 호르몬요법은 폐경 여성 대부분을 갱년기장애 환자로 둔갑시켰다. 또한 효과도 검증되지 않은 채 권해지는 칼슘제제는 노인층의 대부분을 골다공증 환자로 만들었고, 예전에 들어 보지 못한 남성 갱년기라는 것까지 등장하게 만들었다.

인간의 수명이 유한하다는 것은 절대 불변의 진리이다. 질병이 있든

없든 인체의 세포와 조직은 노화를 겪는다. 이때가 오면 탱탱하던 피부도 늘어지고 돌도 삭이던 위장은 고깃덩이 하나를 소화시키기에도 버거워한다. 세포가 노화된다는 것은 세포의 기능이 줄어든다는 것과 원래의 기능을 다하지 못하고 마모되고 고장난 상태에서 더 이상 수리가 불가능한 상태를 의미한다.

그럼 이때 한의학적 방법(과열된 신진대사를 억제하고, 에너지가 부족해지는 것을 막고, 순환을 위한 배관을 확보하기 위해 보기, 보혈, 보음, 보양, 행기, 청열요법, 해독요법 등)과 감정 조절을 목표로 하는 자율신경의 조절요법, 운동 그리고 식이요법을 모두 결합시켜 인간의 노화를 최대한 늦춰 보자. 그래서 한계 수명을 연장할 수 있다면 질병 없는 건강한 노후는 더 이상 꿈속의 이야기만은 아닐 것이다.

제 11 장
네 안에 잠든 건강을 깨워라

우리 모두는 건강한 삶을 소망한다. 단지 그 방법을 모를 뿐이다. 아니 알고 있지만 실천하지 않을 뿐이다. 방법은 항상 내 안에 내재되어 있다. 우리가 해야 할 일은 단지 내재되어 있는 건강 프로그램을 불러내는 일이다.

구하라 그리하면 얻을 것이다

지금부터 내 몸을 건강하게 만들어 줄 네 가지 프로그램을 실행시켜 보자.

첫 번째는 음식 프로그램이다. 환자를 만나거나 대중 강연을 할 때 가장 많이 듣는 질문이 '몸에 좋은 것, 몸에 좋은 음식을 좀 가르쳐 주세요'이다. 과로에 지친, 술에 지친, 담배에 지친, 스트레스에 지친 몸에 활력을 줄 수 있는 음식을 말이다. 그때마다 필자는 항상 이렇게 대답한다.

"이미 여러분 스스로가 모두 알고 계십니다."

삶이란 생명 유지를 달리 말하는 것이기도 하다. 이때 생명을 유지하기 위해서는 에너지가 필요하다. 에너지가 있어야 체온을 유지하고 생명 현상을 발현하고 고장난 세포를 수리할 수 있다. 그리고 에너지를 만들어 내기 위해서는 먹어야 하고 숨쉬어야 한다. 그러므로 먹는 것은 삶의 기본 중 하나이다.

그럼 어떤 좋은 것을 먹어야 할까? 정답은 골고루 그리고 즐겁게이다. 즐겁게 골고루 먹는 것, 그리고 무엇보다 나쁜 것을 먹지 말아야 한다. 매일 서너 잔의 커피를 마시고, 술을 물 마시듯 하고, 줄담배를 피워대고, 맵고 짜게 먹고, 과식하고, 바쁘다는 핑계로 인스턴트 식품을 가까이 하며 그 와중에 짬을 내어 몸에 좋은 것을 찾는 것은 아무 소용이 없다. 텔레비전에서는 하루에도 서너 가지씩 몸에 좋은 음식을 알려 준다. 모두 따라 하려면 몸이 세 개라도 모자랄 지경이다.

이제부터는 생각을 반대로 하자. 매일매일 매 끼니마다 이것이 몸에 좋을 것인지를 생각하는 대신 이것이 내 몸에 얼마나 해가 될까를 생각하자. 그러면 음식으로 인한 해는 모두 없어질 것이다. 몸에 좋은 음식은 따로 있지 않다. 나쁜 것을 피하기만 하면 된다. 무엇이 나쁜지는 누구나 알고 있다. 따라서 나쁘다고 생각하는 음식 세 가지만 피하면 되는데, 구체적으로 말하면 술, 담배, 커피이다. 먼저 술은 위장관 전체의 염증을 증가시킨다. 궤양도 일으키고 출혈도 일으킨다. 그리고 간기능을 저해하므로 문맥순환에 장애도 일으킨다. 알코올을 분해하는 과정에서 나오는 부산물인 아세트알데히드는 뇌신경을 파괴한다. 술은 후천지기(後天之氣 : 소화작용)를 파괴하는 대표적 음식이다. 다음으로 담배는 선천지기(先天之氣 : 호흡작용)를 망가뜨리는 주원인 음식이다. 담배는 산소의 공급을 차단한다. 산소는 생명의 원천이다. 산소가 없으면 사람은 살 수 없다. 에너지대사가 일어나지 않는다. 산소가 없으면 암세포를 제거할 수도 없다. 담배는 산소 대신 일산화탄소를 몸속에 축적한다. 일산화탄소는 연탄가스 중독의 주원인 물질이다. 그래서 담배를 피우는 사람은 늘 피곤하다. 산소가 부족하기 때문이다. 세 번째로 커피는 심장을 약하게 한다. 사람을 우울하게 한다. 잠시 동안 각성 효과를 주지만 오랫동안 사람을 피곤하게 한다. 에너지를 당겨 쓰는 것이다. 그래서 심장병을 염려하는 모든 이들은 커피를 멀리해야 한다. 커피는 조금씩 우리의 심장을 옥죄어 온다.

그럼 술, 담배, 커피의 공통점은 무엇일까? 바로 중독성이다. 도대체 끊을 수가 없다. 그래서 더욱 위험하다. 이 세 가지만 끊자. 그러면 건강은 금방 내 곁에 와 있을 것이다.

두 번째는 운동이다. 적당한 운동이 건강에 도움이 된다는 것은 누구나 알고 있다. 하지만 이를 실천하는 사람은 극히 드물다. 이유는 시간이 없고, 힘이 들기 때문이다. 만일 이를 누구나 할 수 있다면 건강하지 않은 사람이 없을 것이다.

노력하는 사람만이 열매를 딸 수 있다. 건강해지고 싶은가? 지금 당장 실천하자. 우리 몸을 유지하는 가장 중요한 수단은 혈액순환이다. 혈액순환을 원활하게 하는 가장 중요한 수단이 운동이다. 운동이 혈액순환을 도와주고 심폐기능을 튼튼히 하고 나아가 건전한 정신을 만든다는 것은 이미 모두가 알고 있는 사실이다. 그럼에도 아직 나의 계획표에 들어 있지 않을 뿐이다.

시간이 없다고 말하지 말자. 시간은 늘 충분하다. 단지 무의미한 데에 사용하고 있을 뿐이다. 운동 시간이 계획표의 제일 아래에 있을 뿐이다. 계획표를 재정비하여 운동시간을 계획표의 가장 위쪽으로 끌어올리자. 그리고 지금 당장 밖으로 나가자. 무슨 운동을 하느냐가 중요한 게 아니다. 오직 현재 하고 있느냐가 중요할 뿐이다. 그러니 지금 당장 결정하고 행동하자. 그리하면 어느새 건강이 내 몸 안에 들어와 있을 것이다.

세 번째는 호흡이다. 산소가 생명을 유지하는 데 엄청나게 중요하다는 것은 누구나 알고 있다. 하지만 늘 곁에 있기 때문에 평상시에 그것을 느끼는 사람은 거의 없다. 좋은 공기를 마시면 좋다는 것도 알고 있다. 하지만 그럼에도 불구하고 좋은 공기를 찾아 야외로 나가는 것이 쉽지 않다. 사실 설악산의 맑은 공기와 서울 도심의 산소 농도는 1~2퍼센트밖에 차이가 나지 않는다. 따라서 공기 중의 산소가 부족해서 호흡이 나빠지거나 건강이 나빠지는 경우는 드물다고 할 수 있다. 오히려 체내산소의 양은 호흡하는 습관과 더욱 관련이 있다. 운동을 하지 않는 사람은 폐활량이 줄어들고 산소의 공급량이 줄어든다. 또 담배를 피우는 사람은 산소의 공급을 스스로 차단하게 된다. 그리고 심장이 약한 사람은 늘 목구멍 안쪽에서 무언가 그렁거린다. 이는 폐에 물이 차 있기 때문이다. 즉 심폐순환이 약해져 폐가 완전히 비워지지 않았기 때문이다.

호흡의 또 다른 중요한 작용은 림프순환이다. 림프순환이란 우리 몸의 활력을 완성하는 것을 말하는데, 이는 호흡의 영향을 가장 많이 받는다. 혈액순환이 심장 펌프와 근육 펌프에 의해 이루어지듯 림프순환은 호흡에 의지한다.

깊고 긴 건강한 호흡은 횡격막을 비롯한 호흡근을 움직이고 호흡근은 림프 순환을 촉진시킨다. 우리 몸의 체액은 혈액만 있는 것이 아니다. 다른 여러 체액에 비하면 혈액은 일부에 불과하다. 실제로 약 네 배 이상의 림프액이 혈관 밖에 있다. 이 림프액을 움직이는 것은 순환의 완성이다. 림프액은 간이나 콩팥보다 체액의 노폐물을 걸러 주는 힘이 더 강하다. 그리고 수많은 림프절에서는 청소 작업이 일어난다. 반면 혈액순환은 심장 펌프와 근육 펌프에 의해 이루어진다.

좋은 호흡을 기르기 위한 훈련 중 하나로 천지서기를 권한다. 일명

기마자세라고 한다. 이는 요가나 태권도 등을 비롯한 많은 운동의 기본 자세이다. 이는 필자가 예전 공부하던 때, 오수일 선생한테 배운 방법이다. 그분은 암환자에게도 이 천지서기를 권하여 좋은 결과를 보았다고 한다. 필자의 한의원에서도 난치병 환자나 질병을 치료하고자 노력하는 분 혹은 평소 건강 돌보기를 원하는 경우에 이 방법을 권하고 있다. 많은 사람들이 좋은 효과를 보고 있기에 독자 여러분께도 권한다. 방법은 다음과 같다.

첫째, 기마 자세를 취한다. 이는 무릎은 심하게 굽히지 말고 조금만 굽히면 된다. 단 허리는 꼿꼿하게 세운다.

둘째, 손은 가볍게 모으거나 작은 공을 잡은 듯 둥글게 모으고 배꼽까지 올린다.

셋째, 눈은 감거나 전방을 지그시 바라본다.

넷째, 숨은 발바닥으로 들이쉬고 배꼽으로 내쉰다. 들이쉴 때 발바닥을 생각하고 내쉴 때 배꼽을 생각하면 된다.

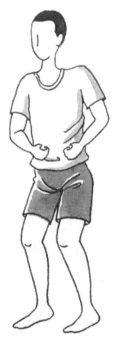

이렇게 하루 30분씩 두 번 혹은 1시간을 내리 수련하면 호흡이 아주 좋아진다. 처음에는 30분 이상 서 있기가 쉽지 않을 것이다. 때문에 처음엔 20분씩 잘라서 세 번 시행한다. 시간이 충분치 못하면 효과가 없다. 30분 정도 서 있으면 몸에서 열이 나고 땀이 조금 날 것이다. 머릿속에는 여러 가지 생각이 떠오르게 되는데, 되도록 나쁜 생각보다는 좋은 생각을 하는 것이 좋다. 예전의 즐거웠던 추억이나 현재 나를 가장 기쁘게 하는 것들 혹은 미래의 설계를 해 보는 것은 어떨까. 잡생각을 버리려고 억지로 머리를 비울 필요는 없다. 그저 뭐든지 생각나도록 내버려두고, 단지 생각을 정리하는 편이 좋다. 이 '천지서기'와 더불어 '엎드려 발목 잡기'와 '앉아서 발바닥 잡기' '제자리 뛰기'도 함께 시행하면 좋다.

엎드려 발목 잡기

첫째, 엎드려 양쪽 발목을 잡는다. 배는 바닥에 붙이고 몸을 뒤로 젖혀 양쪽 발목을 동시에 잡는다. 고개도 젖히고 허벅지가 땅에서 떨어지도록 몸을 둥글게 뒤로 젖힌다.

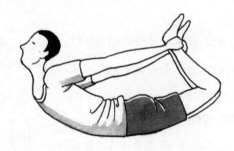

둘째, 왼쪽으로 기울여 1분간 유지한다.

셋째, 오른쪽으로 기울여 1분간 유지한다.

넷째, 똑바로 1분간 유지한다.

다섯째, 세 번 반복한다.

여섯째, 직장에서나 낮 시간에는 서서 한쪽 발목을 잡고 몸을 뒤로 젖히는 연습을 수시로 한다. 허벅지가 몸의 중심선보다 뒤로 가도록 젖힌다. 이때는 한쪽 손으로 꼭 지지대를 잡아야 한다. 넘어져 다칠 수 있기 때문이다.

앉아서 발바닥 잡기

첫째, 왼발은 곧게 펴고 오른쪽 다리를 굽혀 왼쪽 무릎의 안쪽에 대고 오른쪽 무릎의 바깥쪽은 바닥에 붙인다(앉은 자세).

둘째, 오른쪽 손으로 왼쪽 무릎을 잡는다.

셋째, 왼쪽 손으로 왼쪽 발바닥을 잡은 채 발목을 몸 쪽으로 당긴다.

넷째, 가슴을 무릎 쪽으로 붙인다.

다섯째, 좌우를 바꾸어 세 번 반복한다.

제자리 뛰기

시간이 없거나 밖으로 나가기 귀찮은 사람에게 아주 좋다. 제자리에서 달리기하듯 뛴다. 약 30분 정도만 뛰면 땀이 난다. 이는 하루 30분 정도만 하면 아주 좋은 운동 효과를 발휘한다. TV를 보면서도 할 수 있고 직장에서도 할 수 있다. 무엇보다 좋은 것은 아무런 도구가 필요 없고 전혀 돈도 들지 않는다는 것이다. 하지만 그 무엇과 비교할 수 없을 만큼 효과는 크다.

우리 몸은 나이가 들수록 앞으로 굽어지는 경향이 있다. 때문에 등의 근육은 늘어진 채 굳어지고 가슴의 근육은 짧아진 채 굳어진다. 실제로 인대는 우리가 많이 움직이는 쪽으로 배열이 형성된다. 그러므로 현재 내 몸의 모양은 내가 살아온 역사를 그대로 반영한다고 할 수 있다. 그러나 우리 몸의 역사는 다시 쓸 수 있다. 지금부터 쓰는 역사는 나의 의지에 의해 씌어지는 역사이다. 잘못 형성된 인대와 근육의 방향을 내가 바라는 대로 만들어 보자. 단지 시간이 조금 걸릴 뿐이다.

내 몸속의 건강을 불러내는 마지막 방법은 감정 조절이다. 이는 이 책을 통틀어 가장 많이 언급한 자율신경 조절 방법 중 하나이다. 분노, 우울, 좌절, 절망은 모두 교감신경을 항진시키는 주된 요인이다. 따라서 교감신경의 우세로 인한 긴장된 몸 상태보다 부교감신경을 자극하여 이완된, 즉 편안한 몸 상태를 만들도록 노력해 보자. 이러한 기쁘고 즐겁고 행복한 마음을 가지면 어느새 부교감신경이 우위에 오게 된다.

누구나 일이 잘 풀리지 않거나 병이 오랫동안 지속되면 불안한 감정을 가지게 된다. 또 우울함 역시 밀려오기 마련이다. 하지만 우울해 있거나 불안함에 떨고 있다고 해서 안되던 일이 잘 되거나 병이 더 잘 낫는 법은 없다. 과거의 잘못이 무엇이든 간에, 나를 좌절하게 하는 것이 무엇이든 간에 현재의 내 마음을 열정적이고 기쁘고 행복하게 바꿀 수만 있다면 분명 내 몸을 더욱 활기차고 건강하게 만들 수 있을 것이다.

실제로 기쁜 마음, 긍정적인 생각, 행복감은 우리 몸에서 행복 호르몬의 분비를 늘려 준다. 그리고 우울할 때보다 즐거울 때 체내 면역력이 훨씬 증가한다는 연구도 있다.

이제부터 즐거운 마음, 긍정적인 생각, 행복함을 치료의 도구로 사용해 보자. 말하자면 되도록 긍정적으로 생각하고 즐거운 거리를 찾고 행복하기 위해 노력하자는 것이다. 그러면 나의 건강은 저절로 좋아질 것이다. 웃음 또한 주변으로 퍼져 나가며 나의 건강뿐 아니라 주변 모든 이의 건강도 좋아질 것이다. 행복은 전염성이 강하기 때문이다.

행복 실천법

　얼마 전 BBC와 MBC에서 '행복'이라는 다큐멘터리를 방송한 적이 있다. 두 프로그램 모두 행복해지기 위한 실천법 열 가지를 소개했는데, 그것을 마지막으로 소개하면서 이 책을 마칠까 한다.

　지금부터 따라해 본다면 여러분도 분명 행복한 사람이 될 수 있다. 물론 건강은 보너스로 보장되어 있다. 행복과 건강은 누가 주는 것이 아니라 나에 의해 만들어지는 것이다. 자, 이제 행복과 건강을 되찾아보자.

MBC 행복을 위한 제안
- 감사하기
- 친절하기
- 선행하기

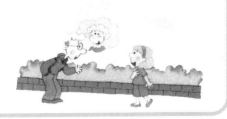

MBC 행복을 위한 열 가지 실천법

1. 매일 저녁, 그 날 일어난 감사한 일 세 가지를 일기에 쓴다.
2. 신문에서 감사할 만한 뉴스를 찾아 스크랩한다.
3. 평소 감사한 마음을 전하지 못한 사람을 찾아 감사 편지를 전한다.
4. 나에게 하루 한 가지씩 선물을 준다.
5. 하루에 한 번씩 거울을 보고 크게 소리내어 웃는다.
6. 남에게 하루에 한 번 친절한 행동을 한다.
7. 아무도 모르게 좋은 일을 한다.
8. 대화하지 않던 이웃에게 말을 건다.
9. 좋은 친구나 배우자와 일 주일에 한 시간씩 방해받지 않고 대화
   한다.
10. 연락이 끊겼던 친구에게 전화를 해서 만난다.

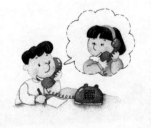

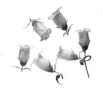

BBC 행복 헌장 십계명

1. 운동을 하라.

일주일에 세 번, 30분씩이면 충분하다.

2. 좋았던 일을 떠올려 보라.

하루를 마무리할 때마다 당신이 감사해야 할 일 다섯 가지를 생각하라.

3. 대화를 나누라.

매주 온전히 한 시간은 배우자나 가장 친한 친구들과 대화를 나누라.

4. 식물을 가꾸라.

아주 작은 화분도 좋다.

5. TV 시청 시간을 반으로 줄이라.

6. 미소를 지으라.

적어도 하루에 한 번은 낯선 사람에게 미소를 짓거나 인사를 하라.

7. 친구에게 전화하라.

오랫동안 소원했던 친구나 지인들에게 연락해서 만날 약속을 하라.

8. 하루에 한 번 유쾌하게 웃어라.

9. 매일 자신에게 작은 선물을 하라.

그리고 그 선물을 즐기는 시간을 가지라.

10. 매일 누군가에게 친절을 베풀라.

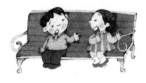

네 안에 잠든 건강을 깨워라

처음 박은날 : 2007년 4월 20일
처음 펴낸날 : 2007년 4월 30일

지은이 : 김순렬
펴낸이 : 김영식
펴낸곳 : 도서출판 들꽃누리

서울시 광진구 자양2동 605-30 2층
전화 : (02)455-6365 · 팩스 (02)455-6366
등록 : 제1-2508호

ⓒ 김순렬, 2007

E-mail : draba21@dreamwiz.com
www.nurira.com
ISBN 978-89-90286-25-3   값은 표지에 있습니다